INFANT MOTOR PROFILE

Blucher

Mijna Hadders-Algra
Kirsten R. Heineman

INFANT MOTOR PROFILE

Tradução

Eloisa Tudella
Jaqueline da Silva Frônio
Luiza Ribeiro Machado
Carolina Fioroni Ribeiro da Silva

Título original: The Infant Motor Profile
Infant Motor Profile

Authorised translation from the English language edition published by Routledge, a member of the Taylor & Francis Group.

Agradecemos a Fundação de Amparo à Pesquisa do Estado de São Paulo – FAPESP (processo: 2020/14904-2), pelo apoio financeiro para a fase de tradução deste trabalho.

Publisher Edgard Blücher
Editores Eduardo Blücher e Jonatas Eliakim
Coordenação editorial Andressa Lira
Tradução Eloisa Tudella, Jaqueline da Silva Frônio, Luiza Ribeiro Machado e Carolina Fioroni Ribeiro da Silva
Preparação e revisão de texto Rafael Sicoli
Capa Leandro Cunha
Imagem da capa iStockphoto

Blucher

Rua Pedroso Alvarenga, 1245, 4° andar
04531-934 – São Paulo – SP – Brasil
Tel 55 11 3078-5366
contato@blucher.com.br
www.blucher.com.br

Segundo o Novo Acordo Ortográfico, conforme 5. ed. do *Vocabulário Ortográfico da Língua Portuguesa*, Academia Brasileira de Letras, março de 2009.

Dados Internacionais de Catalogação na Publicação (CIP)
Angélica Ilacqua CRB-8/7057

Hadders-Algra, Mijna
Infant motor profile / Mijna Hadders-Algra, Kirsten R. Heineman; tradução de Eloisa Tudella... [et al]. – 1. ed – São Paulo : Blucher, 2023.
222 p. : il.

ISBN 978-65-5506-674-6
Título original: The Infant Motor Profile

1. Capacidade motora em crianças 2. Aprendizagem percepto-motora I. Título II. Heineman, Kirsten R. III. Tudella, Eloisa

23-2142 CDD 152.3

Índices para catálogo sistemático:
1. Capacidade motora em crianças

AGRADECIMENTOS

O trabalho descrito neste livro é o resultado da colaboração e contribuição de muitas pessoas. Somos especialmente gratas pela assistência maravilhosa e qualificada da Anneke Kracht, que produziu todas as figuras e vídeos. Também gostaríamos de expressar nosso imenso agradecimento pelo apoio estatístico da Dra. Sacha la Bastide-van Gemert, que calculou as curvas de percentil do IMP.

A coleta dos dados normativos holandeses não teria sido possível sem a contribuição dos colegas da *KinderAcademie* em Groningen (chefes: PhD. Selma de Ruiter, e Me. Francien Geerds), de muitos alunos de mestrado em Medicina da *University of Groningen*, e da fisioterapeuta e PhD. Ying-Chin Wu, e da fisioterapeuta e PhD. Patricia van Iersel. Por último, mas não menos importante, agradecemos aos muitos pais e lactentes que participaram dos estudos inerentes ao manual do IMP, em particular aqueles que nos permitiram usar imagens (figuras e/ou vídeos) de seus lactentes para ilustrar o IMP.

A coleta dos dados normativos fez parte do projeto IMP-SINDA que foi financiado pelo *Cornelia Stichting* e o *Stichting Ontwikkelingsneurofysiologie Groningen*. Agradecemos também pela assistência técnica de Linze Dijkstra no projeto IMP-SINDA e aos comentários críticos e construtivos da fisioterapeuta e PhD. Schirin Akhbari Ziegler, nos rascunhos de alguns dos capítulos.

Mijna Hadders-Algra e Kirsten R. Heineman

CONTEÚDO

LISTA DE FIGURAS

LISTA DE TABELAS

LISTA DE QUADROS

LISTA DE VÍDEOS

Os vídeos que acompanham podem ser acessados no website da editora deste livro, com login: imp e senha: 66746@23BL em

4.1 Avaliação na posição supina

4.2 Avaliação dos movimentos da cabeça em supino

4.3 Variação e adaptabilidade dos movimentos da cabeça em supino (itens 2 e 3)

4.4 Forte predominância da posição da cabeça em supino (item 4)

4.5 Comportamento manipulativo dos dedos das mãos em supino (item 7)

4.6 Variação dos movimentos dos braços e dedos das mãos em supino (itens 8 e 9)

4.7 Variação dos movimentos das pernas e dedos dos pés em supino (itens 11 e 12)

4.8 Rolando de supino para prono (item 13)

4.9 Alcance, preensão e manipulação em supino (item 14)

CAPÍTULO 1
INTRODUÇÃO

As desordens do desenvolvimento são originadas a partir da interrupção de processos do desenvolvimento durante o período fetal e início da vida pós-natal, devido à associação de fatores de risco genéticos, sociais, pré-natais, perinatais e neonatais (Hadders-Algra 2018a). Exemplos são a paralisia cerebral (PC), transtorno do desenvolvimento da coordenação (TDC) e transtorno do espectro autista. O acúmulo de evidências indica que lactentes de alto risco ou com desordens do desenvolvimento podem se beneficiar da intervenção precoce (Spittle et al., 2015; Morgan et al., 2016; Hadders-Algra et al., 2017): isto é, intervenção em uma idade na qual o cérebro é caracterizado pela alta plasticidade. Isso denota a necessidade de detecção precoce desses lactentes.

A detecção precoce é baseada na história clínica (por exemplo, nascimento prematuro, retardo no crescimento intrauterino, encefalopatia hipóxico-isquêmica, cardiopatia congênita complexa), neuroimagem precoce (em particular, ressonância magnética [RM] ou ultrassom craniano) e uma avaliação do neurodesenvolvimento do lactente (Novak et al., 2017). A avaliação do neurodesenvolvimento que melhor prediz o desfecho do desenvolvimento é o *General Movement Assessment* (Einspieler et al.; 2005; Heineman e Hadders-Algra, 2008; Bosanquet et al., 2013). No entanto, como os movimentos gerais desaparecem entre três e cinco meses de idade corrigida (IC), não é possível usar esta avaliação em lactentes mais velhos. Isso nos inspirou a desenvolver o *Infant Motor Profile* (IMP) (Heineman e Hadders-Algra, 2008; Heineman et al., 2008).

O IMP é – como o *General Movement Assessment* – baseado em uma avaliação de vídeo da qualidade do comportamento motor espontâneo. A essência da avaliação por meio do *General Movement Assessment* é a avaliação da complexidade e variação do movimento, componentes espaciais e temporais da variação do movimento (Hadders-Algra, 2018b; Wu et al., 2020c). Esses componentes avaliam o tamanho do repertório de movimentos do lactente (Hadders-Algra, 2021b). Além disso, o *General Movement*

Assessment avalia a presença de movimentos característicos específicos à idade, especialmente a presença de *fidgety movements* de dois a cinco meses de IC (Einspieler et al., 2005; Wu et al., 2020a).

A variação é uma característica marcante da atividade neural e do desenvolvimento motor típico (Touwen, 1976; Edelman, 1989; Changeux, 1997; Chervyakov et al.; 2016). Isso estimulou Gerald Edelman (1989, 1993) a desenvolver a Teoria da Seleção dos Grupos Neuronais (TSGN) (para detalhes, ver Capítulo 2). Os conceitos da TSGN foram usados para desenvolver o IMP, em particular, para delinear seus dois novos domínios motores: variação (o tamanho do repertório de movimento) e adaptabilidade (a capacidade de selecionar a partir do reportório motor a estratégia que melhor se adapta à situação) (Heineman et al., 2008; Hadders-Algra, 2010, 2018c). Além desses dois novos domínios, o IMP contém três domínios tradicionais que descrevem a simetria, a fluência do movimento, e a performance motora.

O IMP é um método elaborado para avaliar o comportamento motor de lactentes de 3 a 18 meses de IC. No entanto, em lactentes com desordens ou atrasos no desenvolvimento, o IMP também pode ser aplicado após os 18 meses de idade, até a idade em que a criança consiga andar independentemente por alguns meses. O IMP é baseado em uma gravação de vídeo de uma sessão de brincadeiras semipadronizadas por aproximadamente 15 minutos, durante a qual a avaliadora brinca com o lactente de forma que os itens do IMP possam ser avaliados. Isso significa que a avaliadora que está brincando tem conhecimento dos itens do IMP, permitindo-lhe adaptar a avaliação às habilidades funcionais do lactente e às necessidades do IMP. Os 80 itens do IMP avaliam o comportamento motor nas posições supino e prono; sentado, em pé e andando; e durante o alcance, preensão e manipulação. É uma medida discriminativa, avaliativa e preditiva. O IMP foi desenvolvido para profissionais de saúde que trabalham na área da detecção precoce das desordens do desenvolvimento e intervenção precoce: por exemplo, fisioterapeutas pediátricos, terapeutas ocupacionais pediátricos, neuropediatras e pediatras do desenvolvimento (ver Quadro 1.1).

Quadro 1.1 Dois exemplos da aplicação do IMP na prática clínica

---

EXEMPLO 1: JAMES

Uma fisioterapeuta pediátrica está atendendo James, um menino encaminhado por causa da preferência da posição da cabeça para o lado direito. A história pré-natal e perinatal de James não apresenta intercorrências. A terapeuta realizou uma avaliação do IMP quando James tinha três meses de idade. O IMP mostrou escores baixos nos domínios de variação e simetria (ambos abaixo do percentil 5 [< P5]), o escore da fluência estava dentro da faixa típica e o escore da performance abaixo do percentil 15 (< P15). A terapeuta orientou James e sua família, enfatizando a necessidade de experiências motoras variadas e estimulação específica do lado esquerdo, não preferido por James. Após três meses, a terapeuta repetiu a avaliação do IMP. Os resultados mostraram que James melhorou no domínio da performance (P15-P50), mas o escore de simetria melhorou apenas a uma extensão limitada (ainda < P5), e o escore de variação permaneceu baixo (< P5). A terapeuta considerou especialmente este último como um sinal de alto risco para desordem do desenvolvimento. Ela encaminhou James e sua família a um neurologista pediátrico.

EXEMPLO 2: JANET

Uma pediatra é responsável pelo acompanhamento de uma menina pré-termo, Janet. Ela nasceu com 27 semanas de gestação e teve uma história neonatal complicada, e a RM do seu cérebro mostrou leves anormalidades na substância branca periventricular. A pediatra avaliou Janet aos oitos meses de idade corrigida com o IMP. Ela notou o seguinte: (1) o escore de variação de Janet foi relativamente bom (um escore logo abaixo do percentil 50 [P15-P50]), sugerindo que o risco de Janet para PC é baixo, o que trouxe uma mensagem tranquilizadora para os pais; (2) os escores de simetria e fluência estavam na faixa típica; e (3) os escores da adaptabilidade e performance de Janet estavam abaixo do percentil 15 (< P15). Os últimos dois escores indicaram que a lactente pode se beneficiar com a intervenção precoce: isto é, o tipo de intervenção em que os cuidadores aprendem como eles podem estimular o melhor desenvolvimento da lactente (Hadders-Algra, 2021a).

Esses exemplos de casos serão retomados no Capítulo 10.

A atividade autogerada do lactente é crucial no IMP. As ações motoras autoproduzidas – geradas de forma totalmente espontânea ou como parte das brincadeiras do IMP com a avaliadora – são pontuadas de acordo com os critérios definidos por 80 itens. A avaliação do IMP é baseada na observação do comportamento motor e não envolve interpretações do comportamento motor (por exemplo, "tônus muscular alto"). A interpretação dos dados do IMP ocorre com base nos escores dos domínios e no escore total do IMP, que são calculados ao final da avaliação (ver Capítulo 10). A natureza observacional do IMP está de acordo com a abordagem etológica de Heinz Prechtl, o pioneiro do *General Movement Assessment* (Prechtl, 1990). Prechtl aprendeu o valor dos métodos etológicos, incluindo a observação comportamental, com seu famoso professor, o laureado com o Nobel, Konrad Lorenz.

O Capítulo 2 resume os princípios do desenvolvimento motor, com atenção especial à TSGN. O Capítulo 3 descreve o delineamento do IMP e suas propriedades psicométricas, dando atenção também aos aspectos práticos da avaliação. Os Capítulos 4 a 9 relatam os procedimentos reais de avaliação para as diferentes situações durante as quais o comportamento motor é avaliado (supino, prono, sentado, em pé e andando, e realizando alcance, preensão e manipulação). Os itens individuais são descritos, incluindo os critérios para seus escores. Para os itens com dependência de idade, a dependência da idade do lactente é ilustrada por gráficos com os dados normativos do nosso estudo (ver Capítulo 3). A dependência ocorre predominantemente nos itens do domínio performance e adaptabilidade.

No Capítulo 10, são discutidos o cálculo e a interpretação dos escores do IMP. Esse capítulo inclui curvas de percentis com base nos dados normativos do nosso estudo de uma amostra representativa de 1.700 lactentes dos Países Baixos, com idade corrigida entre 2 e 18 meses. As curvas de percentis auxiliam na interpretação dos escores do IMP. Descrevemos a importância do perfil do IMP para a adequada orientação fisioterapêutica do lactente e a importância do IMP para a predição dos desfechos do desenvolvimento.

Finalmente, três observações práticas: primeiro, as idades dos lactentes usadas neste manual sempre se referem às idades corrigidas para o nascido prematuro. Isso não será indicado novamente no texto.

Segundo, escrever sobre indivíduos que podem pertencer a qualquer categoria de gênero coloca o autor em uma posição desconfortável entre usar expressões complexas ou selecionar um gênero específico. O último resulta em um texto mais fácil de ler, mas esta opção tem a desvantagem de que pode ocorrer uma impressão de "negligência" de outras identidades de gênero. Optamos por uma única opção de gênero para facilitar a leitura e optou-se pelo gênero feminino quando se referindo ao examinador e gênero masculino quando se referindo à criança. No entanto, gostaríamos de enfatizar nossas intenções de neutralidade de gênero.

Terceiro, o livro é ricamente ilustrado, com figuras e vídeos. Os pais de todos os lactentes nos forneceram permissão por escrito para usarmos os materiais de vídeo e fotográfico para a publicação. Nos demais capítulos, essa informação não se repete a cada figura ou vídeo.

CAPÍTULO 2
PRINCÍPIOS DO DESENVOLVIMENTO NEUROMOTOR

O IMP é um instrumento para avaliação do comportamento motor na faixa etária entre 3 e 18 meses. Durante esse período da vida, o comportamento motor infantil muda impressionantemente: por exemplo, lactentes com desenvolvimento típico aprendem a alcançar e apreender, sentar, ficar em pé e andar. Os lactentes adquirem essas habilidades devido à interação contínua entre os processos de desenvolvimento que ocorrem no corpo e no ambiente. Das mudanças no desenvolvimento do corpo, aquelas que ocorrem no cérebro desempenham um papel proeminente. Neste capítulo, resumimos brevemente (1) o desenvolvimento do cérebro humano, (2) o desenvolvimento muscular, (3) desenvolvimento dos sistemas sensoriais, (4) teorias do desenvolvimento motor, e (5) o desenvolvimento motor. Nosso foco é nas mudanças de desenvolvimento que ocorrem antes dos dois anos de idade (Hadders-Algra, 2021a). Na seção das teorias do desenvolvimento motor, nós focamos na Teoria da Seleção dos Grupos Neuronais, por ser o referencial teórico inerente ao IMP.

DESENVOLVIMENTO DO CÉREBRO HUMANO

O desenvolvimento do cérebro humano leva muitos anos; somente aos 40 anos de idade o sistema nervoso obtém sua configuração adulta completa (De Graaf-Peters e Hadders-Algra, 2006; Hadders-Algra, 2018a; Figura 2.1). Os processos de desenvolvimento no cérebro são o resultado de uma interação contínua entre genes e ambiente, atividade e experiência (Ben-Ari e Spitzer, 2010).

O desenvolvimento neural começa na quinta semana de idade pós-menstrual (IPM) com o desenvolvimento ectodérmico do tubo neural. Logo após o fechamento do tubo, áreas específicas próximas aos ventrículos começam a gerar neurônios. A maioria dos neurônios é formada entre 5 e 25 a 28 semanas de IPM. A partir de sua origem nas camadas ventriculares, os neurônios se movem radialmente ou tangencialmente para seu local de destino final na placa cortical localizada mais superficialmente (Ortega et al., 2018). O processo de migração atinge o pico entre 20 e 26 semanas de IPM. Durante a migração, os neurônios começam a se diferenciar: ou seja, eles começam a produzir axônios, dendritos, sinapses com neurotransmissores, os componentes intracelulares e as membranas neuronais complexas. Notavelmente, a primeira geração de neurônios não migra para a placa cortical; eles param na subplaca cortical.

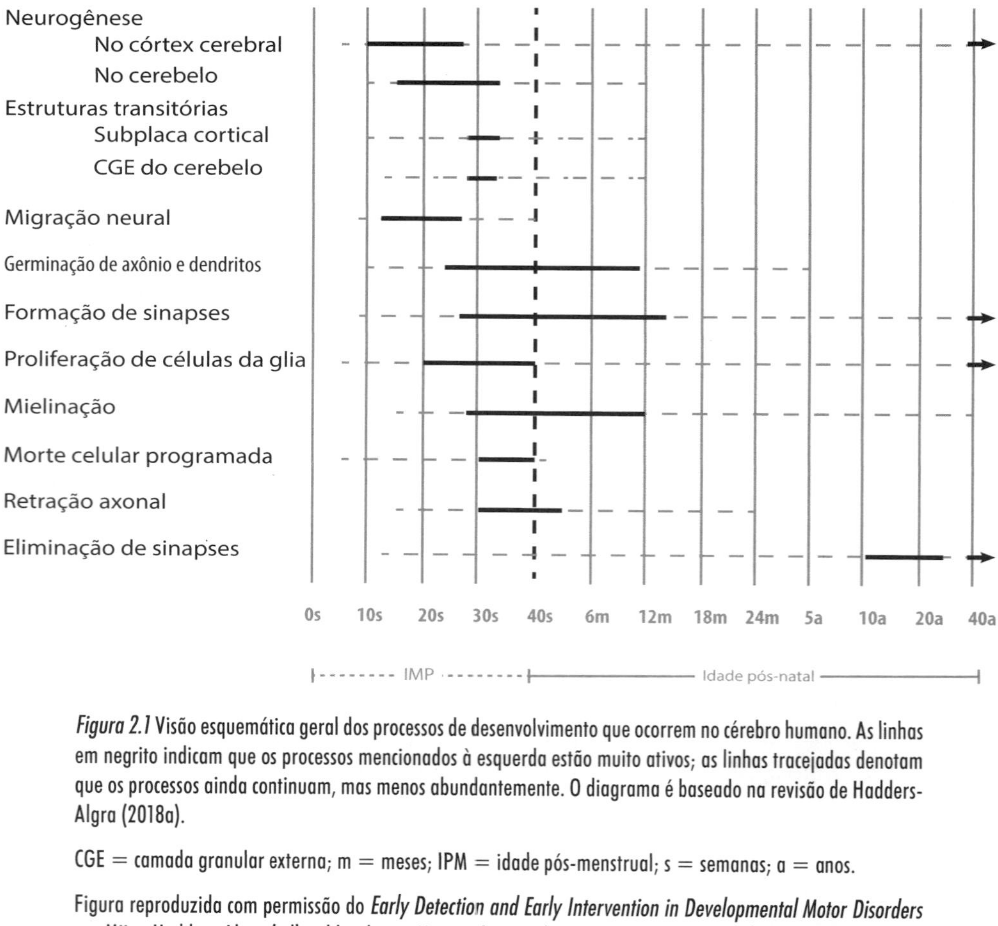

Figura 2.1 Visão esquemática geral dos processos de desenvolvimento que ocorrem no cérebro humano. As linhas em negrito indicam que os processos mencionados à esquerda estão muito ativos; as linhas tracejadas denotam que os processos ainda continuam, mas menos abundantemente. O diagrama é baseado na revisão de Hadders-Algra (2018a).

CGE = camada granular externa; m = meses; IPM = idade pós-menstrual; s = semanas; a = anos.

Figura reproduzida com permissão do *Early Detection and Early Intervention in Developmental Motor Disorders* por Mijna Hadders-Algra (ed) publicado por Mac Keith Press (www.mackeith.co.uk) na *Clinics in Developmental Medicine Series*, 2021, 978-1-911612-43-8.

A subplaca cortical é a estrutura entre a placa cortical e a futura substância branca (Figura 2.2). É o principal local de diferenciação neuronal e sinaptogênese no córtex, que recebe as primeiras aferências corticais em crescimento (por exemplo, do tálamo) e é o principal local de atividade sináptica no cérebro fetal (Kostović et al., 2015). Isso implica a subplaca ser o principal mediador do comportamento motor fetal (Hadders-Algra, 2018b). A subplaca é mais espessa entre 28 e 34 semanas de IPM. Antes dessa idade, de 25 a 26 semanas em diante, os neurônios da subplaca começam a morrer gradualmente, e os neurônios gerados posteriormente começam a povoar a placa cortical. Essas mudanças do desenvolvimento são acompanhadas pela realocação das aferências tálamo-corticais, que agora crescem até seu alvo final na placa cortical (Kostović et al., 2014a).

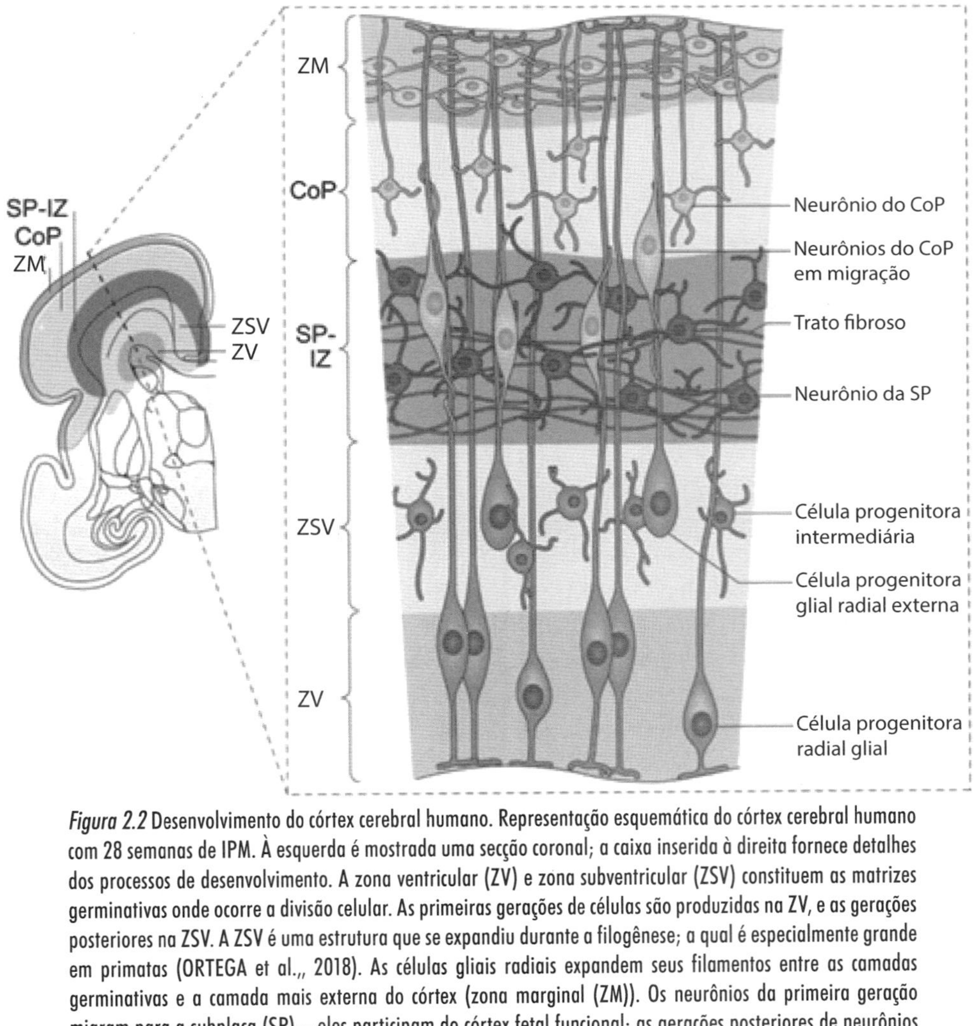

Figura 2.2 Desenvolvimento do córtex cerebral humano. Representação esquemática do córtex cerebral humano com 28 semanas de IPM. À esquerda é mostrada uma secção coronal; a caixa inserida à direita fornece detalhes dos processos de desenvolvimento. A zona ventricular (ZV) e zona subventricular (ZSV) constituem as matrizes germinativas onde ocorre a divisão celular. As primeiras gerações de células são produzidas na ZV, e as gerações posteriores na ZSV. A ZSV é uma estrutura que se expandiu durante a filogênese; a qual é especialmente grande em primatas (ORTEGA et al.,, 2018). As células gliais radiais expandem seus filamentos entre as camadas germinativas e a camada mais externa do córtex (zona marginal (ZM)). Os neurônios da primeira geração migram para a subplaca (SP) – eles participam do córtex fetal funcional; as gerações posteriores de neurônios migram para a placa cortical (CoP).

Figura reproduzida do Hoerder-Suabedissen e Molnár (2015) com permissão dos autores e do *Nature Publishing Group*.

No terceiro trimestre da gestação, o córtex aumenta em tamanho e a girificação se inicia (Kostović e Judas, 2010). Durante essa fase, a espessura da subplaca diminui, enquanto da placa cortical aumenta. Isso também implica o córtex humano nesse momento ser caracterizado pela coexistência de dois circuitos corticais separados, mas interconectados: os circuitos fetais corticais transitórios centrados na subplaca e os circuitos permanentes imaturos, mas progressivamente em desenvolvimento, centrados na placa cortical. A dupla circuitaria termina quando a subplaca se dissolve. Essa situação é alcançada nos córtex motor, sensorial e visual primário por volta de três meses pós-termo, mas apenas por volta de um ano de idade no córtex pré-frontal associativo (Kostović et al., 2014b).

O desenvolvimento cerebral também envolve a criação de células gliais. A produção de células gliais ocorre principalmente na segunda metade da gestação. Parte das células gliais (ou seja, os oligodendrócitos) são responsáveis pela mielinização axonal. O desenvolvimento de oligodendrócitos atinge o pico entre 28 e 40 semanas de IPM (Volpe, 2009a). A mielinização está proeminentemente presente no terceiro trimestre da gestação e nos seis primeiros meses pós-natais (Yakovlev e Lecours, 1967; Haynes et al., 2005). No entanto, a mielinização é um processo de longa duração que é apenas concluída por volta dos 40 anos de idade (De Graaf-Peters e Hadders-Algra, 2006).

O desenvolvimento cerebral não implica apenas a geração de neurônios e conexões; também envolve fenômenos regressivos. O processo de morte neuronal já foi mencionado. Estima-se que, no sistema nervoso central dos mamíferos, cerca de metade dos neurônios criados morrem por apoptose. Os neurônios morrem como resultado da interação entre processos endógenos programados e os sinais químicos e elétricos induzidos pela experiência (Lossi e Merighi, 2003). Um exemplo bem conhecido de eliminação axonal é a remoção que ocorre durante o desenvolvimento do trato corticoespinhal. Nesse trato, a eliminação axonal se inicia durante o último trimestre de gestação e continua durante os dois primeiros anos de vida pós-natal. Como resultado, as projeções corticoespinhais inicialmente bilaterais do trato na medula espinhal são reorganizadas principalmente em um sistema de fibras contralaterais (Eyre, 2007). A eliminação de sinapses no cérebro se inicia na metade do período fetal. No entanto, nas sinapses do córtex cerebral, a eliminação é mais pronunciada entre o início da puberdade e da idade adulta (Petanjek et al., 2011).

Desde idades precoces, os neurotransmissores e seus receptores estão presentes no tecido neural. (Para uma revisão, veja Herlenius e Lagercrantz, [2010]). Interessantemente, o período peri-termo é caracterizado por uma configuração específica transitória de vários sistemas transmissores: isto é, por uma superexpressão temporária de receptores noradrenérgicos-α2 e receptores glutamatérgicos-NMDA, uma inervação serotonérgica relativamente alta, e uma alta descarga dopaminérgica. Tem sido sugerido que esta configuração de neurotransmissores próximo à idade a termo induz a uma hiperexcitabilidade, expressa, dentre outras maneiras, pelos motoneurônios, e que esta configuração temporária de transmissores facilita a transição do padrão respiratório fetal periódico para a respiração contínua necessária para a sobrevivência pós-natal (Hadders-Algra, 2018b).

O desenvolvimento do cerebelo tem seu próprio tempo. As células no cerebelo se originam de duas zonas proliferativas: (1) a zona ventricular que produz os núcleos cerebelares profundos e as células de Purkinje, e (2) a camada granular externa originária do lábio rômbico (Volpe, 2009b). A proliferação celular no cerebelo se inicia com 11 semanas de IPM na zona ventricular e com 15 semanas na camada granular externa. A camada granular externa é uma estrutura transitória que atinge seu pico de espessura entre 28 e 34 semanas de IPM. Ela produz as células mais numerosas do cerebelo, as células granulares. Essas células migram da camada granular externa para seu destino final na camada granular interna. Esta última cresce mais proeminentemente entre o meio da gestação e três meses pós-termo. A camada granular externa reduz em tamanho, em particular entre dois e três meses pós-termo. No entanto, leva até a segunda metade do primeiro ano pós-natal para que a camada granular externa se dissolva totalmente (Hadders-Algra, 2018a).

Em resumo, durante a vida fetal e nos primeiros dois anos de vida pós-termo, o cérebro mostra uma alta velocidade do desenvolvimento. As mudanças mais significativas ocorrem na segunda metade da gestação e no início dos três meses pós-termo, em particular na subplaca cortical e cerebelo. À medida que a subplaca transitória se emparelha com uma alta taxa de complexas mudanças no desenvolvimento e interações com clara atividade funcional, duas fases do desenvolvimento foram distinguidas: (1) a fase transitória da subplaca cortical, que termina em torno de três meses pós-termo, quando os circuitos permanentes dos córtices motor, somatossensorial e visual primários substituem os temporários na subplaca e, posteriormente, (2) a fase na qual os circuitos permanentes dominam. Na última fase, em particular durante o restante do primeiro ano pós-termo, as principais mudanças do desenvolvimento cerebral consistem na reconfiguração axonal, produção de dendritos e sinapses, abundante mielinização e integração dos circuitos permanentes nas áreas de associação (Hadders-Algra, 2018a).

DESENVOLVIMENTO MUSCULAR

O tecido muscular tem origem mesodérmica. De cinco a oito semanas de IPM, as células mesenquimais indiferenciadas começam a produzir actina e miosina; quando essas proteínas se juntam em filamentos, nasce o mioblasto. Em seguida, os mioblastos adjacentes se fundem em miotubos, que são as células musculares mais proeminentes entre 8 e 16 semanas de IPM. Entre 16 e 20 semanas de IPM, os miotubos começam a se modificar em miócitos. Os miócitos são produtores proeminentes de miofilamentos contráteis e miofibrilas (Sarnat, 2004).

Nas semanas subsequentes, especialmente entre 20 e 30 semanas de IPM, inicia-se a diferenciação histoquímica em miócitos tipo I e II (ou fibras musculares); este processo está sob controle neural. As fibras tipo I são caracterizadas pela intensa atividade enzimática oxidativa e pela atividade glicolítica relativamente fraca, implicando que são resistentes à fadiga. As fibras tipo II possuem uma atividade oxidativa relativamente fraca e uma atividade enzimática glicolítica relativamente alta. Elas são capazes de gerar rapidamente uma resposta de força relativamente grande, mas fadigam facilmente. Por volta das 30 semanas de IPM, cerca da metade das fibras musculares são caracterizadas como tipo I e a outra metade como tipo II. As fibras tipo II ainda se especializam em tipos IIa e IIb, sendo as últimas capazes de rapidamente produzir forças elevadas à custa de fadiga rápida. As características das fibras tipo IIa situam-se entre aquelas do tipo

I e as tipo IIb. Na idade a termo, 15% a 20% das fibras tipo II ainda são classificadas como indiferenciadas (IIc) (Sarnat, 2004).

Após a idade a termo, o número de fibras musculares não muda – é determinado geneticamente. Porém, é claro que as fibras musculares e, com isso, os músculos, continuam a crescer, e gradativamente obtêm suas características musculares específicas. Por exemplo, o músculo sóleo atinge alta porcentagem de fibras tipo I dos 9 a 12 meses de idade (Sarnat, 2004).

DESENVOLVIMENTO DOS SISTEMAS SENSORIAIS

DESENVOLVIMENTO DO SISTEMA VISUAL

Após o nascimento, a referência visual é uma das principais fontes de informações aferentes usadas no desenvolvimento motor. A fixação visual curta e algum seguimento visual de um alvo com forte contraste preto e branco estão presentes em lactentes prematuros de baixo risco com 31 a 33 semanas de IPM (Ricci et al., 2010). Ainda, a acuidade visual do lactente a termo é 40 vezes menor do que a do adulto (Miranda, 1970). A acuidade melhora rapidamente durante o primeiro mês, mas com um mês de idade, a acuidade visual do lactente ainda continua abaixo da do adulto, a uma razão de 12 vezes (Braddick e Atkinson, 2011). Por volta dos quatro a seis meses de idade, o desenvolvimento da acuidade visual mantém um platô por cerca de cinco meses. Depois disso, a acuidade visual melhora gradativamente. No entanto, leva cerca de sete a nove anos para que a acuidade visual alcance os valores de adultos (Adams e Courage, 2002).

Duas outras funções visuais não estão presentes na idade a termo: visão de cores e estereopsia. A visão das cores surge por volta dos dois meses (Burr et al., 1996). Aos três meses, alvos amarelo-azuis são facilmente detectados, mas leva entre 17 e 23 meses até que todos os lactentes sejam capazes de detectar alvos vermelho-verdes (Mercer et al., 2014). O precursor da estereopsia (fusão binocular) também surge aos dois meses, enquanto a estereopsia em si começa entre quatro e cinco meses. No entanto, leva até o início da adolescência para que a estéreo-acuidade obtenha a sua capacidade adulta (Norcia e Gerhard, 2015).

DESENVOLVIMENTO DO SISTEMA VESTIBULAR

O sistema vestibular auxilia o ser humano na orientação espacial e no controle do equilíbrio. O desenvolvimento estrutural do labirinto com seus canais semicirculares e otólitos (responsáveis pela detecção da aceleração angular e linear, respectivamente) ocorre em grande parte durante a primeira metade da gestação (Jeffery e Spoor, 2004). A presença do reflexo vestíbulo-ocular e do reflexo de Moro em lactentes prematuros indica que o sistema vestibular é funcionalmente ativo antes da idade a termo (Dubowitz et al., 1999, reflexo vestíbulo-ocular: observação pessoal).

A maioria dos dados sobre o desenvolvimento do sistema vestibular durante a infância são baseados em poucos estudos usando o reflexo vestíbulo-ocular: isto é, a adaptação reflexa dos movimentos dos olhos aos movimentos da cabeça com base nas informações vestibulares. Esses estudos mostram que a responsividade vestibular melhora rapidamente durante os dois primeiros meses de vida pós-termo (Weissman et al., 1989; Young, 2015). Posteriormente, o reflexo vestíbulo-ocular continua melhorando até os seis anos de idade, após os quais o desenvolvimento progride lentamente até os 16 anos de idade (Wiener-Vacher e Wiener, 2017).

DESENVOLVIMENTO DA PROPRIOCEPÇÃO

A propriocepção fornece ao sistema nervoso informações sobre músculos, tendões e articulações. Estudos sobre os reflexos de estiramento monossinápticos mostram que esses estão presentes a partir de pelo menos 31 semanas de IPM em diante (O'Sullivan et al., 1991). Com o aumento da idade, o limiar para elicitar a resposta aumenta, começando com um aumento relativamente rápido durante os três primeiros meses pós-termo, o qual é seguido por um aumento lento e gradual até os seis anos de idade (Hakamada et al., 1988; O'Sullivan et al., 1991). Durante a infância, o reflexo de estiramento monossináptico elicita a atividade não apenas em seu músculo homônimo, mas também em outros músculos. Por exemplo, após a percussão no tendão do bíceps braquial, a atividade reflexa irradia variavelmente para os músculos tríceps braquial, peitoral maior, deltoide e hipotenar, e durante o reflexo patelar, a atividade reflexa irradia variavelmente para os músculos isquiotibiais, gastrocnêmio, tibial anterior ipsilaterais, e músculos quadríceps e isquiotibiais contralaterais (O'Sullivan et al., 1991; Leonard et al., 1995, Teulier et al., 2011, Hamer et al., 2016). Com o aumento da idade, a irradiação reflexa diminui, mas no segundo ano de vida ainda está presente em muitos músculos. Ela desaparece na idade de quatro a cinco anos (O'Sullivan et al., 1991; Leonard et al., 1995). Esses dados indicam que os circuitos espinhais envolvidos no processamento segmentar da informação proprioceptiva mostram mudanças substanciais no desenvolvimento, incluindo mudanças na inibição recíproca e de Renshaw (McDonough et al., 2001). Essas mudanças ocorrem em interdependência com as mudanças do desenvolvimento supraespinhais.

DESENVOLVIMENTO DO PROCESSAMENTO DA INFORMAÇÃO CUTÂNEA

O *input* cutâneo fornece ao sistema nervoso as informações recebidas pela pele: por exemplo, estímulos dolorosos, do contato da pele de partes do corpo com a superfície de apoio ou das mãos durante a manipulação. O desenvolvimento do processamento da informação cutânea em idades precoces tem sido estudado especialmente por meio do reflexo de retirada (a estimulação da planta do pé resulta na flexão da perna estimulada). Esse reflexo tem sido observado em lactentes prematuros a partir de 23 semanas de IPM (Martakis et al., 2017). Em lactentes prematuros jovens, o reflexo tem um limiar de excitabilidade muito baixo, seu campo receptivo se estende até a coxa e a nádega, e mostra sensibilização: isto é, após estimulação repetida, ocorre um aumento da resposta, resultando finalmente em movimentos corporais generalizados (Andrews e Fitzgerald, 1994). Com o aumento da idade, o limiar de excitabilidade aumenta, o tamanho da resposta diminui, o campo receptivo fica menor e – entre 35 e 37 semanas de IPM – a sensibilização muda para habituação (Andrews e Fitzgerald 1994; Fabrizi et al., 2011; Hartley et al., 2016). Essas mudanças de desenvolvimento são acompanhadas por mudanças nas respostas evocadas no eletroencefalograma (EEG). Antes de 35 a 37 semanas de IPM, tanto o estímulo nociceptivo (punção do calcanhar por necessidade clínica) quanto o não-nociceptivo (toque) evocam apenas traçados inespecíficos no EEG, mas após essa idade, esses estímulos resultam em respostas evocadas distintas que diferem o estímulo nociceptivo e o não nociceptivo (Fabrizi et al., 2011, Hartley et al., 2016). Essas mudanças sugerem alterações significativas nos circuitos supraespinhais, nas quais a crescente realocação das aferências tálamo-corticais na placa cortical presumivelmente desempenham um papel.

Neonatos nascidos a termo já possuem habilidades incríveis para processar informações tato-cinestésicas com as mãos: eles são capazes de discriminar objetos com base no peso (Hernandez-Reif et al., 2001), densidade da textura (Molina e Jouen, 2003), e rigidez ou elasticidade (Rochat, 1987). Eles até mostram sinais de reconhecimento de modalidade cruzada do formato: isto é, eles são capazes de transferir as informações táteis recebidas pelas mãos sobre a forma para informações visuais (Streri e Gentaz, 2003).

O conhecimento do processamento da informação cutânea provém especialmente de estudos sobre os reflexos miotáticos. Um reflexo miotático típico tem três componentes: E1, uma resposta excitatória de latência espinhal curta, que é seguida por uma resposta inibitória (I1), esta por sua vez é seguida por E2, a segunda resposta excitatória na qual os circuitos supraespinhais desempenham um papel significativo. Durante a infância, E1 é a característica mais proeminente de resposta. A partir dos seis meses, I1 emerge, enquanto E2 aparece entre um ano e meio e quatro anos de idade (Issler e Stephens, 1983; Evans et al., 1990). Em crianças menores de seis anos, E2 é menor do que E1, enquanto na maioria das crianças com mais de 12 anos E2 se torna maior do que E1 (Evans et al., 1990). Os dados indicam que com o aumento da idade, os sistemas supraespinhais desempenham um papel cada vez maior no processamento da informação cutânea. O processamento central da informação somatossensorial torna-se mais rápido com o aumento da idade, em particular durante os três primeiros anos pós-natais. Ele alcança valores do adulto na idade de sete a oito anos (Lauffer e Wenzel, 1986).

DESENVOLVIMENTO DO SISTEMA AUDITIVO

A informação auditiva não é apenas uma fonte primária de *input* para o desenvolvimento da linguagem; essa também permite o processamento do *feedback* verbal sobre atividades motoras e fornece orientação espacial. A partir das 19 semanas de IPM, o feto é capaz de responder aos sons com movimentos. Inicialmente, apenas responde à ocorrência de tons baixos. Com 27 semanas, os fetos respondem a tons de 250 e 500 Hz, mas não a tons de 1.000 e 3.000 Hz. A partir de 33 a 35 semanas de IPM, os tons mais altos são adicionados ao repertório auditivo. Durante a segunda metade da gestação, o volume necessário para provocar uma resposta diminui para 20 a 30 dB (Hepper e Shahidullah, 1994).

Na idade a termo, o desenvolvimento auditivo já permite aos neonatos distinguirem a voz materna da voz de uma mulher desconhecida (Kisilevsky et al., 2003) e discriminarem entre vogais nativas e não-nativas (Moon et al., 2013). Contudo, o limiar de detecção do som de neonatos a termo é de 30 a 70 dB mais alto do que o de adultos. Esse limiar diminui rapidamente durante os primeiros seis meses de vida pós-termo, especialmente para tons altos, de modo que aos seis meses, o limiar para estes tons é apenas 10 dB maior do que o dos adultos. A sensibilidade para tons altos continua a se desenvolver mais rápido do que para tons baixos, com o primeiro alcançando valores de adultos por volta dos dois anos e o último por volta dos 10 anos (Mattock et al., 2012).

DESENVOLVIMENTO DO PROCESSAMENTO DA INFORMAÇÃO OLFATIVA E GUSTATIVA

Os sentidos químicos do olfato e paladar servem principalmente para a avaliação das substâncias nutricionais. Porém, em lactentes, esses sentidos também auxiliam no desenvolvimento do comportamento motor, em particular no desenvolvimento do alcance, preensão e manipulação. Os lactentes não exploram objetos apenas com suas mãos e olhos. Eles quase sempre combinam exploração manual e visual com a experimentação pela boca; a boca proporciona exploração multimodal dos objetos (Hadders-Algra, 2018c). A boca continua sendo um meio favorito de exploração de objetos durante os primeiros nove meses pós-termo, mas mostra um declínio significativo após essa idade (Ruff, 1984).

TEORIAS DO DESENVOLVIMENTO MOTOR

Os conceitos de comportamento motor mudaram amplamente durante o último século. A visão anterior de que o comportamento motor era primariamente organizado em cadeias de reflexos foi substituída pela noção de que a atividade espontânea intrínseca é uma característica fundamental do cérebro (Sherrngton, 1906; Raichle, 2015). Simultaneamente, as ideias sobre o desenvolvimento motor mudaram. Durante a maior parte do século passado, as Teorias Neuro Maturacionais guiaram o pensamento desenvolvimentista (por exemplo, Gesell e Amatruda, 1947). Essas teorias consideravam o desenvolvimento motor basicamente como um processo maturacional inato. Porém, durante as últimas duas décadas do século passado, tornou-se claro que o desenvolvimento motor é amplamente afetado pela experiência. Essa percepção e nosso conhecimento limitado sobre os mecanismos subjacentes sobre o desenvolvimento motor geraram uma abundância de teorias do desenvolvimento motor.

Atualmente, dois referenciais teóricos são dominantes: a Teoria dos Sistemas Dinâmicos (Thelen, 1995; Smith e Thelen, 2003; Spencer et al., 2011) e a Teoria da Seleção dos Grupos Neuronais (TSGN) (Edelman, 1989, 1993; Hadders-Algra, 2010, 2018c). Essas teorias compartilham a opinião de que o desenvolvimento motor é um processo não-linear com origem multifatorial e fases de transição. Os fatores que contribuem para tal consistem em características da própria criança, como o peso corporal e força muscular; a presença de problemas de saúde, como um distúrbio cardíaco; e componentes do ambiente, como as condições de moradia, a composição da família e a presença de brinquedos. Em outras palavras, ambas as teorias reconhecem a importância da experiência e do contexto. Porém, as duas teorias diferem em suas opiniões sobre o papel dos processos do neurodesenvolvimento geneticamente determinados. Na Teoria dos Sistemas Dinâmicos, os fatores genéticos desempenham apenas um papel limitado na constituição do cérebro, enquanto na TSGN, a informação genética, as cascatas epigenéticas e a experiência desempenham papéis igualmente importantes no desenvolvimento cerebral e motor (Edelman, 1989, 1993; Hadders-Algra, 2010, 2018a). Como a TSGN corresponde melhor às perspectivas atuais sobre as complexidades da influência genética e epigenética no desenvolvimento neural (Kang et al., 2011; Lv et al., 2013), usamos a TSGN como a teoria de referência para o delineamento do IMP.

TSGN E DESENVOLVIMENTO MOTOR TÍPICO

O ponto de partida da TSGN é a variação do comportamento neural (Edelman, 1989, 1993; Chervyakov et al., 2016). De acordo com a TSGN, o desenvolvimento motor é caracterizado por duas fases de variabilidade: variabilidade primária e secundária[1] (Edelman, 1989). Os limites da variabilidade são determinados por instruções genéticas (Krubitzer e Kaas, 2005; Chervyakov et al., 2016). O desenvolvimento inicia-se com a fase de variabilidade primária, durante a qual a atividade espontânea do sistema nervoso testa todas as opções funcionais disponíveis (Leighton e Lohmann, 2016). Em termos de comportamento motor, isso significa que o sistema nervoso explora todas as possibilidades motoras dos seus repertórios, induzindo assim variação abundante no comportamento motor (Hadders-Algra, 2010, 2018c). O comportamento motor variado emerge com 9 ou 10 semanas de IPM, implicando que o início da motilidade variada coincide com o surgimento da atividade sináptica na subplaca cortical (Figura 2.3; Hadders-Algra, 2018b). A exploração motora variada gera uma abundância de informações aferentes autoproduzidas, que por sua vez são usadas direta ou indiretamente por meio da expressão gênica transcricional para modelagem adicional do sistema nervoso (desenvolvimento experiência-expectante) (Greenough et al., 1987).

Entretanto, inicialmente (isto é, durante a fase de variabilidade primária), a informação aferente só pode ser usada em uma extensão limitada para adaptar o comportamento motor às especificidades da situação. A ampla atividade espontânea prepara o sistema nervoso especialmente para o uso preciso e integrado das informações perceptivas aferentes para adaptar o comportamento motor em uma fase posterior. Por exemplo, o comportamento motor espontâneo auxilia no ajuste fino da estrutura de base genética no córtex somatossensorial (Hadders-Algra, 2018c). Em suma, na fase de variabilidade primária, o comportamento motor é caracterizado pela variação, sem adaptação ou com adaptação mínima (Hadders-Algra, 2010, 2018c).

1 Observe que no manual IMP, a palavra *variabilidade* se refere às duas fases de desenvolvimento da TSGN, enquanto a palavra *variação* é usada para denotar o repertório de movimentos do lactente [N.T.].

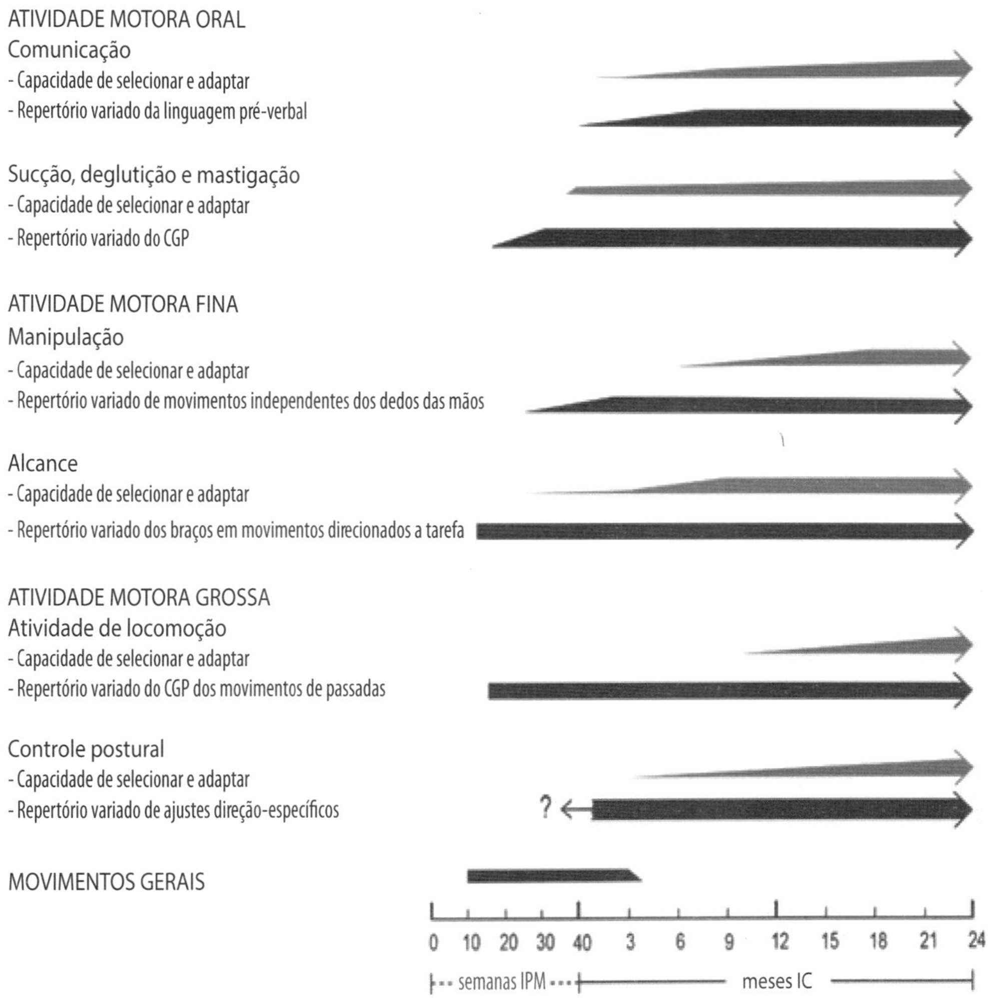

Figura 2.3 Desenvolvimento da variabilidade primária e secundária. Visão geral do desenvolvimento das fases de variabilidade primária e secundária no desenvolvimento motor grosso, fino e oral. A linha inferior representa a idade, primeiro em semanas de IPM, e depois da idade a termo (40 semanas), em meses de idade corrigida. As linhas do tempo pretas refletem o desenvolvimento do repertório variado, e as linhas do tempo cinzas a capacidade de selecionar e adaptar. O diagrama indica que os repertórios primários iniciam o desenvolvimento principalmente antes da idade de termo, enquanto a variabilidade secundária, isto é, a capacidade de selecionar e adaptar, se desenvolve principalmente após os três meses pós-termo. Uma exceção a essa regra é o desenvolvimento da sucção adaptativa, a qual está presente a partir de 36 semanas de IPM. GPC = gerador de padrão central.

Em um determinado momento, especialmente após os três meses de idade pós-termo, quando a subplaca transitória desaparece nos córtices sensório-motores primários, a fase de variabilidade secundária ou adaptativa começa (Figura 2.3; Hadders-Algra, 2018a,

2018c). Nessa fase, o sistema nervoso claramente usa a informação aferente produzida pelo comportamento e palavras, o lactente aprende a adaptar seu comportamento motor, ou – em termos do IMP – a adaptabilidade emerge. A idade em que o lactente adquire a adaptabilidade é específica da função (Figura 2.3). Por exemplo, no desenvolvimento dos movimentos dos braços no alcance, a adaptabilidade geralmente emerge entre 5 e 13 meses, e no desenvolvimento da manipulação fina, a adaptabilidade emerge aos oito meses e é realizada por quase 90% dos lactentes aos 18 meses (Heineman et al., 2010b, Capítulo 8). Esses dois exemplos ilustram que o desenvolvimento da adaptabilidade é caracterizado – como o desenvolvimento dos marcos motores (Touwen, 1976) – por uma grande variação interindividual. Apesar de toda variação, os lactentes geralmente alcançam os primeiros estágios da variabilidade secundária de todas as funções motoras básicas, como sugar, alcançar, apreender, controle postural e locomover, na segunda metade do segundo ano pós-natal. Entretanto, leva até o final da adolescência para que o repertório neural secundário tenha alcançado sua configuração adulta (Hadders-Algra, 2010, 2018c).

A fase de variabilidade secundária é caracterizada pela seleção do movimento, um processo que é baseado em experiências ativas de tentativa e erro (desenvolvimento experiência-dependente) (Greenough et al., 1987; Edelman, 1993; Takahashi et al., 2013). Isso significa que o comportamento motor espontâneo (ou seja, autogerado) com sua experiência sensório-motora associada desempenha um papel fundamental (Hadders-Algra, 2018c). A experiência sensório-motora envolve informações multimodais: ou seja, a informação combinada de múltiplos sistemas sensoriais, como os sistemas proprioceptivo, tato-cinestésico, visual e auditivo. O processo de aprendizagem motora e seleção do repertório é especialmente efetivo quando o lactente se engaja em brincar com outros: por exemplo, cuidadores ou irmãos. O lactente não aprende apenas com suas próprias tentativas e erros, mas também se beneficia com as ações realizadas pelos outros devido aos mecanismos dos neurônios-espelho (Meltzoff et al., 2009; Hadders-Algra, 2021a).

É importante perceber que o desenvolvimento motor não é um fenômeno de desenvolvimento isolado. O desenvolvimento motor está interligado com o desenvolvimento sensorial, cognitivo, da linguagem e social (Bornstein et al., 2013, Adolph e Hoch, 2019). Por exemplo, a habilidade do lactente de se movimentar por meio do arrastar sobre o abdômen o permite explorar o ambiente e se mover até os cuidadores quando chamado; enquanto lê o livro do bebê com a mãe, a criança não é apenas convidada a se comunicar verbalmente e melhorar a sua compreensão do mundo, mas também é encorajada a produzir movimentos de apontar e virar páginas.

TSGN E DESENVOLVIMENTO MOTOR ATÍPICO

O desenvolvimento motor atípico pode se originar de mutações genéticas ou adversidades que ocorrem durante o desenvolvimento inicial. Ambos os percursos etiológicos podem resultar em uma anomalia estrutural ou lesão no cérebro em desenvolvimento, ou em uma configuração diferente dos sistemas de neurotransmissores específicos, como os sistemas monoaminérgicos. Nos parágrafos seguintes, essas duas injúrias são apresentadas separadamente, mas deve-se ter em mente que as lesões do cérebro imaturo são frequentemente associadas às alterações em sistemas neurotransmissores específicos (Kolb e Gibb, 2007).

Baseado na TSGN, uma lesão cerebral precoce, como a presente em crianças com PC, tem duas consequências principais. Primeiro, o repertório motor é reduzido (Hadders-Algra, 2010; Heineman et al., 2010a, 2011). Em lactentes mais jovens, isso significa que o repertório de combinações dos movimentos está reduzido; em lactentes mais velhos e crianças, isso implica na presença de um repertório reduzido de estratégias motoras. A redução do repertório resulta em comportamento motor menos variado e mais estereotipado: isto é, variação reduzida durante ambas as fases da variabilidade. Esse aspecto do comportamento motor é avaliado no domínio 'variação' do IMP. Segundo, durante a variabilidade secundária, crianças com lesões cerebrais precoces têm prejuízo para selecionar a estratégia mais apropriadamente adaptada do seu repertório limitado. Esse aspecto do comportamento motor é avaliado no domínio 'adaptabilidade' do IMP. A capacidade prejudicada de adaptar o comportamento motor e selecionar a melhor solução tem uma origem tripla. Primeiro, o impulso exploratório de crianças com lesões cerebrais precoces é frequentemente reduzido (Landry et al., 1993; Festante et al., 2019). Isso reduz as oportunidades do lactente de experienciar por tentativa e erro. Segundo, a capacidade limitada de selecionar a estratégia mais eficiente do repertório está relacionada aos déficits no processamento da informação sensorial, que estão quase sempre presentes em crianças com lesões cerebrais precoces. Terceiro, a presença de um repertório reduzido pode dificultar a seleção da estratégia quando a lesão cerebral "fez desaparecer" a melhor estratégia típica e a criança é forçada a selecionar uma "segunda melhor" estratégia (Hadders-Algra, 2010).

Nosso conhecimento sobre as alterações nas configurações dos neurotransmissores devido às adversidades no início da vida humana é limitado. Muito se sabe sobre o efeito do estresse fisiológico e também psicológico precoce nos sistemas monoaminérgicos. Exemplos do estresse precoce são nascimento prematuro de baixo risco, restrição do crescimento intrauterino e estresse psicológico materno durante a gravidez. Dados de animais indicam que o estresse durante o início da vida dá origem a mudanças na atividade serotoninérgica e noradrenérgica no córtex cerebral e alterações na atividade dopaminérgica no corpo estriado e córtex pré-frontal (Braun et al., 2017). A pesquisa em animais também demonstra que os sistemas monoaminérgicos desempenham um papel na adaptação do comportamento motor por codificar a informação sensorial para ajustar a atividade no córtex motor (Vitrac e Benoit-Marand, 2017). Estudos em humanos indicam que o estresse durante o início da vida de fato está associado a uma condição neurológica menos ideal na infância e a um comportamento menos adaptativo na vida futura (Kikkert et al., 2010; Braun et al., 2017). Combinados, esses dados sugerem que o estresse durante o início da vida – por meio de uma configuração alterada das vias dos sistemas monoaminérgicos – pode estar associado à adaptabilidade limitada do comportamento motor (Hadders-Algra, 2010).

DESENVOLVIMENTO MOTOR

Esta seção oferece uma visão geral concisa do desenvolvimento motor nos primeiros dois anos. Detalhes sobre como as várias habilidades motoras evoluem são fornecidos nos capítulos que descrevem os itens do IMP (Capítulo 4 a 9; ver também obra de Hadders-Algra, 2018c).

Os primeiros movimentos surgem no início da vida fetal: com sete semanas de IPM, o feto começa a produzir pequenos movimentos laterais da cabeça e até do tronco (Lüchinger et al., 2008). Isso significa que os primeiros movimentos surgem antes que o arco reflexo espinhal tenha sido completado. Esse fato ilustra que a atividade espontânea padronizada e intrínseca é uma propriedade essencial do tecido neural (Hadders-Algra, 2018c). Logo depois disso, entretanto, as informações aferentes associadas com os movimentos gerados espontaneamente auxiliam na posterior modelagem cerebral. Com oito semanas de IPM, os membros também começam a participar dos movimentos. Os movimentos são pequenos, de curta duração e simples. Uma a duas semanas depois, com 9 a 10 semanas de IPM, os movimentos gerais emergem com complexidade e variação. Durante os movimentos gerais, o feto explora todas as combinações dos movimentos das várias articulações corporais (complexidade) continuamente ao longo do tempo (variação) (Hadders-Algra, 2018b).

Logo após o surgimento dos primeiros movimentos, outros movimentos são agregados ao repertório fetal, como movimentos isolados de braços e pernas; sobressaltos; alongamentos; movimentos respiratórios periódicos; e movimentos de sucção e deglutição. Todos os movimentos continuam presentes durante a gravidez, sendo os movimentos gerais o padrão de movimento mais frequentemente usado (De Vries e Fong, 2006). Os movimentos gerais persistem até três a cinco meses pós-termo, quando são gradualmente substituídos por atividades direcionadas à tarefa.

Nos parágrafos a seguir, descreveremos o desenvolvimento de habilidades motoras. No entanto, deve-se perceber que esse resumo global não faz jus à grande variação intraindividual e interindividual do desenvolvimento típico e, portanto, para com a variação inerente ao IMP.

No desenvolvimento das habilidades motoras grossas, dois diferentes componentes podem ser distinguidos: (1) a habilidade de manter uma posição específica, como sentar e ficar em pé; e (2) a habilidade de se mover: por exemplo, ao rolar, engatinhar e andar. Ambos os tipos de atividades dependem fortemente do controle postural. Os comandos estruturais básicos para o controle postural estão presentes logo após a idade a termo, mas leva muitos anos para o controle postural atingir sua configuração adulta. O controle postural não se desenvolve no sentido crânio caudal como é frequentemente presumido; ele se desenvolve pelo uso variado dos músculos posturais para uma seleção da atividade muscular postural específica à situação (Hadders-Algra, 2008, 2018c). A ideia de que o desenvolvimento do controle postural segue uma sequência crânio caudal é baseada presumivelmente na observação de que os lactentes ficam cada vez melhores em lidar com menos suporte postural durante o sentar, manter-se em pé e andar. O lactente mais jovem é capaz apenas de controlar uma parte do corpo, que consiste em alguns segmentos: o lactente é capaz de equilibrar a cabeça quando recebe apoio externo no corpo inteiro. Com o aumento da idade, o lactente é capaz de adquirir o controle de um número crescente de segmentos corporais; isso permite ao lactente sentar, ficar em pé e andar independentemente. Uma transição importante na organização dos comandos posturais é a rápida melhora no controle postural antecipatório quando o lactente aprende a andar independentemente. O desenvolvimento de ambas as habilidades é altamente interrelacionado: um certo nível de controle postural permite ao lactente explorar as habilidades da marcha, enquanto a experimentação do comportamento do andar alimenta o sistema de controle postural com experiências de aprendizagem por tentativa e erro (Boxum et al., 2019).

De modo geral, o desenvolvimento motor grosso é caracterizado pelos seguintes eventos (Hadders-Algra, 2018c): por volta dos três meses, o lactente é capaz de equilibrar sua cabeça sobre seu tronco com alguns movimentos oscilantes; a partir dos quatro a cinco meses em diante, os lactentes começam a rolar e mover-se sobre o abdômen (pivoteando e arrastando); isso geralmente muda para o engatinhar entre 6 e 11 meses de idade; enquanto isso, os lactentes aprendem a sentar independentemente (a maioria, dos seis aos nove meses), a ficar em pé sem apoio (a maioria, dos 10 aos 16 meses) e – um pouco mais tarde – a andar independentemente (a maioria, dos 10 aos 17 meses).

Além disso, o desenvolvimento das habilidades manuais é dependente do controle postural e do suporte postural. Por volta dos três meses, os lactentes começam a brincar com suas mãos na linha média, a partir dos quatro a cinco meses em diante são capazes de alcançar e apreender um objeto. O alcance do lactente consiste em uma variedade de movimentos bilaterais e unilaterais, com preferência unilateral. Primeiro, um objeto pode ser mantido, mas, relativamente pouco depois, o lactente consegue segurar dois objetos (isto é, um objeto em cada mão). Entre 6 e 12 meses, existe a crescente preferência por alcances unilaterais, com o uso variado dos lados direito e esquerdo. Por volta dos 9 a 14 meses, os lactentes também aprendem a segurar um objeto enquanto seguram outro na mesma mão. Ao longo dos primeiros 18 meses de vida, o lactente torna-se cada vez mais capaz de refinar os movimentos das mãos de acordo com a forma do objeto. Especialmente o uso do dedo polegar e do indicador, torna-se cada vez mais especializado. O comportamento de preensão inicial consiste principalmente da preensão palmar, mas com o aumento da idade, apenas o lado radial da mão é usado (preensão palmar radial). Ao final do primeiro ano, apreensão em pinça inferior (com dedo polegar estendido e dedo indicador flexionado) começa a dominar, após a qual emerge a preensão em pinça (com flexão dos dedos polegar e indicador) (Hadders-Algra, 2018c).

CONSIDERAÇÕES FINAIS

No desenvolvimento cerebral e motor, duas fases podem ser distinguidas: (1) a fase da subplaca cortical transitória e (2) a fase dos circuitos permanentes. A primeira é caracterizada pela presença da subplaca cortical nos córtices sensorial e motor primário, implicando que ela termina três meses pós-termo, quando a subplaca nessas áreas desaparece. Nessa fase, o comportamento motor é caracterizado pela variação sem adaptabilidade ou com adaptabilidade marginal. Isso é exemplificado pela variedade de movimentos gerais. A fase em que os circuitos permanentes prevalecem é a fase durante a qual o cérebro é cada vez mais capaz de dar sentido às informações multimodais aferentes e a criança desenvolve habilidades motoras específicas. Essa fase é caracterizada pela variação e uma crescente capacidade de adaptar o comportamento motor às restrições ambientais. Em outras palavras, o comportamento motor é caracterizado pela variação e crescente adaptabilidade.

O conhecimento de que os lactentes que vivenciaram adversidades no início da vida podem apresentar variação e adaptabilidade limitadas do comportamento motor nos inspirou a desenvolver o IMP, com seus dois novos domínios 'variação' e 'adaptabilidade'.

CAPÍTULO 3
DELINEAMENTO, DESEMPENHO E PROPRIEDADES PSICOMÉTRICAS DO IMP

DELINEAMENTO DO IMP

O IMP é uma avaliação baseada em vídeo do comportamento motor autogerado de lactentes de 3 a 18 meses, ou na avaliação de lactentes com atraso no desenvolvimento, até que o lactente tenha atingido a capacidade de andar independentemente por alguns meses. O IMP fornece especialmente informações sobre a qualidade dos movimentos do lactente, mas também sobre o nível do seu desempenho motor. É uma medida discriminativa, avaliativa e preditiva. O método foi desenvolvido para profissionais de saúde que trabalham na área da detecção e intervenção precoce de desordem do desenvolvimento, em particular para fisioterapeutas pediátricos, terapeutas ocupacionais pediátricos, neonatologistas, neuropediatras e pediatras do desenvolvimento.

Durante a avaliação do IMP, o comportamento motor é avaliado nas posições supina, prona, sentada, em pé e andando; além disso, são avaliados o alcance, preensão e a manipulação de objetos. O exame é realizado em uma situação de brincadeira semiestruturada. Isso significa que a examinadora guia o lactente em diversas situações lúdicas, em diferentes posições para dar oportunidade para a criança gerar por si mesma os diferentes tipos de comportamentos motores. Se a criança não mostra um certo comportamento motor espontaneamente, a examinadora tenta elicitá-lo apresentando brinquedos atrativos ao lactente. Nos próximos capítulos, fornecemos orientações específicas sobre como realizar a avaliação do IMP nas várias posições.

O vídeo de avaliação do IMP geralmente dura cerca de 15 minutos, mas pode ser necessário mais tempo se o lactente apresentar questões comportamentais, como timidez ou irritabilidade. A pontuação do vídeo e o cálculo dos escores do IMP levam, em média, outros 10 minutos.

O IMP consiste em cinco domínios motores: variação; adaptabilidade; simetria; fluência e performance. Os domínios variação e adaptabilidade são baseados na TSGN (ver Capítulo 2).

- *Variação* (25 itens): este domínio avalia o tamanho do repertório motor. O repertório motor consiste em todas as combinações possíveis nas várias articulações que participam do movimento. Por exemplo, durante o alcance, são considerados os movimentos nos ombros (flexão; extensão; abdução; adução; rotação interna e externa), cotovelos (flexão; extensão; supinação e pronação) e punhos (flexão; extensão; abdução e adução). Os itens de variação são pontuados dicotomicamente: variação insuficiente ou variação suficiente.
- *Adaptabilidade* (15 itens): este domínio avalia a capacidade de selecionar estratégias motoras do repertório disponível. Os itens são pontuados dicotomicamente: a maioria dos movimentos mostra sinais de seleção adaptativa ou a maioria dos movimentos não são adaptados.
- *Simetria* (10 itens): este domínio avalia a presença de assimetrias no comportamento motor. Os itens são pontuados como forte, moderada ou leve/nenhuma assimetria. Fortes assimetrias são aquelas que saltam aos olhos e moderadas assimetrias são aquelas que são frequentemente, mas não consistentemente observadas. Leves assimetrias só podem ser detectadas por observação cuidadosa. Perceba que as leves e nenhuma assimetria recebem pontuação similar. Isso significa que uma leve assimetria em um item específico é considerada um comportamento típico (Straathof et al., 2020).
- *Fluência* (7 itens): este domínio avalia a fluência do movimento e a presença de tremores. Os itens são pontuados dicotomicamente: a maioria dos movimentos são fluentes ou não fluentes. O último indica, por exemplo, a presença de movimentos bruscos, abruptos, rígidos ou trêmulos.
- *Performance* (23 itens): em contraste com os outros domínios, este domínio não avalia a qualidade dos movimentos, mas sim as aquisições motoras do lactente (marcos motores). Os itens desse domínio não são pontuados de forma padronizada (isto é, da mesma forma para todos os itens), mas a pontuação é adaptada à função motora específica, com múltiplos escores que variam de 2 a 7.

Nos domínios da variação, adaptabilidade e fluência, a avaliadora precisa assinalar a impressão do comportamento do lactente como um todo. Pode acontecer da avaliadora ficar em dúvida sobre qual categoria assinalar, uma vez que teria de escolher apenas se o lactente apresenta movimentos que são suficientemente variados, adaptados ou fluentes (ou não). Recomendamos escolher a opção que melhor se encaixa, deixando o delineamento do IMP fazer o resto do trabalho: o escore final dos domínios não depende de um único item, mas de vários itens do domínio. Isso implica o sistema ter um caráter autobalanceado: isto é, não preencher o critério para um ou dois itens não tem significância clínica. Apenas uma redução significativa no escore do domínio é clinicamente relevante (ver Capítulo 10).

O IMP gera cinco escores dos domínios e um escore total. Esses escores são calculados com a ajuda do aplicativo IMP, que está disponível no *website* do IMP em infantmotorprofile.com. Em crianças com mais de seis meses de idade, o escore total do IMP é calculado como a média dos escores dos cinco domínios. Em crianças com seis meses ou menos, o escore do domínio adaptabilidade não é levado em consideração no escore total, pois a habilidade de selecionar estratégias do repertório motor tem um início lento e começa a aparecer após os seis meses de idade (Heineman et al., 2010a). Os detalhes do cálculo do IMP são fornecidos no Quadro 3.1. Os itens do IMP, incluindo os seus procedimentos de pontuação, são descritos nos Capítulos 4 a 9.

Quadro 3.1 **Cálculo dos escores do IMP – detalhes**

Com base nos 80 itens, os escores dos cinco domínios e o escore total do IMP são calculados. Para os escores dos domínios, apenas os itens que foram avaliados são considerados. Os itens que não avaliados são assinalados com o escore 0 (ver o formulário de pontuação e Capítulos 4 a 8); o escore 0 sinaliza para a calculadora do aplicativo do IMP que o item não será levado em consideração no cálculo dos escores.

Os escores dos domínios variação, adaptabilidade, fluência e simetria são calculados da seguinte forma:

$$\text{Escore do domínio (\%)} = \frac{\text{soma dos escores dos itens}}{\text{(número de itens avaliados)} \times \text{escore máximo dos itens}}$$

O escore máximo dos itens é diferente para os vários domínios: para os itens dos domínios variação, adaptabilidade e fluência, o escore máximo é 2; para os itens do domínio simetria, o máximo é 3.

No cálculo dos escores do domínio performance, as pontuações são ponderadas por item. Isso significa que, por exemplo, se um item tem 7 opções (por exemplo, item 14) e o lactente recebeu escore 3, isso contribui com 3/7 = 0,43 para o escore do domínio performance. Os escores ponderados de todos os itens da performance são combinados e divididos pelo número de itens da performance avaliados, resultando no escore deste domínio.

Para lactentes com mais de seis meses, o escore do domínio adaptabilidade é calculado. O escore deste domínio não é calculado para lactentes mais jovens, pois a adaptabilidade está presente de forma muito limitada até essa idade. Como resultado, o escore total do IMP é calculado pela média dos escores dos cinco

domínios para lactentes com mais de seis meses e pela média de quatro domínios para lactentes com seis meses ou menos, pois no último grupo, nenhum escore de adaptabilidade está disponível.
É importante destacar que os usuários do IMP não precisam fazer esses cálculos; o aplicativo do IMP calcula automaticamente os escores do IMP.

IMPLEMENTAÇÃO NA PRÁTICA CLÍNICA

CURSO TÍPICO DA AVALIAÇÃO DO IMP

Para os lactentes jovens, a avaliação do IMP começa na posição supina em um colchonete no chão. Nessa posição são registrados os primeiros três a cinco minutos de movimentos espontâneos, durante os quais a criança não deve interagir com a examinadora ou cuidadores. Em seguida, a examinadora apresenta brinquedos ao lactente – que ainda está em supino – para avaliar os movimentos da cabeça, alcance, preensão e manipulação, e movimentos de rolar. Em crianças mais velhas, a posição supina é omitida, pois geralmente elas se movem prontamente para fora dessa posição (ver Capítulo 4).

A próxima parte da avaliação do IMP consiste na avaliação na posição prona. É avaliado o comportamento motor da cabeça, braços e pernas, e o comportamento de arrastar/engatinhar. Em seguida, o comportamento motor na posição sentada é avaliado; o sentar pode ser com apoio ou independente. Em lactentes mais velhos, são avaliados o transferir-se para em pé, ficar em pé e andar. Em lactentes mais velhos, a avaliação do IMP é menos estruturada pois as crianças normalmente mudam de posição com bastante frequência durante as brincadeiras.

Na última parte da avaliação do IMP, a criança é sentada no colo do cuidador. O alcance, preensão e a manipulação de objetos pelo lactente são avaliados pela apresentação de brinquedos. Caso no início da avaliação do IMP a criança fique muito tímida ou relutante em se envolver, pode ser melhor começar a avaliação por essa parte do exame; isto é, a avaliação no colo do cuidador. Dessa forma, a criança pode se acostumar com a situação de teste enquanto possui apoio seguro. A Tabela 3.1 resume as recomendações sobre os procedimentos práticos do IMP.

Tabela 3.1 Recomendações dos procedimentos práticos do IMP

Posição do lactente e ações da examinadora

Supino: em lactentes mais jovens ou que não são capazes de se mover no ambiente

Comece com três a cinco minutos de movimentação espontânea sem interação, a criança na posição supino sobre um colchonete no chão.

Elicite movimentos da cabeça em diferentes direções apresentando brinquedos.

Elicite o comportamento de alcance, preensão e manipulação dos braços e mãos pela apresentação de brinquedos. Importante: apresente brinquedos em várias posições e direções; apresente brinquedos de diferentes tamanhos e formatos. Use especialmente brinquedos que caibam facilmente em uma das mãos do lactente. Primeiro é apresentado um brinquedo, depois um segundo brinquedo e, se possível, um terceiro brinquedo. Não coloque brinquedos nas mãos do lactente. Não toque nas mãos do lactente.

Estimule o comportamento de rolar a partir da posição supina para a prona apresentando um brinquedo fora da área de alcance dos braços do lactente, a uma direção entre 90 e 180 graus de abdução do ombro. Avalie ambos os lados.

Prono: todos os lactentes

Mínimo de um minuto ao todo; se for difícil, avalie pequenos intervalos de 20 a 30 segundos.

Posicione lactentes mais jovens em prono com os ombros em adução e ambos os cotovelos em flexão, com as mãos aproximadamente alinhadas com as orelhas.

Lactentes mais velhos adotam espontaneamente a posição prono.

Avalie a capacidade de elevar a cabeça e olhar ao redor apresentando brinquedos ou a face da examinadora.

Estimule movimentos dos braços e mãos na posição prona pela apresentação de brinquedos em várias direções e distâncias sobre e acima da superfície de apoio e em frente ao lactente.

Incentive a progressão na posição prona com a ajuda de brinquedos (bola, carro, trem): pivoteando ou arrastando sobre o abdômen. Em lactentes mais velhos: incentive o engatinhar por meio do engatinhar da examinadora ou do cuidador, ou construa um túnel com uma mesa pequena ou cadeiras e mova através dele objetos interessantes. Em lactentes que mostram o arrastar (abdominal), pelo menos dois momentos de alguns 'passos' arrastando são necessários para que se obtenham os escores do IMP.

Sentado: no chão ou em um colchonete, todas as idades

Lactentes jovens são colocados na posição sentada (por exemplo, pela manobra tracionado para sentar).

Avalie o controle da cabeça e os movimentos da cabeça na posição sentada com apoio por meio da apresentação de um brinquedo ou a face da examinadora.

Avalie o comportamento sentado fornecendo o menor suporte possível, abaixando gradualmente as mãos de suporte e observando se o lactente consegue sentar independentemente.

Caso o lactente sente independentemente, avalie as transferências de peso e rotação do tronco, por meio da apresentação de brinquedos em várias posições; avalie a rotação para ambos os lados.

Lactentes mais velhos: avalie a capacidade de colocar-se na posição sentada independentemente e mudar de posição (por exemplo, prona para sentada, em pé para sentada). Preocupe-se em obter múltiplas tentativas de colocar-se na posição sentada.

Caso o lactente mostre apenas o sentar em W (entre os joelhos com pernas em formato de W): também sente o lactente sobre as nádegas e avalie sua capacidade de transferir o peso e rotacionar o tronco.

Em lactentes mais velhos: avalie o alcance e preensão de brinquedos na posição sentada no chão conforme será descrito na seção sobre alcance, preensão e manipulação. Observe que isso não significa que a avaliação no colo possa ser omitida.

Em pé e andando: apenas ≥ seis meses de idade

Avalie por vários minutos, dependendo da idade e da capacidade funcional da criança.

Incentive o comportamento de transferir-se para em pé colocando brinquedos sobre uma cadeira pequena ou mesa; estimule o comportamento de transferir-se para sentado colocando brinquedos no chão. Repita isso algumas vezes.

Caso uma criança de pelo menos seis meses não consiga ficar em pé por ela mesma, avalie a capacidade de ficar em pé com ajuda: coloque o lactente na posição em pé e veja se ele descarrega o seu peso nas suas pernas (ou deixe o cuidador fazer isto).

Caso o lactente seja capaz de ficar em pé independentemente, a habilidade de rotacionar o tronco é testada pela apresentação de brinquedos em várias direções e alturas, em ambos os lados do corpo.

Caso o lactente seja capaz de ficar em pé e andar independentemente, incentive várias maneiras de levantar-se e sentar-se.

Caso a criança não seja capaz de andar independentemente, avalie o andar enquanto segura nas mãos do cuidador ou da avaliadora: primeiro nas duas mãos, depois veja se o lactente consegue andar com o suporte em uma das mãos. Deslocar-se apoiado ao longo de uma mesa pequena ou cadeira pode servir como uma alternativa para o andar com suporte das duas mãos.

Caso a criança seja capaz de andar independentemente, avalie o comportamento ao andar pelo ambiente. Estimule isso apresentando brinquedos e encorajando a criança a levar os brinquedos para o cuidador. Desafie a criança a andar sobre o colchonete e a desviar de objetos no chão.

Alcance, preensão e manipulação de objetos: no colo do cuidador, todas as idades

Sente o lactente no colo do cuidador, o qual estará sentado em uma cadeira ou sofá, mas não no chão. Informe ao cuidador que o lactente precisa sentar-se confortavelmente, mas não forneça instruções específicas sobre o suporte postural.

Elicite o comportamento de alcance ou pré-alcance apresentando um brinquedo, primeiro na linha média à distância do braço. Caso o lactente segure e manipule o brinquedo por algum tempo, retire-o e repita isso em várias posições no espaço.

Caso o lactente seja capaz de apreender um brinquedo, apresente um segundo e um terceiro e teste quantos objetos o lactente consegue segurar ao mesmo tempo. Apresente os brinquedos sequencialmente, não simultaneamente.

Apresente brinquedos de diferentes tamanhos e formatos para provocar diferentes movimentos das mãos e dedos. Use especialmente brinquedos que caibam facilmente em uma das mãos do lactente. Inclua um pequeno objeto para provocar a preensão em pinça em ambos os lados.

Com lactentes muito tímidos, você pode iniciar a avaliação do alcance e apreensão no colo do cuidador, assim a criança pode se adaptar lentamente à examinadora e às circunstâncias.

ESTADO COMPORTAMENTAL E QUANTIDADE DE MOVIMENTO

Durante toda a avaliação, o estado comportamental do lactente é monitorado, pois ele tem um impacto significativo nos resultados do exame do neurodesenvolvimento (Prechtl, 1977). Por exemplo, o choro induz a uma redução da variação do movimento e promove estereotipias (Hadders-Algra, 2004). Entretanto, no geral, é fácil ter o lactente em um estado comportamental ativo, alerta e cooperativo, pois os lactentes gostam das brincadeiras do IMP.

Para monitorar o efeito do estado comportamental e de outras condições que podem afetar o comportamento do lactente, esses fatores (estado comportamental, condição de saúde e outros) são registrados ao final do formulário de pontuação do IMP (ou ao final do aplicativo do IMP). Essas observações adicionais, incluindo a observação da quantidade de movimentos do lactente, não fazem parte dos escores do IMP.

A quantidade de movimentos é registrada como típica (++), hipocinética (+) (ou seja, movendo-se tão pouco que a avaliadora fica preocupada, pois muito pouco movimento acontece por unidade de tempo), ou hipercinético (+++) (ou seja, move-se tanto que é um desafio administrar a brincadeira com a criança).

A maioria dos lactentes tem uma quantidade de movimento típica. A quantidade de movimentos fornece informação sobre a quantidade de experiências de movimentos autogerados pelo lactente. Isso também pode ajudar a explicar os escores do lactente nos domínios adaptabilidade e performance.

REQUISITOS

A avaliação do IMP pode ser realizada em diferentes condições e situações, como em um consultório, na prática fisioterapêutica ou na casa da criança. Neste último caso, é importante criar espaço suficiente no ambiente para que a criança se movimente livremente.

A avaliação do IMP é gravada em vídeo e a pontuação é realizada posteriormente com base no vídeo. Qualquer câmera de vídeo serve, mas recomendamos uma câmera de vídeo digital colocada em um tripé, pois resulta em imagens de boa qualidade. Idealmente, dois avaliadores são envolvidos, assim uma pessoa pode manusear a câmera de vídeo enquanto a outra está engajada na brincadeira do IMP com o lactente. No entanto, uma única pessoa é certamente capaz de realizar a avaliação do IMP. A avaliadora primeiro toma o cuidado para que a câmera sobre o tripé seja posicionada de forma a cobrir o espaço onde o exame será realizado; em seguida, ela realiza a avaliação.

Além da câmera e do tripé, a avaliação do IMP requer um colchonete no qual o lactente pode deitar ou sentar (ou sobre o qual o lactente pode tropeçar ou pisar adaptativamente) e um conjunto de brinquedos. Os brinquedos recomendados estão geralmente disponíveis comercialmente: por exemplo, pequenos bonecos; argolas; chocalhos; bolas e carrinhos de brinquedo (Figura 3.1). Para a avaliação do alcance, preensão e manipulação, deve-se tomar cuidado para usar objetos que são do tamanho da mão do lactente. Observe que muitas argolas e chocalhos infantis comercialmente disponíveis são consideravelmente maiores e, portanto, não adequados para avaliação do alcance, preensão e manipulação. Para a avaliação da preensão em pinça inferior e preensão em pinça, recomenda-se ter objetos que requeiram esse comportamento para uma manipulação adequada. Os exemplos são um gaveteiro com puxadores pequenos, quebra-cabeças com pinos pequenas ou fita métrica retrátil (Figura 3.1). Para elicitar o comportamento de transferir-se para em pé, pode-se usar uma caixa grande, uma cadeira pequena, sofá ou mesa.

O IMP é registrado em um formulário de avaliação do IMP (Figura 3.2) disponível na URL *http://imp.blucher.com.br/* — com login: imp e senha: 66746@23BL — ou no aplicativo IMP. O aplicativo gera automaticamente os escores dos domínios do IMP e o escore total. O aplicativo pode ser encontrado no *website* do manual do IMP em infantmotorprofile.com.

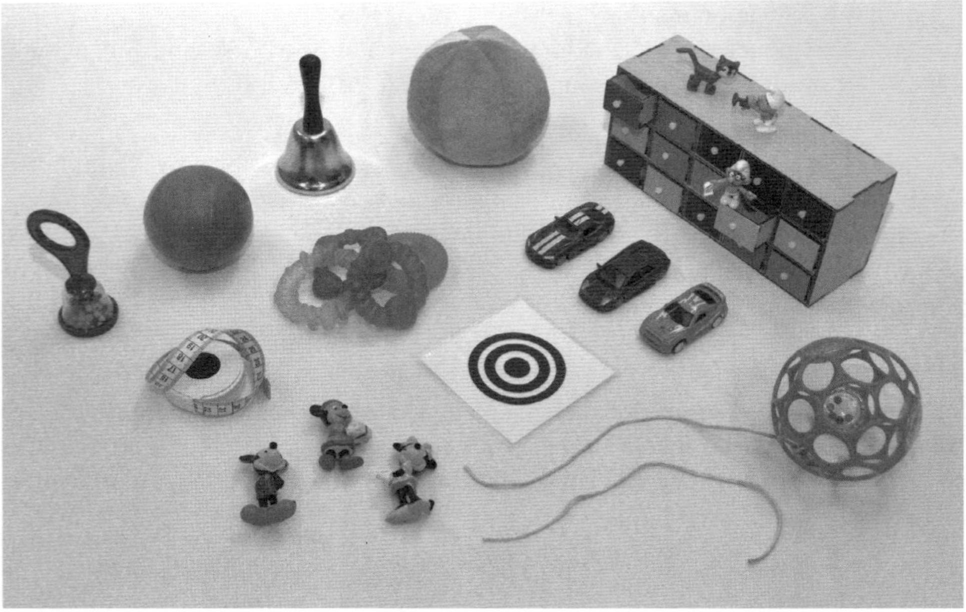

Figura 3.1 Material recomendado para a avaliação do IMP. Inclui argolas do tamanho da mão do lactente, pequenos bonecos, carrinhos, bolas, um sino, e objetos que elicitam a preensão em pinça, como os puxadores do gaveteiro, o rabo do gato e a fita métrica retrátil.

Infant Motor Profile
Developmental Neurology
University Medical Center Groningen, The Netherlands

Número de ID do participante: **Avaliador:**

Idade (corrigida): **Data da avaliação:**

Supino

Avaliação dos itens em supino

A ☐ Avaliado, vá para o item 1
NA ☐ Não avaliado, vá para o item 22

1. Controle dos movimentos da cabeça (P)

1 ☐ não controla os movimentos da cabeça
2 ☐ controla os movimentos da cabeça de forma limitada
3 ☐ controla os movimentos da cabeça

2. Variação dos movimentos da cabeça (V)

1 ☐ variação insuficiente
2 ☐ variação suficiente

3. Adaptabilidade dos movimentos da cabeça (A)

Maioria dos movimentos:
1 ☐ sem seleção adaptativa
2 ☐ seleção adaptativa

4. Posição da cabeça, predominância da posição da cabeça para um lado (S)

1 ☐ forte predominância da posição da cabeça para D/E
2 ☐ moderada predominância da posição da cabeça para D/E
3 ☐ leve ou nenhuma predominância da posição da cabeça

5. Postura, presença de RTCA (V)

1 ☐ ocorrência frequente ou obrigatória do RTCA
2 ☐ sem ou ocorrência ocasional não obrigatória do RTCA

6. Postura, presença de hiperextensão do pescoço e tronco (V)

1 ☐ hiperextensão frequente ou persistente
2 ☐ nenhuma ou rara hiperextensão

7. Comportamento manipulativo das mãos e dedos (P)

1 ☐ nenhum comportamento manipulativo
2 ☐ manipula roupas com as mãos na linha média, nos joelhos ou pés ou brinca com as mãos na boca

8. Variação dos movimentos dos braços (V)

1 ☐ variação insuficiente
2 ☐ variação suficiente

9. Variação dos movimentos dos dedos das mãos (V)

1 ☐ variação insuficiente
2 ☐ variação suficiente

Figura 3.2 Primeira página do formulário de pontuação do IMP.

PROPRIEDADES PSICOMÉTRICAS DO IMP

Uma parte importante no processo de desenvolvimento de um novo instrumento é a avaliação de suas propriedades psicométricas, especialmente confiabilidade, validade e responsividade à mudança (Sargent, 2021). A confiabilidade é a reprodutibilidade dos escores quando a mesma avaliação é pontuada por diferentes avaliadores (confiabilidade interavaliador) ou em diferentes momentos no tempo pelo mesmo avaliador (confiabilidade intra-avaliador). Além disso, várias formas de validade podem ser distinguidas. A validade de construto de um instrumento indica o quanto o instrumento mensura o que se propõe a medir – o construto de interesse – neste caso, a condição neuromotora. A validade concorrente se refere à capacidade de o instrumento gerar escores que são comparáveis – mas não idênticos – àqueles de outros instrumentos que avaliam construtos comparáveis. A validade preditiva descreve a capacidade do instrumento de predizer desfechos do desenvolvimento em idades posteriores.

As propriedades psicométricas do IMP têm sido estudadas em várias populações clínicas e no projeto intitulado IMP-SINDA. O projeto IMP-SINDA foi elaborado para coletar dados normativos do IMP e do *Standardized Infant Neuro Developmental Assessment* (SINDA) (Hadders-Algra et al., 2019, 2020) em um grupo de lactentes representativos da população neerlandesa. Os dados foram coletados entre janeiro de

2017 e março de 2019 em uma amostra de 1.700 lactentes com idade de dois a 18 meses, nascidos nas três províncias do norte dos Países Baixos. A amostra foi composta por 100 lactentes de cada idade (100 de dois meses de idade, 100 de três meses de idade etc.). Os participantes foram recrutados por meio das clínicas de puericultura, berçários e por meio de correspondências. Cada lactente foi avaliado uma vez. Os critérios de exclusão foram anormalidades congênitas graves, como cardiopatia congênita grave com baixos níveis de oxigênio, que impossibilitaram a avaliação, e cuidadores com compreensão insuficiente da língua neerlandesa para fornecer o consentimento informado. As avaliações ocorreram na Universidade *Medical Center Groningen* ou na casa da criança. Os lactentes eram representativos da população neerlandesa em relação à educação materna, etnia, sexo e nascimento prematuro (ver Tabela 3.2) (Straathof et al., 2020; Wu et al., 2020a). Os dados do projeto IMP-SINDA também foram usados para criar as curvas de percentis (ver Capítulo 10).

Tabela 3.2 Características das crianças participantes do estudo normativo do IMP (n = 1.700)

Características	
Sexo: masculino/feminino, n (%)	888 (52%)/812 (48%)
Idade gestacional (semanas; DP; min-máx)	39,4 (1,8; 27,3-42,4)
Nascimento prematuro < 37 semanas, n (%)	138 (8%)
Gemelares, n (%)	60 (3,5%)
Peso ao nascer (gramas; DP; min-máx)	3.440 (580; 1.120-5.020)
Peso ao nascer < p10, n (%)	191 (11%)
Alto nível educacional materno[a], n (%)	790 (47%)
Alto nível educacional paterno[a,b], n (%)	693 (41%)
Etnia materna: neerlandesa/não-neerlandesa, n (%)	1.548 (91%)/152 (9%)
Etnia paterna: neerlandesa/não-neerlandesa, n (%)	1.516 (89%)/184 (11%)[c]

a Educação superior, curso técnico ou tecnólogo

b Dados ausentes para n=50, dos quais n=28 são pais doadores, nenhum dado disponível

c Dados ausentes para n = 28, pai doador, nenhum dado disponível

Observe que para o cálculo das curvas normativas do IMP também foram utilizados os dados dos lactentes de dois meses de idade.

CONFIABILIDADE

Quatro estudos avaliaram a confiabilidade do IMP. Três deles abordaram a confiabilidade intra-avaliador. A confiabilidade intra-avaliador do escore total do IMP e o domínio performance foi alta (rho de Spearman ou coeficientes de correlação intraclasse [ICC] > 0,85). Foi satisfatório para os outros escores dos domínios (valores de mediana entre os estudos: variação rho 0,80, ICC 0,82; adaptabilidade rho 0,80, ICC 0,78; simetria rho 0,60, ICC 0,61; fluência rho 0,60, ICC 0,84) (Heineman et al.,

2008; Hecker et al., 2016; Tveten et al., 2020). A confiabilidade inter-avaliador foi avaliada em todos os quatro estudos de confiabilidade. Novamente, a confiabilidade do escore total do IMP e do domínio performance foi alta (rho de Spearman e ICC > 0,85) e satisfatória para os escores dos outros domínios (valores de mediana entre os estudos: variação rho 0,70, ICC 0,72; adaptabilidade rho 0,80, ICC 0,66; simetria rho 0,40, ICC 0,40; fluência rho 0,70, ICC 0,66) (Heineman et al., 2008; Heineman et al., 2013; Hecker et al., 2016; Tveten et al., 2020).

VALIDADE

A validade de construto do IMP foi avaliada em uma amostra mista de lactentes de alto e baixo risco e em 1.600 lactentes do projeto IMP-SINDA com idade de 3 a 18 meses. Um construto adequado do IMP significa que os escores do IMP diminuem em lactentes com histórico de intercorrências perinatais, como parto prematuro e complicações neonatais, incluindo lesão cerebral. Além disso, isso indica que o escore total do IMP e os escores dos domínios adaptabilidade e performance aumentam com o aumento da idade. O estudo na amostra mista indicou que o escore total do IMP diminui com a diminuição da idade gestacional ao nascimento, presença de lesão cerebral significativa e baixo nível socioeconômico, e cresce com o aumento da idade no momento da avaliação (Heineman et al., 2010a, 2010b). Nos lactentes representativos da população neerlandesa, baixos escores totais do IMP foram predominantemente associados com tabagismo materno durante a gestação e a presença de intercorrências peri-neonatais. A Tabela 3.3 resume as associações entre os fatores perinatais e sociais, de um lado, e baixos escores dos domínios do IMP (percentil < 5), do outro lado. Os dados confirmam a validade de construto do IMP.

A validade concorrente do IMP foi demonstrada em uma amostra mista de lactentes de alto e baixo risco avaliados aos 4, 6, 10, 12 e 18 meses. Os escores totais do IMP se correlacionaram razoável a moderadamente com os escores da *Alberta Infant Motor Scale* (AIMS) (r = 0,37-0,54), com o domínio performance do IMP apresentando as correlações mais fortes com os escores da AIMS (Heineman et al., 2013). Em todas as idades testadas, os escores totais do IMP também foram associados com a condição neurológica do lactente, avaliado com o *Touwen Infant Neurological Examination* (TINE), com lactentes com uma condição neurológica normal apresentaram escores do IMP mais altos do que aqueles com condições neurológicas anormais (Heineman et al., 2013). Além disso, quatro dos cinco escores dos domínios do IMP (variação, simetria, fluência e performance) estavam associados à condição neurológica em todas as idades. O domínio adaptabilidade foi associado à condição neurológica aos 10 e 12 meses e apenas minimamente aos 18 meses (Heineman et al., 2013).

Nos lactentes representativos da população neerlandesa, os baixos escores totais do IMP e todos os escores dos domínios foram fortemente associados com escores atípicos na escala neurológica do SINDA (Tabela 3.4), confirmando a validade concorrente do IMP e SINDA.

A validade preditiva foi avaliada em três estudos. O primeiro estudo abordou a capacidade do IMP em predizer PC em uma amostra mista de lactentes de alto e baixo risco. Os lactentes foram avaliados longitudinalmente com o IMP ao longo da infância. O estudo indicou uma alta capacidade preditiva dos escores totais do IMP para PC (área sob a curva *receiver operating characteristic* [ROC] 0,89–0,99, dependendo da idade, IC variando de 0,75-1,00 a 0,97-1,00).

Tabela 3.3 Fatores perinatais e socioeconômicos associados a baixos escores do IMP na população normativa do IMP-SINDA, análises de regressão logística, n = 1600 lactentes

Percentil < 5 do escore do IMP	Variável	OR	IC 95%
Escores dos domínios do IMP			
Variação	hipertensão materna	2,055	1,094–3,858
Adaptabilidade[a,b]	–	–	–
Simetria < 6 meses	–	–	–
Simetria ≥ 6 meses	hipertensão materna	2,347	1,139–4,839
	etnia materna	2,366	1,073–5,214
Fluência	diabetes gestacional materna	3,427	1,374–8,547
Performance	alto nível educacional paterno[c]	0,559	0,315–0,991
Escore total do IMP			
Escore total do IMP	tabagismo durante a gravidez	2,351	1,144–4,831
	intercorrências peri-neonatais	2,439	1,187–5,014

OR = *odds ratio*

a Lactentes > 6 meses, n = 1.200

b Abaixo de P15, pois o percentil 5 não pôde ser calculado para o domínio adaptabilidade

c Educação superior, curso técnico ou tecnólogo

Tabela 3.4 Validade concorrente do IMP e SINDA: associações entre baixos escores do IMP (percentil < 5) e escore neurológico atípico do SINDA na população normativa do IMP-SINDA (razão de chance - *odds ratio* - e intervalo de confiança).

Escore do IMP	n	Escore neurológico SINDA	atípico[a]	típico	(IC 95%)
Variação	1000	< P5	14	49	5,940 (3,045-11,587)
		≥ P5	43	894	
Adaptabilidade	600	< P5	5	27	3,262 (1,207-8,817)
		≥ P5	52	916	
Simetria < 6 meses	300	< P5	4	4	10,231 (2,416-43,321)
		≥ P5	26	266	
Simetria ≥ 6 meses	700	< P5	5	43	3,330 (1,202-9,225)
		≥ P5	22	630	
Fluência	1000	< P5	7	24	5,361 (2,204-13,038)
		≥ P5	50	919	
Performance	1000	< P5	8	36	4,113 (1,815-9,323)
		≥ P5	49	907	
Escore total do IMP					
Escore total do IMP	1000	< P5	11	33	6,594 (3,134-13,875)
		≥ P5	46	910	

n = número de lactentes; observe que os escores do SINDA estão disponíveis apenas para lactentes de 3 a 12 meses, pois a idade máxima do SINDA é de 12 meses

[a] Escore neurológico atípico no SINDA significa um escore de ≤ 21 pontos (de um total de 28 pontos). Este escore está associado com um alto risco de desordens do desenvolvimento (Hadders-Algra et al., 2019, 2020).

Os domínios variação e performance são os que mais contribuíram para a capacidade preditiva do IMP (Heineman et al., 2011). No entanto, é importante notar que houve alguma sobreposição nos escores do IMP em lactentes que mais tarde foram, ou não, diagnosticados com PC, indicando que a predição não foi perfeita (ver também Capítulo 10).

Os outros dois estudos sobre a validade preditiva do IMP foram realizados em uma amostra de 195 crianças de risco relativamente baixo, nascidos de pais com fertilidade reduzida, que foram ou não tratados com fertilização *in vitro*. Foi encontrado que os escores do IMP durante a infância estavam relacionados à função cognitiva, neurológica e comportamental na idade escolar: maiores escores de adaptabilidade foram associados a QI mais altos e função neurológica otimizada, maiores escores de performance com QI mais alto, e menores escores de variação e fluência com mais problemas comportamentais de internalização (Heineman et al., 2018; Wu et al., 2020b).

RESPONSIVIDADE À MUDANÇA

Responsividade à mudança é a capacidade de um instrumento detectar mudanças clinicamente importantes ao longo do tempo. Dentro da área do desenvolvimento neuromotor, a responsividade à mudança de um instrumento implica especialmente a capacidade do instrumento de detectar o efeito da intervenção precoce. Quatro estudos indicaram que o IMP é, de fato, um instrumento responsivo. O primeiro foi o estudo de Hielkema et al (2011), o qual avaliou em lactentes com risco muito alto para a PC o efeito do programa de intervenção precoce *Coping with and Caring for Infants with Special Needs* (COPCA), um programa centrado na família (Dirks et al., 2011). Foi demonstrado que a aplicação de componentes específicos do COPCA foi associada a melhores escores no IMP (especialmente melhores escores totais e de adaptabilidade). Os outros três estudos foram realizados em grupos de lactentes muito prematuros com risco baixo a moderado de desordens do desenvolvimento. Um estudo também avaliou o efeito do COPCA. Foi demonstrado que os lactentes que foram tratados com COPCA tiveram escores significativamente mais altos no IMP do que os lactentes do grupo controle que foram tratados com fisioterapia pediátrica convencional. O efeito foi encontrado em particular nos domínios variação e performance do IMP (Akhbari Ziegler et al., 2020). Os outros dois estudos avaliaram o efeito do sistema *CareToy*. Ambos os estudos indicaram que o IMP foi capaz de detectar diferenças significativas entre o grupo experimental *CareToy* e o grupo de cuidado padrão, com os lactentes do estudo apresentando escores totais e de variação e performance mais altos (Sgandurra et al., 2016, 2017).

INTRODUÇÃO AOS CAPÍTULOS COM A DESCRIÇÃO DOS ITENS

Os seis capítulos a seguir contêm as descrições dos itens do IMP: Capítulo 4 descreve a avaliação em supino, Capítulo 5 a avaliação em prono, Capítulo 6 a avaliação enquanto sentado, Capítulo 7 a avaliação enquanto em pé e andando, Capítulo 8 a avaliação do alcance, preensão e manipulação enquanto sentado no colo do cuidador, e Capítulo 9 aborda os itens que são avaliados durante toda a avaliação do IMP. Os itens são ilustrados com figuras e vídeos. Os vídeos estão disponíveis na URL *http://imp.blucher.com.br/*. Para os itens que são idade-dependentes, a dependência da idade é ilustrada com os dados dos lactentes representativos da população neerlandesa (projeto IMP-SINDA). Isso é especialmente notável para os itens nos domínios adaptabilidade e performance.

CAPÍTULO 4
AVALIAÇÃO DO COMPORTAMENTO MOTOR EM SUPINO

PROCEDIMENTOS

Para lactentes jovens, a avaliação geralmente começa na posição supina (Figura 4.1). O lactente é colocado na posição supina sobre um colchonete no chão. O colchonete não deve ter uma estrutura com brinquedos: isto é, ter estruturas que podem ser apreendidas como parte da sua composição. A avaliação em supino começa com a observação do comportamento motor espontâneo do lactente. Essa observação dura de três a cinco minutos, durante os quais o lactente não interage com a avaliadora ou cuidador. Isso implica a examinadora e o cuidador evitarem atrair a atenção do lactente. Preferencialmente, o cuidador se senta ou fica em pé a alguma distância do lactente em uma posição neutra em relação à cabeça do lactente, a fim de evitar uma preferência lateral da cabeça. Caso o lactente sugue a mão por mais de um minuto, sugerimos colocar a mão do bebê em outra posição. Você pode repetir esse procedimento uma vez, mas se o lactente continuar a sugar a mão, aceite o comportamento de sucção (resultando em uma condição não ótima de teste).

Durante os primeiros três a cinco minutos, nenhum brinquedo é usado. Também se toma cuidado para que nenhum brinquedo esteja ao alcance do lactente. Durante esse tempo, as atividades autogeradas do lactente são avaliadas nos itens 5 a 12. Isso também implica os escores dos itens 5 a 12 serem baseados nesses primeiros três a cinco minutos, e o desempenho do lactente nesses itens durante a apresentação do brinquedo na posição supina **não** ser levado em consideração. Geralmente, um período de três minutos fornece informações suficientes para pontuar os itens de 5 a 12. Alguns lactentes, no entanto, precisam do seu tempo antes de realmente começarem a se mover; para esses lactentes, o tempo de avaliação inicial é estendido para cinco minutos.

Após os primeiros três a cinco minutos, durante os quais são avaliados os movimentos autogerados do lactente na ausência de brinquedos e de interação com a avaliadora, os brinquedos são usados para avaliar os movimentos direcionados à tarefa na posição supina. Os movimentos direcionados à tarefa consistem em movimentos da cabeça; a habilidade do lactente de alcançar, apreender e manipular objetos na posição supina; e a habilidade do lactente rolar para a posição prona (itens 1-4 e 13-20).

Em geral, os lactentes jovens que foram colocados na posição supina permanecerão nessa posição. Isso significa que é fácil gravar cinco minutos de movimentos espontâneos, autogerados de lactentes jovens na posição supina. Entretanto, os lactentes mais velhos não permanecem na posição supina por períodos prolongados, pois eles preferem brincar na posição prona, sentados, ou em pé e andando. É necessária uma duração mínima aproximada de três minutos dos movimentos espontâneos, autogerados na posição supina para avaliar os itens de 5 a 12. Caso o lactente role para a posição prona antes dos três minutos, ele é novamente colocado na posição supina em um momento adequado para o lactente e a avaliadora. Dessa forma, o mínimo de três minutos de movimentos autogerados na posição supina podem ser gravados.

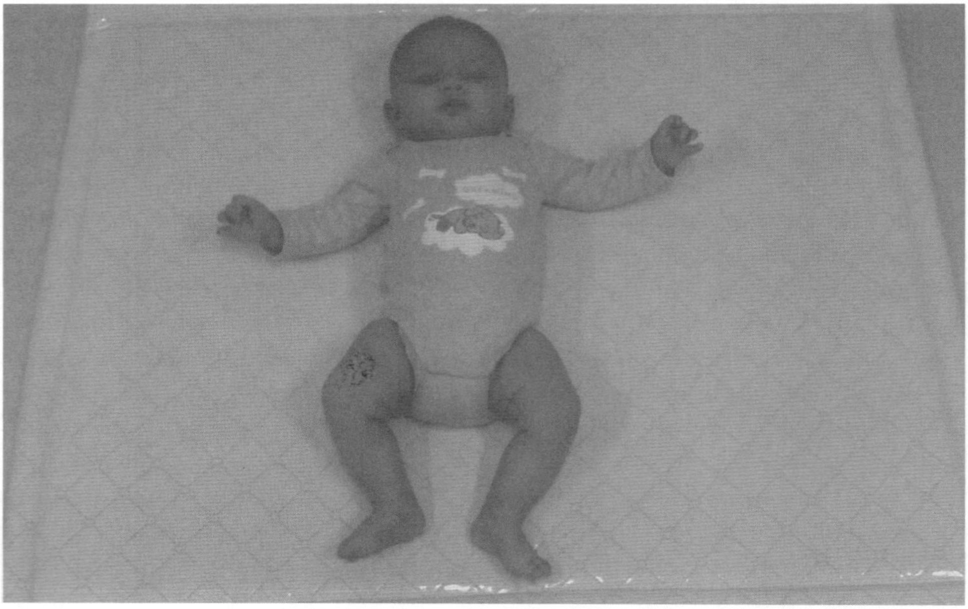

Figura 4.1 Avaliação em supino: posição inicial.

Os lactentes mais velhos geralmente não ficam muito tempo na posição supina. Como resultado, o comportamento motor na posição supina não pode ser avaliado. Nesse caso, a opção 'não avaliado' é assinalada, informando à calculadora do aplicativo IMP para atribuir o escore máximo aos itens de performance 1, 7, 10 e 13 para cálculo dos domínios e escore total. Para crianças que andam independentemente, a seção supina é pulada (marque a opção 'não avaliado'). Algumas crianças que são capazes de rolar e engatinhar permanecem na posição supina quando colocadas. Eles podem olhar em volta, mas se abstêm de outras atividades, como se eles estivessem esperando que as coisas acontecessem. Nesses casos, a posição supina também deve ser registrada como 'não avaliada'.

Durante o período dos primeiros três a cinco minutos de movimentos espontâneos, autogerados, a avaliadora presta atenção especificamente aos movimentos da cabeça do lactente. Caso, após esse período, ainda não estiver claro até que ponto o lactente é capaz de controlar os movimentos da sua cabeça, a avaliadora tenta elicitar especificamente movimentos autogerados da cabeça em várias direções. Os movimentos devem ser elicitados pela apresentação de um brinquedo atrativo ou por meio de movimentos da face da examinadora, a uma distância de cerca de 30 centímetros da face do lactente. Os lactentes jovens têm uma forte preferência por olhar faces humanas (Johnson et al., 2015). Em caso de dúvidas sobre as habilidades visuais do lactente, estímulos auditivos (a voz da examinadora, um sino ou um chocalho) devem ser usadas para elicitar movimentos da cabeça.

Quando informações suficientes tiverem sido coletadas sobre a habilidade do lactente mover a sua cabeça (durante os três a cinco minutos de movimentos espontâneos, autogerados ou durante a avaliação específica das habilidades de movimentar a cabeça), serão avaliados o alcance, preensão e manipulação na posição supina.

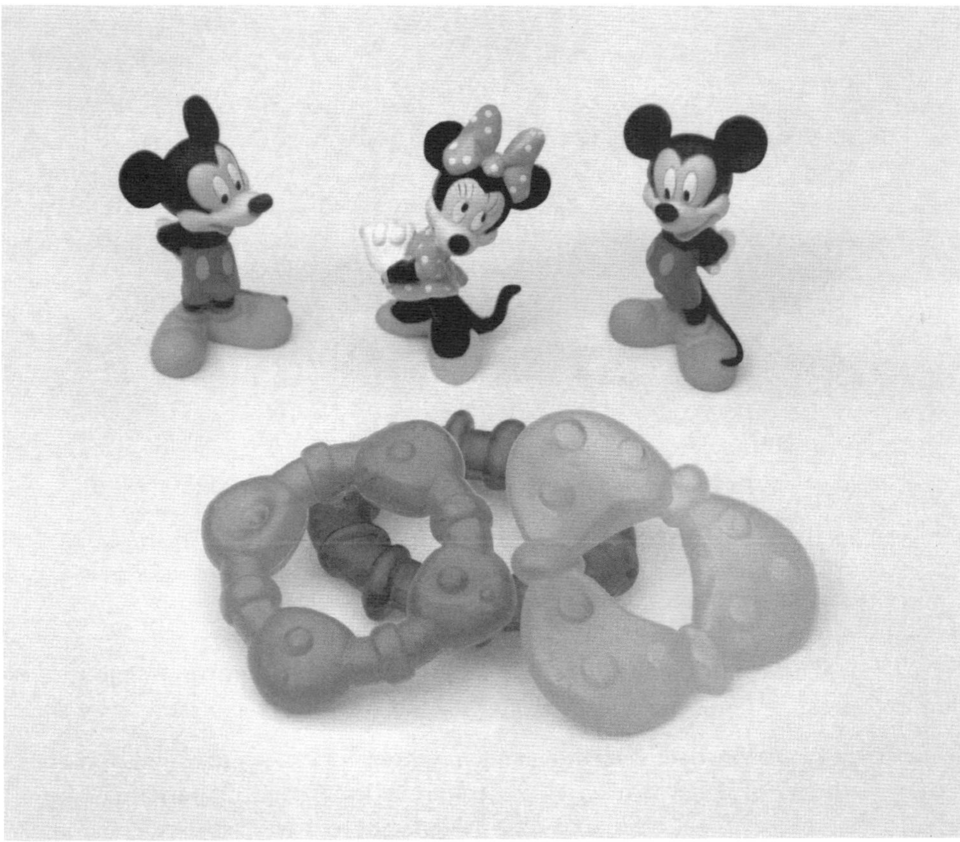

Figura 4.2 Objetos usados para avaliar o alcance, preensão e manipulação enquanto em supino.

Para esse fim, a avaliadora apresenta brinquedos relativamente pequenos e atrativos para o lactente (relativamente pequeno significa em relação ao tamanho da mão do lactente) (ver Figura 4.2).

A apresentação dos objetos começa em uma posição fácil (ou seja, na linha média a uma distância alcançável, com um objeto que seja fácil de apreender - exemplo, uma argola simples com cerca de 6 cm de diâmetro) (ver Figura 4.3). Distância alcançável implica o brinquedo não ser apresentado muito perto do rosto do lactente. O lactente é verbalmente encorajado a apreender o objeto. A avaliadora pacientemente mantém o objeto imóvel no espaço e espera pelas ações do lactente. A avaliadora não move o objeto enquanto espera o lactente alcançá-lo; caso contrário, é difícil para o lactente determinar a posição alvo. Portanto, não são apresentados objetos pendurados. Quando o lactente apreende um objeto, algum tempo é permitido para a sua manipulação. Em seguida, um segundo brinquedo é apresentado. Novamente, é dado ao lactente bastante tempo para encontrar a sua própria solução para pegar o objeto. Se o lactente for capaz de manusear dois objetos, dois objetos são oferecidos ao lactente várias vezes seguidas. Em seguida, a avaliadora avalia se o lactente é capaz de apreender um terceiro objeto enquanto mantém os outros dois.

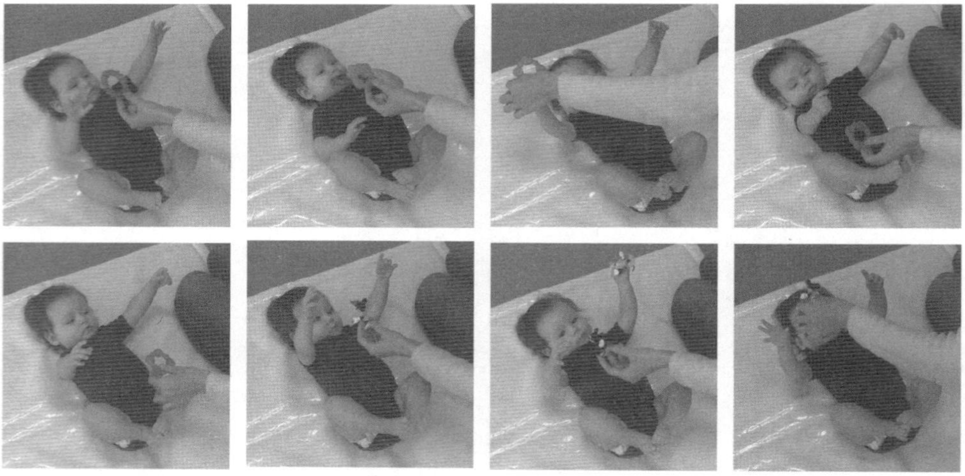

Figura 4.3 Avaliação do alcance, preensão e manipulação enquanto em supino. A avaliação começa com a apresentação de um único objeto na linha média em uma distância alcançável. Para avaliar quantos objetos o lactente pode manusear, os objetos são apresentados sequencialmente em uma posição fácil na linha média. Para avaliar a variação e adaptabilidade dos movimentos dos braços e mãos, os objetos são colocados em várias posições no espaço e o formato do objeto é variado.

Para a avaliação do alcance, preensão e manipulação, é importante que o rosto e olhos do lactente (atenção visual) sejam também claramente registrados no vídeo.

Quando a avaliadora tiver determinado quantos objetos o lactente consegue manusear de cada vez (item 14 de performance), o foco da avaliação mudará para a avaliação da variação e adaptabilidade dos braços e mãos do lactente. Para esse fim, os brinquedos são apresentados um a um, a uma distância de aproximadamente o comprimento do braço do lactente (e não além!) e em várias posições no espaço. Várias vezes, o objeto também é colocado mais próximo do corpo do lactente. A variação espacial é necessária para avaliar o repertório de movimentos dos braços e mãos (variação) do lactente e a habilidade de adaptar movimentos de alcance às especificidades da condição (adaptabilidade). Para avaliar a variação e a adaptabilidade dos movimentos das mãos e dos dedos, é usada uma variedade de brinquedos. Primeiro, são apresentadas argolas simples, seguidas da apresentação de objetos mais complexos, como bonecos pequenos (Figura 4.3).

Quando informações suficientes sobre o alcance, preensão e manipulação tiverem sido coletadas, a habilidade do lactente rolar para a posição prona é avaliada. Para esse fim, brinquedos atrativos são apresentados fora da área de alcance dos braços do lactente entre 90 e 180 graus da abdução do ombro. Primeiro uma direção é testada, depois a outra. Se o lactente rolar para a posição prona, o lactente é recolocado na posição supina para avaliar as habilidades de rolar para o outro lado.

Para concluir, o escore dos itens 5 a 12 baseia-se exclusivamente em pelo menos três minutos de movimentos espontâneos, autogerados do lactente na posição supina, sem interferência da avaliadora. Os itens 1 a 4 e 13 a 20 geralmente requerem atividade da avaliadora para uma avaliação apropriada. Para um exemplo de avaliação na posição supina, ver Vídeo 4.1.

1. Controle dos movimentos da cabeça (P)

O controle dos movimentos da cabeça em supino se refere à habilidade do lactente controlar os movimentos da cabeça nessa posição. Este item é avaliado com base no comportamento durante os primeiros três a cinco minutos de movimentos espontâneos autogerados e – se esses primeiros minutos não forneçam informações suficientes – com base no comportamento do lactente em resposta à apresentação de um objeto interessante ou à face da avaliadora (Vídeos 4.2, 4.3, e 4.4).

1 = não controla os movimentos da cabeça

2 = controla os movimentos da cabeça de forma limitada

3 = controla os movimentos da cabeça

Escore 1 O lactente não vira a cabeça para a linha média ou em outras direções. Isso significa que o lactente também mantém a cabeça em uma posição quando desafiado a virá-la para outra direção.

Escore 2 O lactente tem alguma capacidade de virar a cabeça e mantê-la em um número limitado de posições, mas não vira a cabeça em todas as direções e não a mantém em qualquer posição desejada (Vídeo 4.3).

Escore 3 O lactente vira a cabeça em qualquer direção desejada e a mantém em qualquer posição desejada. O escore 3 não implica necessariamente que o lactente é capaz de colocar a sua orelha na superfície de apoio em ambos os lados (Vídeo 4.2).

Nota: o 'controle dos movimentos da cabeça' é baseado no desempenho geral (enquanto em supino); isso significa que para este item performance, o princípio geral do domínio performance (P) 'pontuar o melhor desempenho observado' não é aplicável.

Figura 4.4 mostra o desenvolvimento do controle dos movimentos da cabeça na população normativa. Na idade mais jovem do IMP, aos três meses, nenhum dos lactentes falha totalmente no controle dos movimentos da cabeça, e mais de 80% já alcançaram o escore 3: 'controla os movimentos da cabeça'. Aos seis meses de idade, todos os lactentes têm controle totalmente desenvolvido dos movimentos da cabeça em supino.

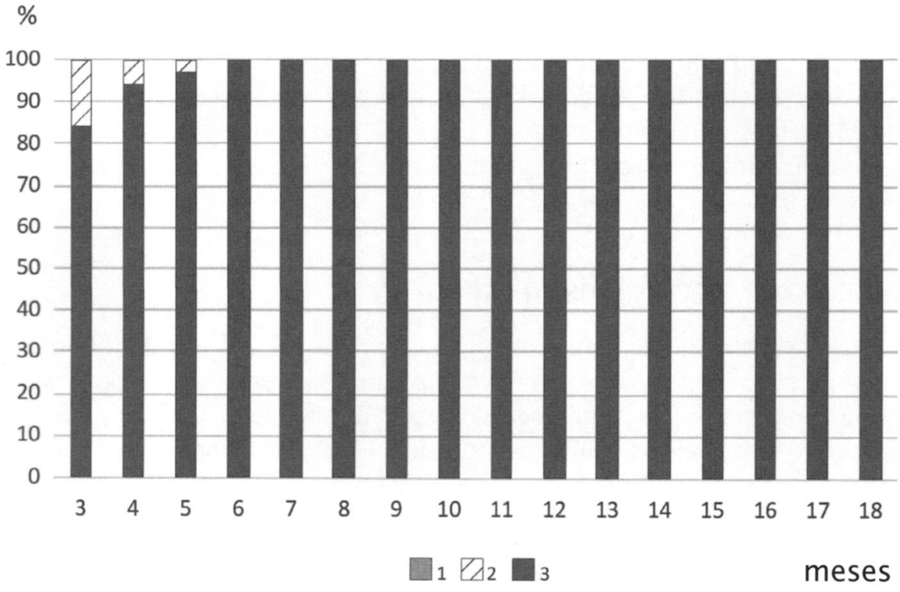

Figura 4.4 Desenvolvimento do controle dos movimentos da cabeça enquanto em supino na população normativa (item 1). Cada barra representa 100 lactentes; os lactentes que não puderam ser avaliados em supino receberam automaticamente escore 3. Os números na legenda denotam os escores dos itens.

2. Variação dos movimentos da cabeça (V)

O tamanho do repertório dos movimentos da cabeça é avaliado. Esse item é avaliado com base no comportamento durante os primeiros três a cinco minutos de movimentos espontâneos autogerados e – se esses primeiros minutos não fornecerem informação suficiente – com base no comportamento do lactente em resposta à apresentação de um objeto interessante ou a face da avaliadora.

1 = variação insuficiente

2 = variação suficiente

Escore 1 O lactente mostra um repertório limitado de movimentos da cabeça, implicando que a cabeça se move em um número limitado de direções (Vídeo 4.3).

Escore 2 O lactente mostra movimentos da cabeça em várias direções (por exemplo, para a direita, para a esquerda, movimentos de retroflexão e flexão lateral). Em geral, os lactentes não fazem ampla anteflexão ou retroflexão da cabeça na posição supina (Vídeo 4.3).

3. Adaptabilidade dos movimentos da cabeça (A)

A adaptabilidade dos movimentos da cabeça se refere à capacidade do lactente em selecionar para cada situação o movimento da cabeça mais apropriado. Este item é avaliado com base no comportamento durante os primeiros três a cinco minutos de movimentos espontâneos autogerados e – se esses primeiros minutos não fornecerem informações suficientes – com base no comportamento do lactente em resposta à apresentação de um objeto interessante ou a face da avaliadora.

Maioria dos movimentos:

1 = sem seleção adaptativa

2 = seleção adaptativa

Escore 1 O lactente não seleciona ou apenas ocasionalmente seleciona a estratégia motora mais apropriada do seu repertório dos movimentos da cabeça às situações específicas. O lactente pode explorar vários movimentos da cabeça, mas ele não move sua cabeça de forma consistente e eficientemente na direção desejada. O escore 1 também é atribuído se o lactente tiver um repertório de movimentos seriamente reduzido, consistindo em apenas uma estratégia (Vídeo 4.3).

Escore 2 Em geral, o lactente é capaz de escolher a estratégia motora mais apropriada e eficiente do seu repertório motor para situações específicas na maioria do tempo. Por exemplo, o lactente é capaz de virar sua cabeça eficientemente no momento certo para o local certo: por exemplo, para um objeto atrativo (Vídeo 4.3). Note que também é possível mostrar o comportamento motor adaptativo quando o repertório de movimento (variação) é reduzido. Por exemplo, se um lactente tem um repertório motor reduzido, que consiste em uma limitação ao virar a cabeça para o lado esquerdo, o escore 2 é dado se o lactente virar a cabeça apropriadamente para a direita, para cima e para baixo, o máximo que seu repertório permitir para a esquerda. Apenas se o repertório for reduzido a uma única estratégia a seleção adaptativa não será possível.

A Figura 4.5 mostra o desenvolvimento da adaptabilidade dos movimentos da cabeça na população normativa. Aos três meses de idade, 80% dos lactentes mostram movimentos adaptativos da cabeça na maioria do tempo. Aos cinco meses de idade, todos os lactentes desenvolveram essa habilidade.

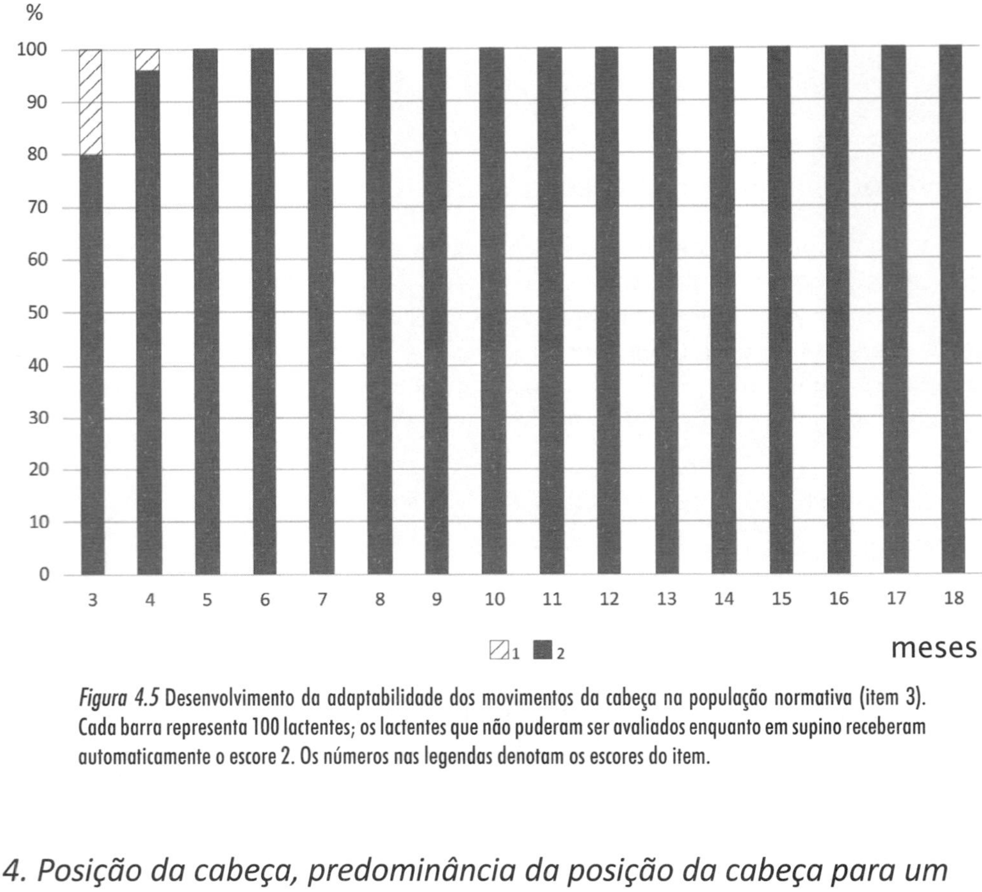

Figura 4.5 Desenvolvimento da adaptabilidade dos movimentos da cabeça na população normativa (item 3). Cada barra representa 100 lactentes; os lactentes que não puderam ser avaliados enquanto em supino receberam automaticamente o escore 2. Os números nas legendas denotam os escores do item.

4. Posição da cabeça, predominância da posição da cabeça para um lado (S)

A presença de uma assimetria na posição predominante da cabeça é avaliada. Este item é avaliado principalmente com base no comportamento durante os primeiros três a cinco minutos de movimentos espontâneos autogerados. Se o lactente tiver uma clara preferência da posição da cabeça para um lado, após os primeiros três a cinco minutos, a avaliadora usa um objeto interessante ou sua face para testar se o lactente é capaz de mover sua cabeça cruzando a linha média. Este último permite a distinção entre os escore 1 e 2.

1 = forte predominância da posição da cabeça para D/E

2 = moderada predominância da posição da cabeça para D/E

3 = leve ou nenhuma predominância da posição da cabeça

Escore 1 Presença de uma assimetria obrigatória, ou praticamente obrigatória, na posição da cabeça. A apresentação de um objeto atrativo e/ou a face da examinadora não provoca movimentos de virar a cabeça cruzando a linha média para o lado contralateral (Vídeo 4.4). O lado predominante é registrado: D = direito; E = esquerdo.

Escore 2 Presença de uma assimetria clara, mas não obrigatória na posição da cabeça: isto é, a cabeça está rodada mais frequentemente para um lado do que para o outro. O escore 2 implica que, apesar de uma posição lateral claramente predominante da cabeça, é possível elicitar movimentos da cabeça cruzando a linha média quando um objeto atrativo e/ou o rosto da avaliadora são apresentados naquela direção (Vídeo 4.3). O lado predominante é registrado: D = direito; E = esquerdo.

Escore 3 A cabeça vira com frequência igual ou quase igual para o lado direito e esquerdo ou se mantém na linha média (Vídeo 4.2). Os lactentes com uma pequena inclinação oblíqua da cabeça também recebem escore 3.

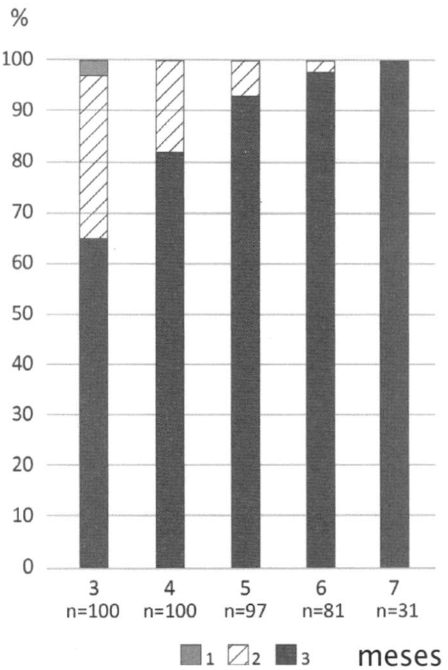

Figura 4.6 Desenvolvimento da assimetria na posição da cabeça enquanto em supino na população normativa (item 4). Com o aumento da idade, menos lactentes podem ser avaliados na posição supina. Os números nas legendas denotam os escores do item.

A Figura 4.6 mostra que aos três meses, 35% dos lactentes têm uma preferência pela posição da cabeça para um lado, a maior parte com uma moderada predominância; apenas 3% têm uma forte predominância da posição da cabeça. Com o aumento da idade, a assimetria da posição da cabeça desaparece e está ausente aos sete meses.

5. Postura, presença de RTCA (V)

O reflexo tônico cervical assimétrico (RTCA) implica a posição da cabeça induzir a postura reflexa dos membros. Mais especificamente, uma rotação lateral da cabeça resulta no aumento do tônus dos músculos extensores dos membros no lado facial do corpo e na diminuição do tônus extensor no lado contralateral. Isso significa que o RTCA induz uma "posição de esgrimista", na qual o braço do lado o qual o rosto está virado estende e faz uma rotação externa, e o braço do outro lado flexiona o cotovelo e é elevado na altura do ombro (Magnus e De Kleijn, 1912; Peiper, 1963). Uma reação correspondente nas pernas deve ser observada. Neste item, apenas a postura RTCA dos braços é levada em consideração. A atividade do RTCA está presente em indivíduos típicos de qualquer idade, incluindo adultos (Aiello et al., 1988; Bruijn et al., 2013). Entretanto, a função cerebral típica facilmente anula a atividade do RTCA, permitindo que indivíduos com função cerebral típica movam seus membros independentemente da posição da cabeça. O mesmo se mantém verdadeiro para lactentes: lactentes com desenvolvimento típico raramente mostram posturas em RTCA. A presença frequente ou obrigatória (isto é, estereotipada) da postura em RTCA indica a presença de disfunção no cérebro (Peiper, 1963).

Observe que este item avalia a ocorrência do RTCA durante movimentos espontâneos autogerados, não sua presença durante a interação com a avaliadora e durante apresentação do objeto.

1 = ocorrência frequente ou obrigatória do RTCA

2 = sem ou ocorrência ocasional não obrigatória do RTCA

Escore 1 O lactente frequente ou obrigatoriamente mostra postura em RTCA dos braços (Figura 4.7).

Escore 2 O lactente não mostra, ou raramente mostra, postura em RTCA dos braços.

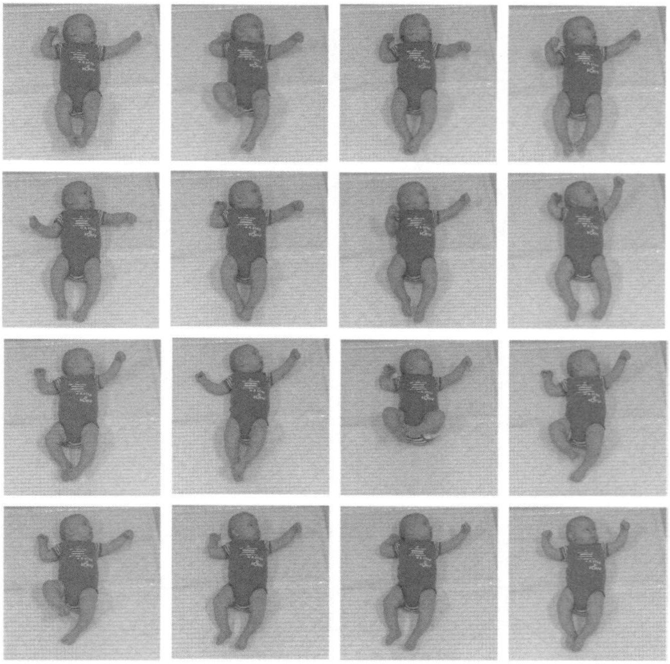

Figura 4.7 RTCA frequentemente ocorrendo para o lado esquerdo em um lactente aos três meses de idade (item 5).

6. Postura, presença de hiperextensão do pescoço e tronco (V)

Hiperextensão do pescoço e do tronco é descrita como um aumento do tônus extensor do pescoço e tronco, resultando em hiperextensão da coluna. Esse padrão de movimento é geralmente acompanhado pela retração dos ombros (Touwen e Hadders-Algra, 1983). Esse comportamento é parte do fenômeno clinicamente descrito como 'distonia transitória' (Drillien, 1972; De Vrien e De Groot, 2002). Observe que esse item avalia a hiperextensão do pescoço e tronco ocorrendo durante movimentos espontâneos autogerados, e não a sua presença durante a interação com a avaliadora e apresentação de objetos.

1 = hiperextensão frequente ou persistente

2 = nenhuma ou rara hiperextensão

Escore 1 O lactente mostra uma hiperextensão frequente ou persistente do pescoço e do tronco. Isso pode se manifestar como hiperextensão do pescoço e do tronco, mas também como prolongada ou frequente 'ponte' (opistótono): isto é, a hiperextensão do tronco a tal ponto que o lactente suporta o peso apenas nos ombros/pescoço e pés, enquanto seu tronco é elevado da superfície de apoio (Figura 4.8).

Escore 2 O lactente não mostra, ou raramente mostra, a hiperextensão do pescoço e do tronco.

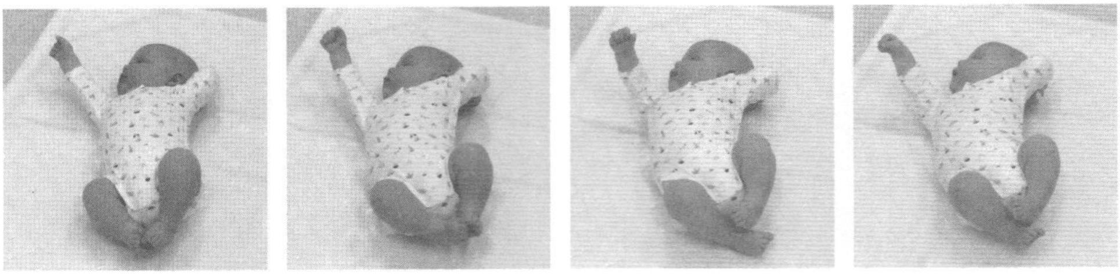

Figura 4.8 Hiperextensão do pescoço e tronco em um lactente aos três meses de idade (item 6).

7. Comportamento manipulativo das mãos e dedos (P)

O comportamento manipulativo das mãos e dedos é a ocorrência espontânea de um comportamento motor das mãos e dedos direcionado à tarefa, como manipulação de roupas (por exemplo, os dedos de uma ou ambas as mãos repetitivamente tocam, acariciam ou apreendem o macacão), brincando com as mãos na linha média (manipulação mútua dos dedos; ambas as mãos são trazidas juntas para a linha média, e os dedos de ambas as mãos se tocam, acariciam ou fazem junção repetitivamente), e a exploração manual dos joelhos, parte inferior das pernas ou pés (Hopkins e Prechtl, 1984). Este item é baseado apenas no comportamento apresentado durante os três a cinco minutos de movimentos espontâneos autogerados na posição supina e não durante a parte da avaliação em que os brinquedos são apresentados.

As seguintes ações não são consideradas como comportamento manipulativo das mãos ou dedos: (1) ações manipulativas durante o rolar de supino para o lado ou posição prona; (2) uma mão tocando brevemente o cabelo ou as roupas sem uma real manipulação; (3) arranhar o colchonete; (4) sugar o polegar, o dedo ou a mão. No entanto, a atividade de brincar com as mãos na boca ou parcialmente na boca é considerada uma atividade manipulativa.

1 = nenhum comportamento manipulativo

2 = manipula roupas com as mãos na linha média, nos joelhos ou pés ou brinca com as mãos na boca

Escore 1 O lactente não manipula com uma ou duas mãos e dedos. A sucção de uma mão ou dedo pode estar presente.

Escore 2 O lactente manipula com uma ou duas mãos e dedos: por exemplo, o lactente manipula suas roupas ou brinca com suas mãos na linha média ou na boca, ou a(s) mão(s) do lactente explora(m) tocando os joelhos, parte inferior das pernas ou pés (Vídeo 4.5). Isso implica o escore 2 também ser atribuído quando o lactente manipula com apenas uma mão.

A Figura 4.9 mostra o desenvolvimento de comportamento manipulativo das mãos e dedos na população normativa. Aos três meses, metade dos lactentes mostra comportamento manipulativo na posição supina. Essa proporção aumenta gradualmente com a idade, de modo que, aos seis meses, 80% dos lactentes apresentam comportamento manipulativo.

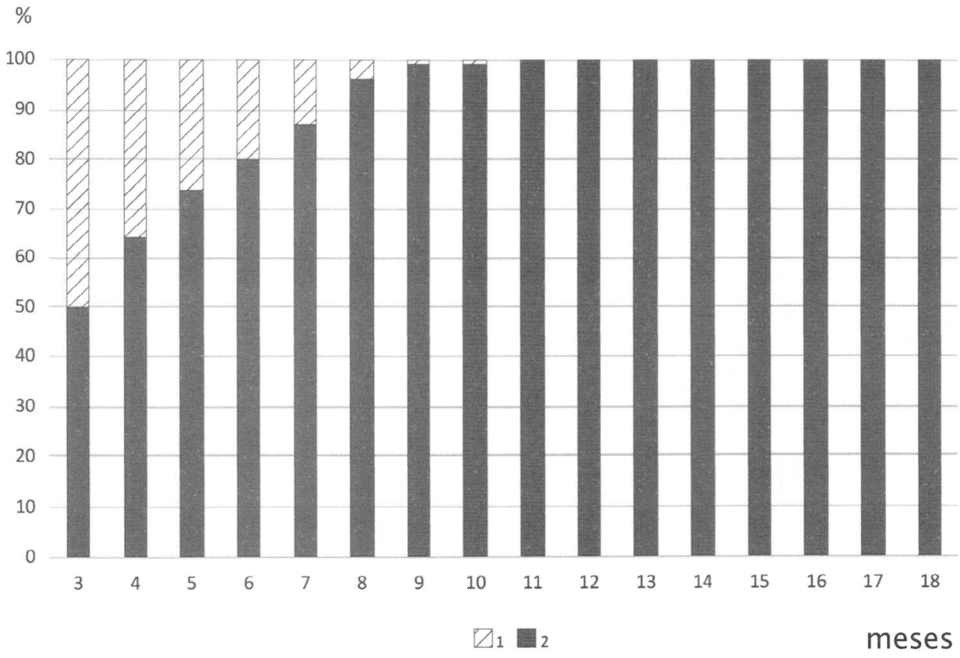

Figura 4.9 Desenvolvimento do comportamento manipulativo das mãos e dedos na população normativa (item 7). Cada barra representa 100 lactentes, os lactentes que não puderam mais ser avaliados em supino receberam automaticamente o escore 2. Os números nas legendas denotam os escores do item.

8. Variação dos movimentos dos braços (V)

O tamanho do repertório de movimentos de ambos os braços durante movimentos espontâneos autogerados é avaliado. Isso implica a presença do repertório de movimento típico em um braço em combinação com um repertório limitado no outro braço resultar na classificação de 'variação insuficiente'. Observe que este item avalia apenas o comportamento motor ocorrido durante movimentos espontâneos autogerados, não a variação dos movimentos de braço durante a interação com a avaliadora e apresentação dos objetos.

1 = variação insuficiente

2 = variação suficiente

Escore 1 O lactente mostra um repertório limitado de movimentos do braço em um número limitado de direções, em um número limitado de combinações de movimentos em várias articulações e com variação limitada ao longo do tempo. Isso significa que padrões específicos de movimentos estereotipados persistem ou ocorrem frequentemente. Exemplos de padrões estereotipados são movimentos ou posturas de extensão-abdução; posturas de flexão-adução; e movimentos circulares estereotipados dos punhos (Figura 4.10; Vídeo 4.6).

Escore 2 O lactente mostra vários movimentos de ambos os braços em várias direções (por exemplo, movimentos de abdução e adução, ante e retroflexão, flexão, extensão e rotação) e em várias combinações das três articulações em ambos os braços (ombro, cotovelo e punho) (Figura 4.10; Vídeo 4.6).

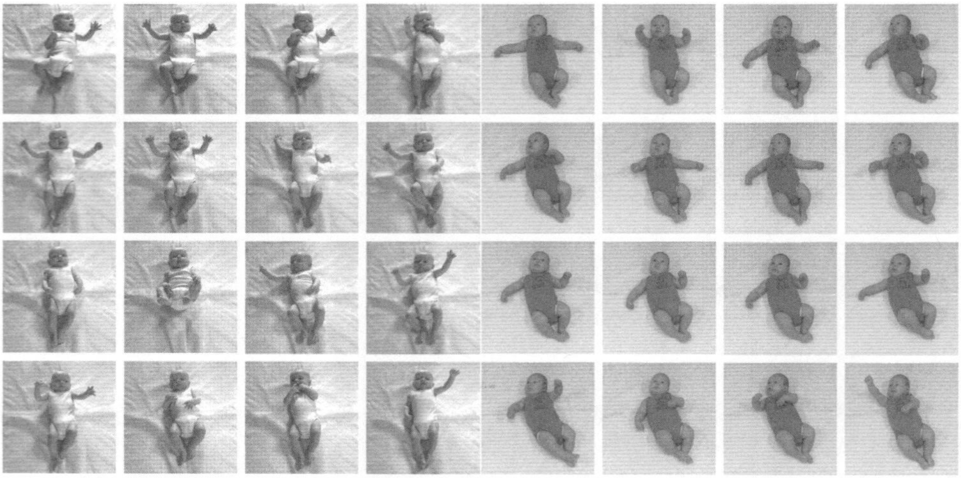

Figura 4.10 Movimentos espontâneos enquanto em supino de dois lactentes aos quatro meses de idade: qualidade dos movimentos dos braços e dedos (itens 8 e 9). Lactente da sequência à esquerda: variação suficiente dos movimentos dos braços e dedos; lactente da sequência à direita: variação insuficiente dos movimentos dos braços e dos dedos.

9. Variação dos movimentos dos dedos das mãos (V)

O tamanho do repertório dos movimentos dos dedos de ambas as mãos durante os movimentos espontâneos autogerados é avaliado. Isso implica a presença de um repertório de movimento típico em uma mão em combinação com um repertório limitado na outra mão, e resulta na classificação de 'variação insuficiente'. Observe que esse item avalia apenas o comportamento motor ocorrido durante os movimentos espontâneos autogerados, não a variação dos movimentos dos dedos durante a interação com a avaliadora e apresentação dos objetos.

1 = variação insuficiente

2 = variação suficiente

Escore 1 O lactente mostra um repertório limitado de movimentos dos dedos em um número limitado de direções e em um número limitado de combinações de movimentos individuais dos dedos. Por exemplo, a ocorrência frequente de punhos cerrados denota uma variação insuficiente (Figura 4.10; Vídeo 4.6).

Escore 2 O lactente mostra movimentos dos dedos em várias direções e em várias combinações de flexão, extensão, abdução e adução das duas mãos (Figura 4.10; Vídeo 4.6).

10. Tilting da pelve (P)

Tilting da pelve é o movimento no qual os quadris são flexionados e movidos levemente para cima. Dependendo do grau de *tilt* da pelve, o contato mão-joelho ou mão-pé é possível (Hopkins e Prechtl, 1984; Piper e Darrah, 1994). Apenas os movimentos pélvicos durante os movimentos espontâneos autogerados são levados em consideração, não os movimentos da pelve durante a apresentação dos brinquedos.

1 = sem *tilting* da pelve

2 = *tilt* da pelve, mas as mãos não são capazes de tocar os joelhos

3 = *tilt* da pelve de forma que as mãos podem tocar os joelhos

4 = mãos brincam com os pés

Escore 1 O lactente não realiza *tilting* da pelve na posição supina (Figura 4.11A).

Escore 2 O lactente realiza *tilting* da pelve a um grau limitado: isto é, ele não a eleva de forma que suas mãos alcancem e toquem seus joelhos (Figura 4.11B).

Escore 3 O lactente realiza *tilting* da pelve de tal forma que suas mãos podem alcançar seus joelhos. Os quadris são abduzidos e rodados externamente, e os joelhos fletidos; se o lactente mover os braços em direção aos joelhos, ele poderá tocá-los. Tocar os joelhos de fato, entretanto, não é um pré-requisito para o escore 3, pois o foco deste item está no grau do *tilting* da pelve (Figura 4.11C). Um escore 3 não é dado em caso de *tilting* da pelve limitado em combinação com forte flexão do pescoço e protrusão de ombros, que teoricamente, também podem resultar em toque dos joelhos. Nesse caso, o escore 2 é atribuído. O escore 3 também não é atribuído para um lactente que mal faz o *tilt* da pelve, mas move seus joelhos na posição de sapo na superfície de apoio em direção às suas mãos. O seu escore depende do grau do *tilting* da pelve, resultando em 1 ou 2.

Escore 4 O lactente realiza *tilting* da pelve de tal forma que as suas mãos podem manipular os seus pés. Os quadris são flexionados, os joelhos estão semifletidos ou estendidos, as pernas estão levantadas e os pés são trazidos às mãos (Figura 4.11D). Para obter o escore 4, pelo menos uma mão deve tocar um pé. A manipulação dos pés pode resultar na colocação dos dedos dos pés na boca.

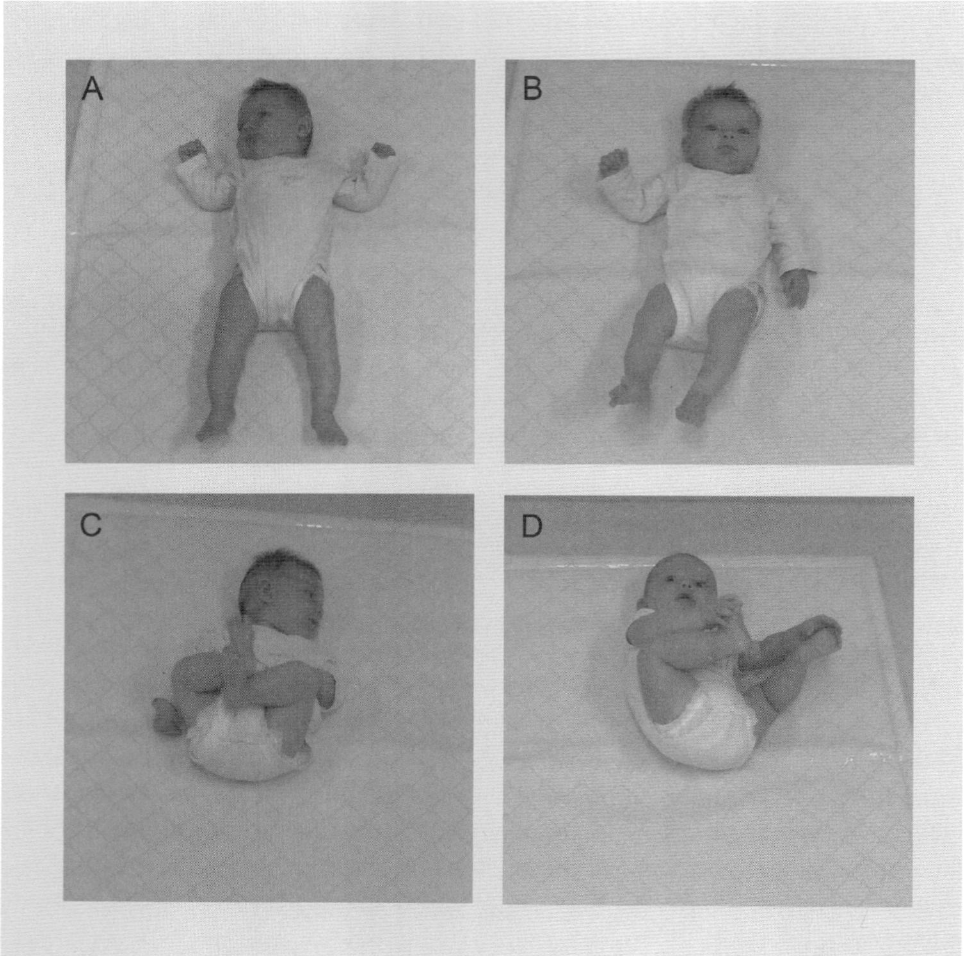

Figura 4.11 Vários graus do *tilting* da pelve (item 10). (A) Sem *tilting* da pelve (item 10: escore 1); (B) pequeno *tilting* da pelve (item 10: escore 2); (C) *tilting* da pelve de modo que as mãos podem tocar os joelhos (item 10: escore 3); (D) mãos brincam com os pés (item 10: escore 4).

Em caso de desempenho assimétrico, a performance do melhor lado é pontuada.

A Figura 4.12 mostra o desenvolvimento do *tilting* da pelve na população normativa.

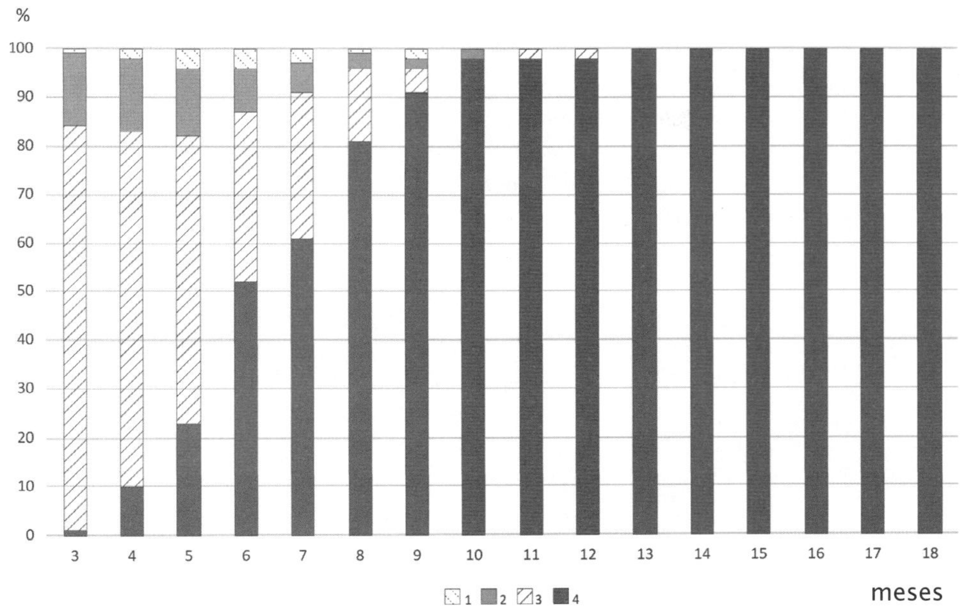

Figura 4.12 Desenvolvimento do *tilting* da pelve na população normativa (item 10). Cada barra representa 100 lactentes; os lactentes que não foram mais avaliados em supino receberam automaticamente escore 4. Os números nas legendas denotam os escores do item.

Aos três meses, mais de 80% dos lactentes obtêm escore 3 ('*tilting* da pelve de tal forma que as mãos podem tocar os joelhos'). Com o aumento da idade, aumenta a proporção de lactentes que brincam com os pés: 10% aos quatro meses de idade e 61% aos sete meses de idade. Uma minoria dos lactentes não mostra *tilting* da pelve na posição supina (1% a 4%).

11. Variação dos movimentos das pernas (V)

O tamanho do repertório de movimentos de ambas as pernas durante os movimentos espontâneos autogerados é avaliado. Isso implica a presença de um repertório de movimento típico em uma perna em combinação com um repertório limitado na outra perna resultar na classificação de 'variação insuficiente'. Observe que este item avalia apenas o comportamento motor que ocorre durante os movimentos espontâneos autogerados, não a variação dos movimentos das pernas durante a interação com a avaliadora e apresentação dos objetos.

1 = variação insuficiente

2 = variação suficiente

Escore 1 O lactente mostra um repertório limitado de movimentos das pernas em um número limitado de direções e em um número limitado de combinações de movimentos das articulações das pernas (Figura 4.13; Vídeo 4.7). A presença de movimentos circulares repetitivos e estereotipados do tornozelo também é considerada uma expressão de variação insuficiente.

Escore 2 O lactente mostra movimentos das pernas em várias direções (por exemplo, movimentos de flexão, extensão, rotação, abdução e adução) e em várias combinações das três articulações de ambas as pernas (quadril, joelho e tornozelo) (Figura 4.13; Vídeo 4.7).

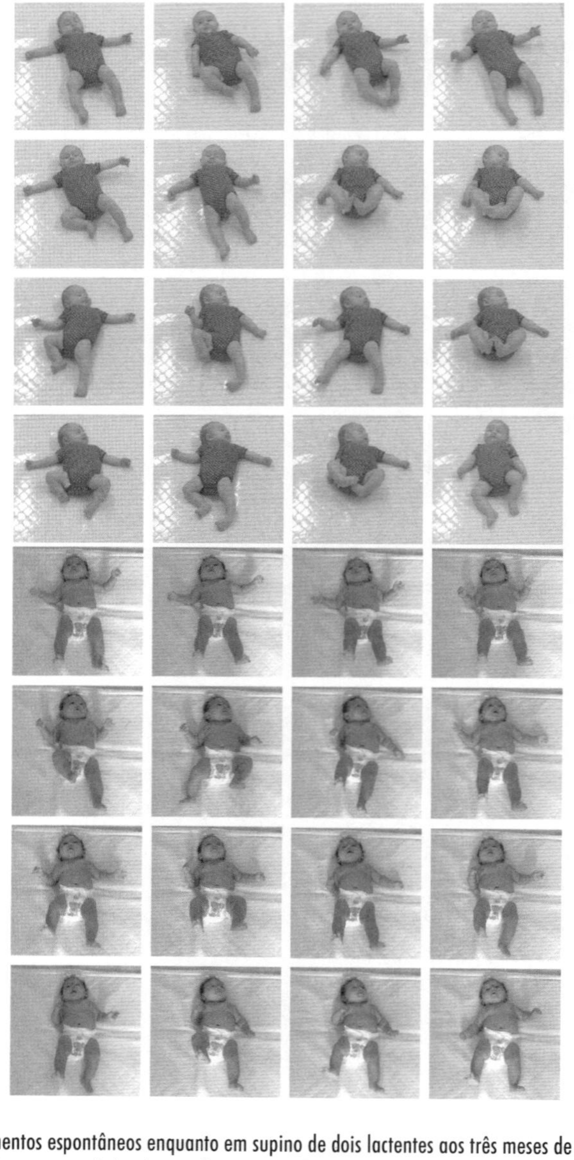

Figura 4.13 Movimentos espontâneos enquanto em supino de dois lactentes aos três meses de idade: qualidade dos movimentos das pernas e dedos dos pés (itens 11 e 12). Lactente da sequência superior: variação suficiente dos movimentos das pernas e dedos dos pés; lactente da sequência inferior: variação insuficiente dos movimentos das pernas e dedos dos pés.

12. Variação dos movimentos dos dedos dos pés (V)

O tamanho do repertório de movimentos dos dedos dos pés de ambos os pés durante movimentos espontâneos autogerados é avaliado. Isso implica a presença de um repertório de movimento típico em um pé em combinação com um repertório limitado no outro pé, e resulta na classificação de 'variação insuficiente'. Observe que esse item avalia apenas o comportamento motor que ocorre durante movimentos espontâneos autogerados, não a variação dos movimentos dos dedos durante a interação com a avaliadora e apresentação dos objetos.

1 = variação insuficiente

2 = variação suficiente

Escore 1 O lactente mostra um repertório limitado de movimentos dos dedos dos pés: isto é, movimentos em um número limitado de direções. Por exemplo, a ocorrência frequente de posição de garra dos dedos dos pés ou a dorsiflexão consistente e marcada do hálux denota uma variação insuficiente (Figura 4.13; Vídeo 4.7).

Escore 2 O lactente mostra movimentos dos dedos dos pés em várias direções: por exemplo, flexão, extensão, abdução e adução dos dedos dos pés em ambos os pés (Figura 4.13; Vídeo 4.7).

13. Rolando de supino para prono (P)

A habilidade do lactente rolar de supino para a posição prona sobre os lados esquerdo e direito é avaliada. O comportamento de rolar deve ser incentivado pela apresentação de brinquedos (ver a seção de procedimento na introdução deste capítulo).

1 = nenhuma tentativa de virar ou rolar

2 = faz movimentos de '*wiggling*' com a pelve, mas não rola para o lado

3 = rola para o lado, unilateralmente D/E

4 = rola para o lado, bilateralmente

5 = rola unilateralmente para prono D/E

6 = rola bilateralmente para prono

Escore 1 O lactente não mostra movimentos de '*wiggling*' ou não rola para o lado ou para prono.

Escore 2 O lactente não rola para o lado ou para a posição prona, mas faz movimentos de '*wiggling*' com a pelve. Os movimentos de '*wiggling*' da pelve consistem em movimentos pequenos, irregulares e ondulatórios da pelve. Esses movimentos induzem algum *tilt* da pelve para a direção lateral, mas não resultam em movimentos do rolar de todo o corpo para um dos lados (Vídeo 4.8).

Escore 3 O lactente rola unilateralmente de supino para um dos lados (Vídeo 4.8). O lactente não rola para a posição prona. Para obter o escore 3, o lactente tem de rolar com todo o seu corpo a 90 graus da superfície de apoio. O lado para o qual o lactente rola é registrado: D = direito e E = esquerdo.

Escore 4 O lactente rola de supino para o lado esquerdo e de supino para o lado direito. O lactente não rola para prono.

Escore 5 O lactente rola unilateralmente de supino para prono (Vídeo 4.8). O lado sobre o qual o lactente vira é registrado: D = direito e E = esquerdo.

Escore 6 O lactente rola bilateralmente de supino para prono (ou seja, sobre o lado esquerdo e sobre o lado direito).

A Figura 4.14 mostra o desenvolvimento do rolar de supino para a posição prona na população normativa. Aos três meses, cerca da metade dos lactentes faz movimentos de '*wiggling*' da pelve, mas eles não rolam para o lado ou para a posição prona. Aos quatro meses, cerca de um quarto dos lactentes são capazes de rolar para o lado ou para prono, com 6% deles alcançando a posição prona. Depois disso, a proporção de lactentes capazes de rolar para a posição prona aumenta rapidamente de 25% aos cinco meses para 93% aos nove meses.

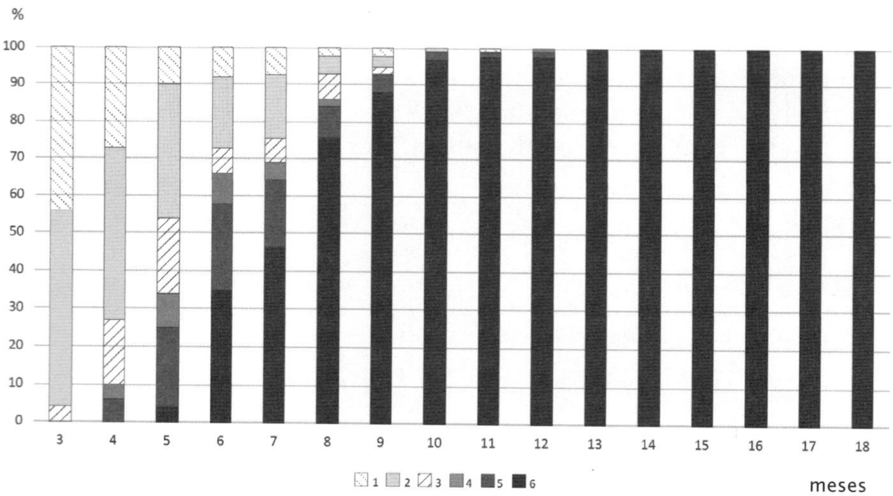

Figura 4.14 Desenvolvimento do rolar de supino para prono na população normativa (item 13). Cada barra representa 100 lactentes; os lactentes que não foram mais avaliados em supino receberam automaticamente o escore 6. Os números nas legendas denotam os escores do item.

ALCANCE, PREENSÃO E MANIPULAÇÃO: INFORMAÇÕES ADICIONAIS SOBRE OS PROCEDIMENTOS DE TESTE

A habilidade do lactente alcançar, apreender e manipular objetos na posição supina é avaliada. Para este fim, objetos relativamente pequenos e atrativos (Figura 4.2) são apresentados à distância do braço em várias posições no espaço e algumas vezes um pouco mais perto do corpo do lactente (ver a seção de procedimentos na introdução deste capítulo). Primeiro, um brinquedo é apresentado ao lactente. Para lactentes que estão na emergência das habilidades de alcance e preensão, apresente o brinquedo na linha média à distância do braço e mantenha-o nessa posição por um tempo. A distância do comprimento do braço significa não muito longe e não muito perto do corpo do lactente: por exemplo, não tão perto que um lactente que produz movimentos de pré-alcance direcionados para a outra mão na linha média possa acidentalmente bater e apreender o brinquedo. Preste muita atenção à atenção visual do lactente. Repita a apresentação do brinquedo várias vezes. Quando o lactente conseguir apreender o brinquedo, permita que manipule o objeto por algum tempo. Em seguida, a avaliadora retira o brinquedo, e um segundo brinquedo é apresentado. Novamente, o lactente tem bastante tempo para encontrar sua própria solução para pegá-lo. Se o lactente for capaz de manusear dois objetos, são oferecidos dois objetos em sequência (não simultaneamente!) várias vezes. Depois disso, a avaliadora testa se o lactente é capaz de apreender um terceiro objeto adicional enquanto mantém os outros dois. O último significa que o lactente é capaz de segurar dois objetos em uma mão, implicando que ele é capaz de usar a mão simultaneamente como uma ferramenta de armazenamento e manipulação (Touwen, 1976). Observe que os objetos mantidos na boca ou entre uma mão e o corpo não são considerados 'objetos mantidos'.

Quando a avaliadora tiver determinado quantos objetos o lactente consegue manusear ao mesmo tempo (item 14 de performance), o foco da avaliação muda para a avaliação da variação e adaptabilidade dos braços e mãos. Para esse fim, os brinquedos são apresentados um a um a uma distância de aproximadamente o comprimento do braço do lactente (e não além!) em várias posições no espaço. Várias vezes, o objeto também é colocado mais próximo ao corpo do lactente. A variação espacial é necessária para avaliar o repertório de movimentos dos braços e mãos (variação) do lactente e a habilidade de adaptar os movimentos de alcance às especificidades da condição (adaptabilidade). Para avaliar a variação e adaptabilidade dos movimentos das mãos e dos dedos, uma variedade de brinquedos com diferentes formatos e tamanhos são usados. Primeiro, argolas simples são apresentadas, seguidas pela apresentação de objetos mais complexos, como pequenos bonecos.

As habilidades de alcance, preensão e manipulação de ambos os braços e mãos são avaliadas. Em caso de assimetria no desempenho braço-mão, a severidade da assimetria é avaliada apresentando também brinquedos ao lado do braço e mão de pior desempenho. A performance do alcance e preensão é baseada no melhor desempenho observado; no caso de movimentos assimétricos de braço, baseia-se no desempenho do melhor braço e mão. Note que a assimetria em si é pontuada no item 15.

14. Alcance, preensão e manipulação de objetos (P)

A habilidade de alcance, preensão e manipulação dos objetos na posição supina é avaliada. O lactente recebe o escore do melhor desempenho, mesmo quando obtido com apenas uma das mãos.

1 = não alcança e não mostra movimentos de pré-alcance

2 = não alcança, mas mostra movimentos de pré-alcance

3 = alcança o objeto, mas não o apreende

4 = alcança, apreende e mantém, mas não manipula o objeto

5 = alcança, mantém e manipula 1 objeto

6 = alcança, mantém e manipula 2 objetos

7 = alcança e mantém ≥ 3 objetos

Escore 1 O lactente não alcança o objeto e não mostra movimentos de pré-alcance (ver escore 2).

Escore 2 O lactente não alcança o objeto, mas mostra movimentos de pré-alcance. Movimentos de pré-alcance são movimentos dos braços, mãos e dedos em reação à apresentação de um objeto atrativo que não resulta em uma aproximação real do objeto (Trevarthen, 1984; Hadders-Algra, 2018c). Exemplos de movimentos de pré-alcance são a manipulação mútua das mãos, movimentos de contato mão-boca e movimentos *flapping** de abdução dos braços em resposta à apresentação de um objeto atrativo (Vídeo 4.9). Para distinguir entre os movimentos espontâneos do braço que não estão relacionados à apresentação do objeto (escore 1) e ao pré-alcance, deve-se prestar muita atenção à atenção visual do lactente. O pré-alcance está associado a uma clara fixação visual do objeto, que está muitas vezes acompanhada de uma expressão facial de vívido interesse e movimentos da boca. Em movimentos espontâneos dos braços e não direcionados à tarefa, o lactente não presta atenção visual ao objeto.

Escore 3 O lactente alcança o objeto, se aproxima dele, mas não o apreende. O alcance é definido como fazer um movimento direcionado à tarefa com um ou ambos os braços em direção ao objeto (Touwen, 1976). A mão pode ou não tocar o objeto.

Escore 4 O lactente alcança, apreende e mantém o objeto. Ele não manipula o objeto com ou entre as mãos, não transfere o objeto de uma mão para a outra e não coloca o objeto em sua boca. A preensão é definida como a aproximação do objeto por meio de um movimento de alcance autogerado com uma ou ambas as mãos, tocando-o e mantendo-o. Depois de apreender o objeto, o lactente deve mantê-lo por pelo menos alguns segundos para pontuar este escore (Vídeo 4.9). Observe que o lactente deve apreender por si próprio o objeto e que o objeto não deve ser colocado ou empurrado dentro das mãos do lactente pela examinadora.

Escore 5 O lactente alcança, apreender, mantém e manipula um objeto. A manipulação pode consistir, por exemplo, em transferir o objeto para a outra mão, mover o objeto dentro da mão ou colocá-lo na boca (Vídeo 4.9). Os lactentes que são capazes de apreender e manter dois objetos, mas que não manipulam nenhum dos objetos, também é atribuído escore 5 (e não escore 6).

Escore 6 O lactente mantém um objeto e alcança um segundo objeto. Isso resulta em apreender o segundo objeto, manter os dois objetos e realizar alguma manipulação de pelo menos um dos objetos (Vídeo 4.9). Isso também implica os lactentes que apreendem um segundo objeto, mas imediatamente depois deixam cair um deles, não obtém escore 6.

Escore 7 O lactente mantém dois objetos e alcança um terceiro objeto. Isso resulta em apreender o terceiro objeto e manter os três objetos (Vídeo 4.9). Não é necessária manipulação para obter escore 7; o foco do item está na habilidade de apreender um objeto com a mão que já mantém outro objeto. No entanto, lactentes que apreendem um terceiro objeto, mas imediatamente depois deixam cair um dos objetos, não obtém escore 7. O escore 7 também é dado quando um lactente é capaz de manter mais de três objetos.

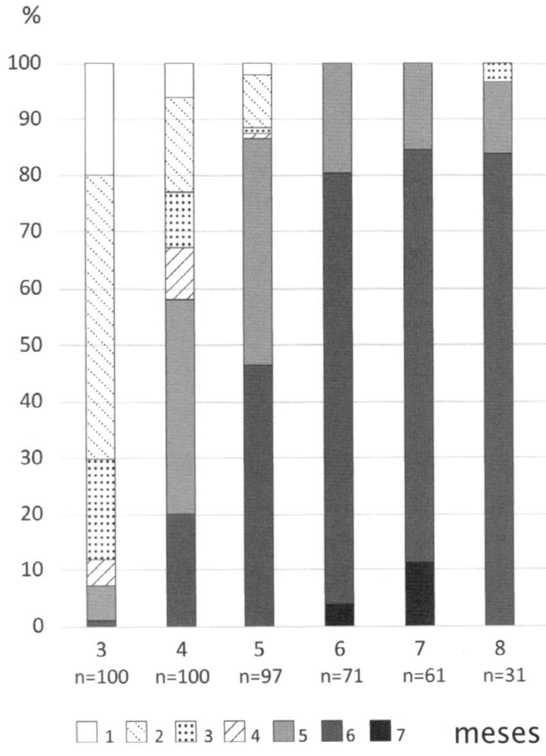

Figura 4.15 Desenvolvimento do alcance, preensão e manipulação enquanto em supino na população normativa (item 14). Com o aumento da idade, menos lactentes puderam ser avaliados na posição supina. Os números nas legendas denotam os escores do item.

A Figura 4.15 mostra o desenvolvimento do alcance, preensão e manipulação em supino na população normativa. Aos três meses, 20% dos lactentes não mostram tentativas de alcance, 50% mostram movimentos de pré-alcance e 7% são capazes de apreender pelo menos um objeto. Aos quatro meses, mais da metade dos lactentes são capazes de apreender e manipular ao menos um objeto, enquanto aos cinco meses, 84% dos lactentes alcançaram essa habilidade, com cerca de 40% sendo capazes de apreender e manipular dois objetos. Aos seis meses, a maioria dos lactentes são capazes de apreender e manipular dois objetos. Após os seis meses de idade, a proporção de lactentes que podem ser avaliados na posição supina decresce rapidamente.

15. Alcance, preensão e manipulação de objetos: presença de assimetria (S)

A presença de assimetria dos movimentos dos braços e mãos durante o (pré) alcance, preensão e manipulação é avaliada.

0 = não mostra movimentos de pré-alcance ou alcance (item 14: escore 1)

1 = forte assimetria, pior lado D/E

2 = moderada assimetria, pior lado D/E

3 = leve ou nenhuma assimetria

Escore 0 O lactente não mostra movimentos de pré-alcance ou alcance; o lactente recebeu escore 1 no item 14. Portanto, o item não pode ser avaliado. Observe que o escore 0 não implica em um escore pior do que escore 1, 2 ou 3; simplesmente denota que o escore não é levado em consideração no cálculo dos escores do IMP.

Escore 1 Uma diferença marcante entre os lados direito e esquerdo está presente na postura e nos movimentos dos braços e/ou mãos durante (pré) alcance, preensão e manipulação. Isso significa que o braço e a mão de um lado do corpo mostram uma estereotipia e mostram apenas excepcionalmente outras posturas ou movimentos: D = direito e E = esquerdo (Vídeo 4.10).

Escore 2 O lactente mostra moderada assimetria em sua postura e movimentos dos braços e/ou mãos durante (pré) alcance, preensão e manipulação, mas ambos os lados estão envolvidos nas atividades direcionadas à tarefa dos braços e mãos: D = direito e E = esquerdo (Vídeo 4.10).

Escore 3 O lactente mostra leve ou nenhuma assimetria em sua postura e movimentos das mãos ou braços durante (pré) alcance, preensão e manipulação de objetos.

Isso significa que uma leve preferência da mão pode estar presente (Vídeos 4.10).

16. Variação dos movimentos dos braços no alcance (V)

O tamanho do repertório de movimentos de ambos os braços é avaliado. Isso implica a presença de um repertório de movimento típico de um braço em combinação com um repertório limitado no outro braço resulta na classificação de 'variação insuficiente'. Se um lactente mostra uma mistura de movimentos de pré-alcance e alcance, ambos são levados em consideração. Além disso, o repertório de movimentos dos braços entre os vários movimentos de alcance é levado em consideração na avaliação da variação dos movimentos dos braços durante a avaliação do alcance. O repertório de movimentos dos braços não é avaliado quando o lactente mostra apenas movimentos de pré-alcance.

0 = não mostra movimentos de alcance (item 14: escore 1 ou 2)

1 = variação insuficiente

2 = variação suficiente

Escore 0 O lactente não mostra movimentos de alcance; o lactente recebeu escore 1 ou 2 no item 14. Portanto, o item não pode ser avaliado. Observe que o escore 0 não implica em um escore pior do que o escore 1 ou 2; simplesmente denota que o escore não é levado em consideração no cálculo dos escores do IMP.

Escore 1 O lactente mostra um repertório limitado de movimentos de alcance. Os movimentos dos braços consistem em um número limitado de combinações de movimentos do ombro, cotovelo e punho (Figura 4.16). Exemplos de padrões estereotipados são movimentos de simples extensão, postura flexora unilateral estereotipada, e *flappling* estereotipado ou movimentos rotatórios do punho ocorrendo entre os alcances (Vídeo 4.11).

Escore 2 O lactente mostra movimentos de alcance que consistem em várias combinações de movimentos do ombro (abdução, adução, flexão, extensão, rotação interna e externa), cotovelo (flexão, extensão, pronação e supinação) e punho (flexão, extensão, adução e abdução) de ambos os braços (Figura 4.16, Vídeo 4.11).

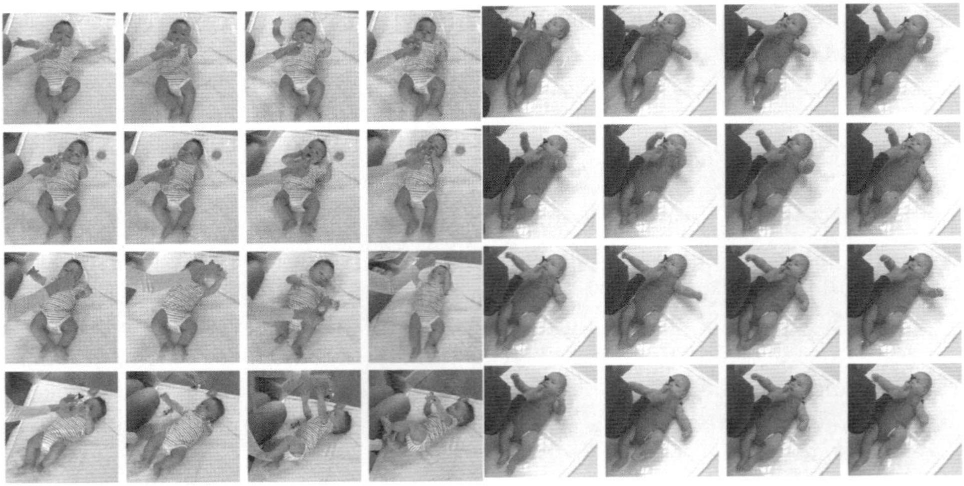

Figura 4.16 Variação dos movimentos dos braços e das mãos durante o alcance, preensão e manipulação em supino (itens 16 e 18). Lactente da sequência esquerda: variação suficiente dos movimentos dos braços e mãos em um menino de cinco meses; lactente da sequência direita: variação insuficiente dos movimentos de braços e mãos em um menino de quatro meses.

17. Adaptabilidade dos movimentos dos braços no alcance (A)

A adaptabilidade dos movimentos de alcance se refere à habilidade do lactente em selecionar o movimento de alcance mais apropriado e eficiente em cada situação.

0 = não mostra movimentos de alcance (item 14: escore 1 ou 2)

Maioria dos movimentos:

1 = sem seleção adaptativa

2 = seleção adaptativa

Escore 0 O lactente não mostra movimentos de alcance e, portanto, o item não pode ser avaliado. Se um lactente mostra apenas movimentos de pré-alcance, o escore 0 também é atribuído. Em outras palavras, escore 0 é atribuído aos lactentes que receberam o escore 1 ou 2 no item 14. Observe que o escore 0 não implica um escore pior do que o escore 1 ou 2; simplesmente denota que o escore não é levado em consideração no cálculo dos escores do IMP.

Escore 1 Durante a maioria dos movimentos de alcance, o lactente não seleciona uma estratégia de alcance específica e eficiente do seu repertório de movimentos de alcance do braço para situações específicas. O escore 1 também é atribuído aos lactentes com um repertório motor limitado a uma estratégia (Vídeo 4.12).

Escore 2 Durante a maioria dos movimentos de alcance, o lactente seleciona estratégias de alcance específicas e eficientes do seu repertório de estratégias de alcance: isto é, estratégias que melhor se adaptam a cada situação (Vídeo 4.12). Um pré-requisito para a seleção adaptativa é a presença de um repertório que consiste em mais de uma estratégia motora.

A Figura 4.17 mostra o desenvolvimento da adaptabilidade dos movimentos dos braços durante o alcance na população normativa. A adaptabilidade dos movimentos dos braços durante o alcance emerge aos cinco meses: 12% dos lactentes que conseguem alcançar, em sua maioria mostram movimentos adaptativos dos braços. Aos sete meses, 45% dos lactentes mostram movimentos adaptativos dos braços enquanto alcançam na posição supina. Após essa idade, cada vez menos lactentes podem ser avaliados em supino.

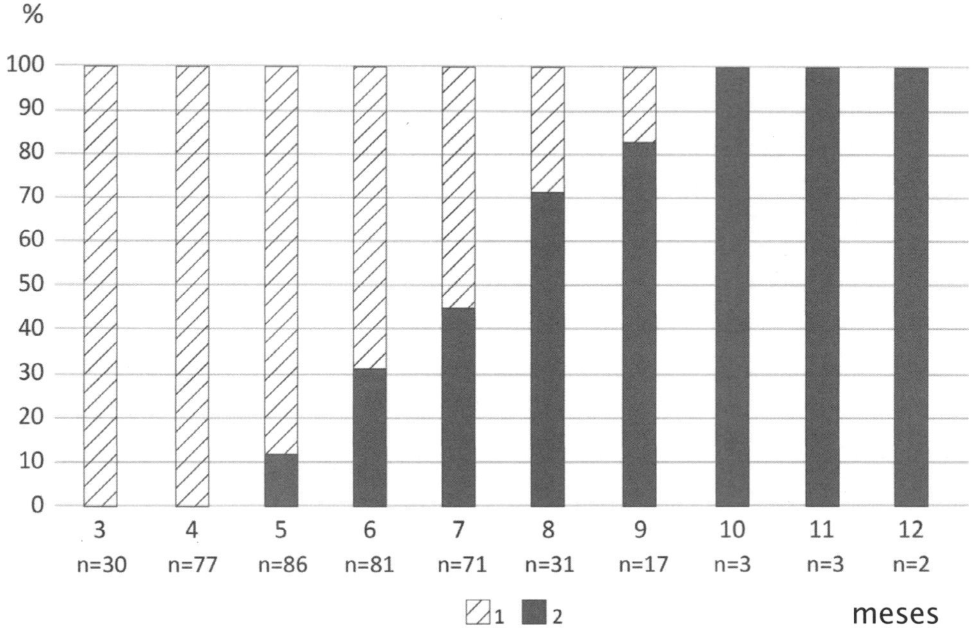

Figura 4.17 Desenvolvimento da adaptabilidade dos movimentos dos braços durante o alcance na população normativa (item 17). Com o aumento da idade, menos lactentes puderam ser avaliados na posição supina. Os números nas legendas denotam os escores do item.

18. Variação dos movimentos das mãos enquanto alcança, apreende e manipula (V)

O tamanho do repertório de movimentos de ambas as mãos é avaliado. Isso implica a presença de um repertório de movimento típico em uma mão em combinação com um repertório limitado na outra mão resultar na classificação de 'variação insuficiente'. O repertório de movimentos das mãos entre os vários movimentos de alcance, preensão e manipulação também é levado em consideração na avaliação da variação dos movimentos das mãos durante a avaliação do alcance. O repertório de movimentos das mãos não é avaliado quando o lactente mostra apenas movimentos de pré-alcance.

0 = não mostra movimentos de alcance (item 14: escore 1 ou 2)

1 = variação insuficiente

2 = variação suficiente

Escore 0 O lactente não mostra movimentos de alcance e, portanto, o item não pode ser avaliado; o lactente recebeu escore 1 ou 2 no item 14. Observe que escore 0 não implica em um escore pior do que escore 1 ou 2; simplesmente denota que o escore não é levado em consideração no cálculo dos escores do IMP.

Escore 1 O lactente mostra apenas um número limitado de maneiras de mover as mãos no pré-alcance, alcance, preensão e manipulação de objetos. Ele mostra um repertório limitado de movimentos de mãos e dedos, com pouca variação nas formas que os movimentos e posições dos dedos são combinados. Exemplos de padrões de movimentos estereotipados são os movimentos de abertura e fechamento das mãos, nos quais os dedos das mãos se movem mais ou menos sincronizadamente, com poucos movimentos independentes dos dedos e uma postura consistente unilateral de punho cerrado (Figura 4.16; Vídeo 4.11).

Escore 2 O lactente mostra várias maneiras de mover suas mãos durante o pré-alcance, alcance, preensão e manipulação de objetos. Ele mostra variações nas formas pelas quais os vários movimentos e posições possíveis dos dedos são combinados (Figura 4.16; Vídeo 4.11).

19. Adaptabilidade dos movimentos das mãos enquanto alcança, apreende e manipula (A)

A adaptabilidade dos movimentos das mãos se refere à habilidade do lactente em selecionar os movimentos das mãos e dedos mais adequados em cada situação. A adaptabilidade dos movimentos das mãos pode ser avaliada quando a mão se aproxima do objeto ('a mão é pré-moldada para a forma e tamanho do objeto?') e durante a real preensão e manipulação do objeto.

0 = não mostra movimentos de alcance (item 14: escore 1 ou 2)

A maioria dos movimentos:

1 = sem seleção adaptativa

2 = seleção adaptativa

Escore 0 O lactente não mostra movimentos de alcance e, portanto, o item não pode ser avaliado; o lactente recebeu escore 1 ou 2 no item 14. Observe que escore 0 não implica em um escore pior do que escore 1 ou 2; simplesmente denota que o escore não é levado em consideração no cálculo dos escores do IMP.

Escore 1 Durante a maioria dos movimentos de alcance, preensão e manipulação, o lactente não seleciona uma estratégia específica e eficiente do seu repertório de estratégias de preensão e/ou manipulação para cada situação (Vídeo 4.12). O escore 1 também é atribuído aos lactentes com repertório motor limitado a uma estratégia.

Escore 2 Durante a maioria dos movimentos de alcance, preensão e manipulação, o lactente seleciona estratégias específicas e eficientes de seu repertório de estratégias de preensão e/ou manipulação: isto é, estratégias que melhor se adaptam a cada situação. Um pré-requisito para a seleção adaptativa é a presença de um repertório que consiste em mais de uma estratégia motora.

20. Tremor durante o pré-alcance e alcance (F)

O tremor é um movimento oscilante involuntário com uma frequência fixa (Piña-Garza e James, 2019). Dois tipos de tremores podem ser distinguidos: o tipo que mais frequentemente ocorre é um tremor com alta frequência (≥ 6/seg.) e baixa amplitude (≤ 3 cm). O outro tipo, menos frequentemente observado, é um tremor com baixa frequência (< 6 /seg.) e alta amplitude (> 3 cm) (Touwen, 1976). Nesse item, os tremores sobrepostos aos movimentos de pré-alcance ou alcance são avaliados. Observe que os movimentos irregulares em zigue-zague não são considerados tremores.

0 = não mostra movimentos de pré-alcance ou alcance (item 14: escore 1)

1 = frequentemente presente, descreva o tipo:

2 = sem ou ocasionalmente presente

Escore 0 O lactente não mostra movimentos de pré-alcance ou alcance; o lactente recebeu escore 1 no item 14. Portanto, o item não pode ser avaliado. Observe que o escore 0 não implica em um escore pior do que o escore 1 ou 2;

simplesmente denota que o escore não é levado em consideração no cálculo dos escores do IMP.

Escore 1 O lactente mostra tremores durante a maioria dos movimentos de pré-alcance, alcance, preensão e manipulação (Vídeo 4.13). Descreva o tipo de tremor. Os tremores mais comumente observados são tremores com alta frequência (≥ 6/seg.) e baixa amplitude (≤ 3 cm) e aqueles com baixa frequência (< 6/seg.) e alta amplitude (> 3 cm).

Escore 2 O lactente não mostra ou mostra apenas ocasionalmente um tremor durante os movimentos de pré-alcance, alcance, preensão e manipulação. O tremor pode estar presente durante alguns dos movimentos de pré-alcance, alcance, preensão e manipulação, mas durante a maioria dos movimentos dos braços e mãos, o tremor está ausente.

21. Fluência do comportamento motor enquanto em supino (F)

A fluência do comportamento motor durante toda a permanência em supino, incluindo a parte de alcançar e apreender, é avaliada. A fluência do comportamento motor denota a presença de movimentos suaves e graciosos sem esforço. A fluência, em particular, aponta para o perfil da velocidade dos movimentos. Os movimentos fluentes são caracterizados por acelerações e desacelerações graduais (Hadders-Algra, 2004).

Maioria dos movimentos:

1 = não fluentes: rígidos, bruscos, *floppy*/letárgicos, outro tipo:

2 = fluentes

Escore 1 A maioria dos movimentos não são fluentes, indicando que eles não são suaves, flexíveis ou graciosos. Vários tipos de não fluência podem ser distinguidos, e um lactente pode mostrar diferentes tipos de movimentos não fluentes durante uma única avaliação (Vídeo 4.14). Exemplos de movimentos não fluentes são movimentos rígidos, bruscos e letárgicos. Movimentos rígidos são aqueles os quais o lactente perde a facilidade de se movimentar e dão a impressão de resistência. Os movimentos bruscos denotam a presença de movimentos repentinos e abruptos. Os movimentos *floppy*, ou letárgicos, são frouxos, desajeitados e lentos. Se a característica dos movimentos não fluentes não puder ser descrita como rígido, bruscos ou *floppy*/letárgicos, descreva a não fluência com palavras alternativas mais apropriadas.

Escore 2 A maioria dos movimentos tem um caráter fluente, indicando que os movimentos são suaves, flexíveis e graciosos (Vídeo 4.14).

CAPÍTULO 5
AVALIAÇÃO DO COMPORTAMENTO MOTOR ENQUANTO EM PRONO

Este capítulo contém a descrição dos itens do IMP avaliados na posição prona. A posição prona não incluí apenas as situações em que o lactente se deita com seu abdômen na superfície de apoio; também incluí locomoção em prono: por exemplo, arrastar-se sobre o abdômen ou engatinhar sobre as mãos e joelhos. A posição prona é avaliada em todos os lactentes; a avaliação nessa posição não pode ser suprimida. Isso também significa que lactentes que se arrastam sentados devem ser colocados na posição prona, e os lactentes que andam independentemente o engatinhar/arrastar deve ser avaliado.

PROCEDIMENTOS

Os lactentes mais jovens são colocados na posição prona com a cabeça na linha média, ambos os ombros em adução e ambos os cotovelos em flexão, com as mãos aproximadamente alinhadas com as orelhas. Isso significa que o lactente não deve ser colocado em uma posição de apoio com cotovelos à frente dos ombros, nem os cotovelos devem ser colocados embaixo do tronco. Se o lactente não elevar a cabeça e não a virar para uma posição lateral após alguns segundos, a examinadora move a cabeça do lactente para uma posição lateral. Se o lactente virar sua cabeça espontaneamente com uma mínima elevação para um lado e continuar deitado com a cabeça em uma posição lateral na superfície de apoio, a avaliadora reposiciona a cabeça na linha média após cerca de um minuto. Se depois disso, o lactente não elevar ou virar sua cabeça, a avaliadora deve virar a cabeça do lactente para uma posição lateral. Se, durante a colocação na posição prona, o lactente 'se posicionar' com os braços estendidos, a avaliadora reposiciona os braços e as mãos do lactente na posição recém-descrita: isto é, com ambos os ombros em adução e ambos os cotovelos em flexão, com as mãos aproximadamente alinhadas com as orelhas.

Se o lactente mover um ou ambos os braços da posição inicial em uma posição aparentemente 'estranha', não reposicione o(s) braço(s) do lactente, pois isso faz parte do seu comportamento motor espontâneo.

Os lactentes mais velhos geralmente adotam espontaneamente a posição prona: eles podem rolar de supino para prono ou eles podem mover-se de sentados para prono. No entanto, os lactentes que dominam a habilidade de andar independentemente podem não adotar mais a posição prona para brincar e se mover. Eles podem ser convidados de forma lúdica a realizar atividades na posição prona, o que implica, nesses lactentes, atividades envolvendo o comportamento de engatinhar/arrastar.

Em geral, o comportamento motor autogerado pelo lactente na posição prona é avaliado por vários minutos. Em contraste com a avaliação na posição supina, a avaliadora pode iniciar imediatamente a interação com o lactente para incentivar movimentos autogerados. O tempo mínimo necessário para a avaliação dos itens da posição prona em lactentes que não se locomovem em prono é de um minuto. Em lactentes jovens e com desordens neurológicas, a duração da avaliação em prono pode ser limitada devido às dificuldades do lactente em elevar sua cabeça.

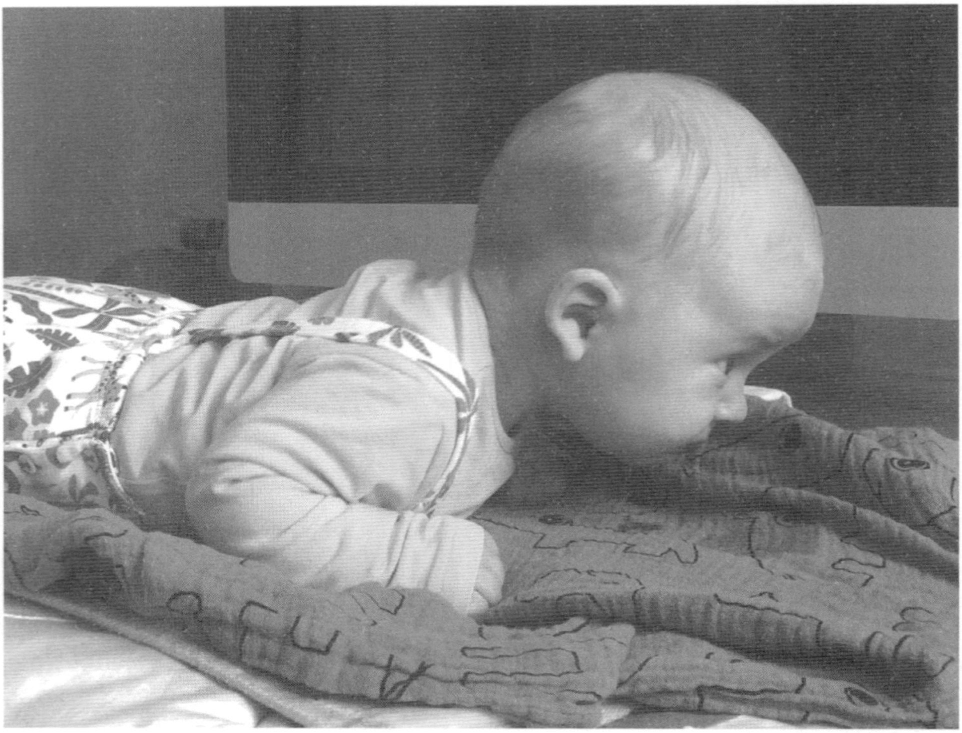

Figura 5.1 Posição inicial enquanto em prono em lactentes jovens: ambos os ombros são posicionados em adução e ambos os cotovelos em flexão com as mãos aproximadamente alinhadas com as orelhas. O lactente aos três meses de idade poderia elevar a cabeça por alguns segundos, mas não a manteve elevada por 10 segundos.

Como o posicionamento prolongado na posição prona pode ser muito estressante para esses lactentes, é melhor avaliar o comportamento prono por meio de dois ou três períodos de 20 a 30 segundos na posição prona, que são alternados com períodos na posição supina. Em lactentes com capacidade limitada para elevar a cabeça, a elevação da cabeça pode ser incentivada pelo posicionamento da face da avaliadora ou do cuidador em frente à cabeça do lactente. A apresentação da face de uma pessoa adulta é mais eficaz para atrair o interesse do lactente jovem do que a apresentação de um brinquedo, pois os lactentes têm preferência inata por faces humanas (Johnson et al., 2015). O cuidador ou a avaliadora encoraja verbalmente o lactente a olhar para cima.

Alguns lactentes permanecem na posição prona por um período relativamente curto, à medida que episódios de hiperextensão do pescoço e do tronco os movem para a posição supina. Quando isso acontece, o lactente é reposicionado em prono quantas vezes forem necessárias para obter tempo suficiente para a avaliação do comportamento motor nessa posição.

Para a avaliação dos movimentos dos braços e das mãos na posição prona, os brinquedos são apresentados em várias direções e a várias distâncias sobre e acima da superfície de apoio à frente do lactente. Os brinquedos também são usados para estimular a progressão na posição prona. Os brinquedos são apresentados lateralmente para estimular o pivoteio e à frente para estimular o deslocamento para a frente. Os brinquedos adequados para incentivar a progressão na posição prona são bolas, carros e trens (ver Vídeo 5.1).

Como mencionado anteriormente, os lactentes que desenvolveram a habilidade de ficar em pé ou andar, ou que se movimentam arrastando-se sentados, também devem ser avaliados na posição prona para avaliar o comportamento motor nessa posição. Isso pode ser conseguido brincando com um carro ou uma bola. Certamente ajuda se a avaliadora ou cuidador também adotarem a posição prona e engatinhar. O comportamento de engatinhar também pode ser provocado pela presença de um móvel (cadeira, mesa) que pode servir como um túnel. Normalmente, os lactentes que andam independentemente permanecem na posição prona apenas por um curto período, mas a combinação de vários períodos curtos permitirá a avaliação dos itens em prono. A quantidade mínima de comportamento de engatinhar necessários para avaliar os itens em prono em lactentes que engatinham são dois momentos de engatinhar, cada um consistindo em pelo menos quatro 'passos' engatinhando sobre as mãos e joelhos.

22. Elevação da cabeça em prono (P)

A habilidade do lactente em elevar sua cabeça e produzir movimentos com a cabeça que lhe permitam olhar ao redor é avaliada com a ajuda da apresentação da face da examinadora ou do cuidador ou pela apresentação de brinquedos atrativos.

1 = não eleva ou vira a cabeça

2 = vira a cabeça para a posição de lado com elevação mínima

3 = eleva a cabeça por apenas poucos segundos

4 = mantém a cabeça elevada por pelo menos 10 segundos, mas tem alguma dificuldade em olhar ao redor

5 = mantém a cabeça elevada e olha ao redor

Escore 1 O lactente não eleva a cabeça da superfície de apoio e não vira a cabeça para posição lateral. Se isso acontecer, a examinadora vira a cabeça do lactente para a posição lateral após alguns segundos.

Escore 2 O lactente vira a cabeça para a posição lateral com elevação imperceptível da cabeça (ver Vídeo 5.2).

Escore 3 O lactente eleva a cabeça por alguns segundos, mas não mantém a sua cabeça elevada por pelo menos 10 segundos (Figura 5.1; ver Vídeo 5.2).

Escore 4 O lactente eleva a sua cabeça e mantém a sua cabeça elevada por pelo menos 10 segundos, mas tem dificuldade em virar a cabeça em todas as direções. Os lactentes que conseguem olhar ao redor por pelo menos 10 segundos, mas também mostram movimentos repentinos de queda da cabeça, também recebem escore 4 (ver Vídeo 5.2).

Escore 5 O lactente eleva a cabeça, a mantém elevada e facilmente vira a sua cabeça para qualquer direção (Figura 5.2; ver Vídeo 5.2).

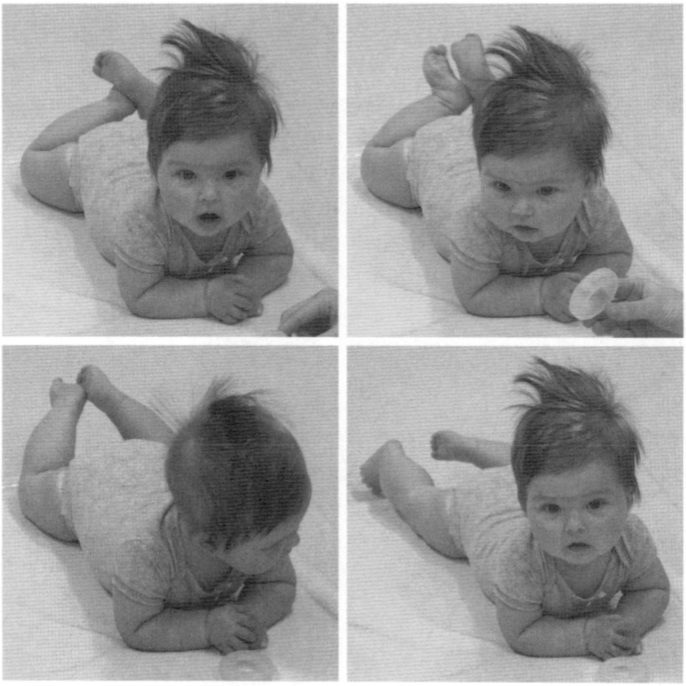

Figura 5.2 Elevação da cabeça enquanto em prono de uma menina de seis meses de idade: ela é capaz de elevar a cabeça por mais de 10 segundos e virar facilmente a cabeça em qualquer direção (item 22).

A Figura 5.3 mostra o desenvolvimento de elevação da cabeça enquanto em prono na população normativa. Aos três meses, 13% dos lactentes não conseguem elevar a cabeça por alguns segundos, no entanto a maioria (64%) é capaz de elevar a cabeça por pelo menos 10 segundos. A capacidade de manter a cabeça elevada e facilmente olhar ao redor aumenta rapidamente de 5% aos três meses, para 62% aos cinco meses e para 93% aos seis meses.

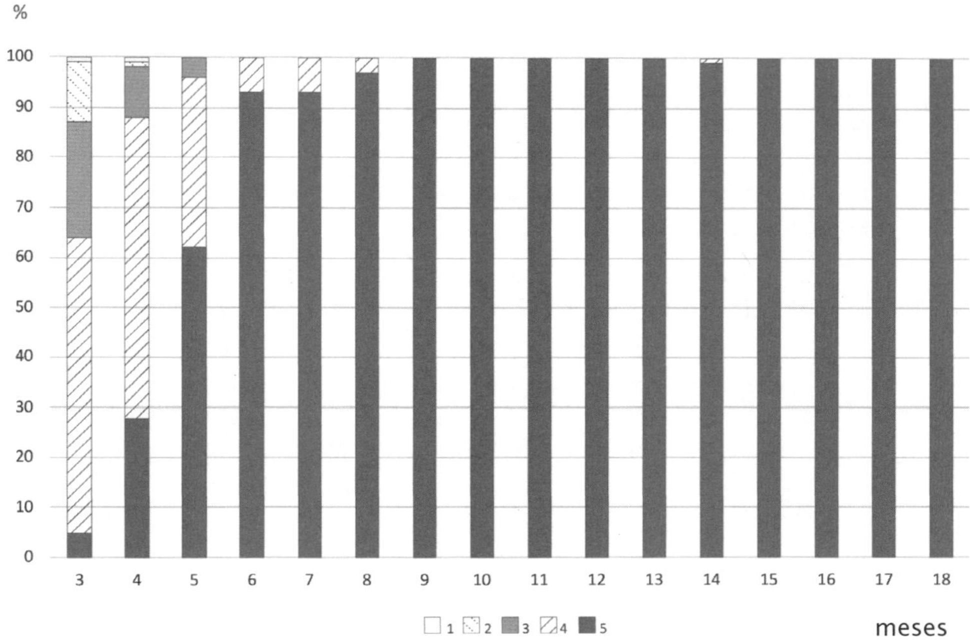

Figura 5.3 Desenvolvimento da elevação da cabeça enquanto em prono na população normativa (item 22). Cada barra representa 100 lactentes. Os números nas legendas denotam os escores dos itens.

23. Posição da cabeça: predominância da posição da cabeça para um lado (S)

A presença de assimetria na posição predominante da cabeça é avaliada.

0 = não eleva e não roda a cabeça para a posição lateral (item 22: escore 1)

1 = forte predominância da posição da cabeça para a D/E

2 = moderada predominância da posição da cabeça para a D/E

3 = leve ou nenhuma predominância da posição da cabeça para um lado

Escore 0 O lactente não eleva e não roda a cabeça para o lado; a cabeça permanece na superfície de apoio; o lactente recebeu escore 1 no item 22. Quando isso acontece, a examinadora deve virar a cabeça do lactente para o lado (ver item 22). Observe que o escore 0 não implica em um escore pior do que escore 1, 2 ou 3; isso simplesmente denota que o escore não é levado em consideração no cálculo dos escores do IMP.

Escore 1 O lactente mantém a cabeça virada para um lado praticamente o tempo todo. A apresentação de uma face ou objeto interessante não elicita movimentos de rotação da cabeça cruzando a linha média para o lado contralateral: D = direito e E = esquerdo (Figura 5.4; ver Vídeo 5.3).

Escore 2 O lactente mantém a cabeça virada substancialmente por mais tempo para um lado do que para o outro. O escore 2 implica que, apesar da predominância da posição da cabeça para um dos lados, a rotação da cabeça cruzando a linha média para o outro lado é possível por meio da apresentação de uma face ou brinquedo interessante naquela direção: D = direita e E = esquerda (Vídeo 5.3).

Escore 3 A cabeça vira para o lado direito e esquerdo igualmente ou quase igualmente, ou é mantida na linha média (Figura 5.2; ver Vídeo 5.3).

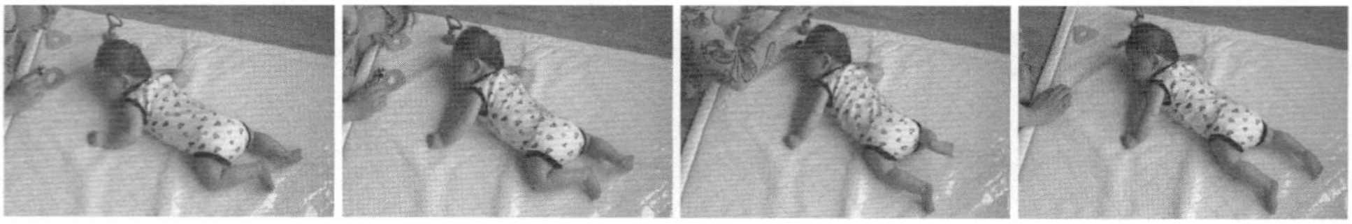

Figura 5.4 Lactente aos três meses com forte predominância da posição da cabeça para a esquerda enquanto em prono; o lactente não é capaz mover a cabeça cruzando a linha média (item 23).

A Figura 5.5 mostra que aos três meses, 40% dos lactentes têm uma posição preferida da cabeça para um lado, sendo 12% com forte predominância da posição da cabeça. Com o aumento da idade, a prevalência da posição assimétrica da cabeça em prono diminui rapidamente para 9% aos cinco meses e 0% aos seis meses.

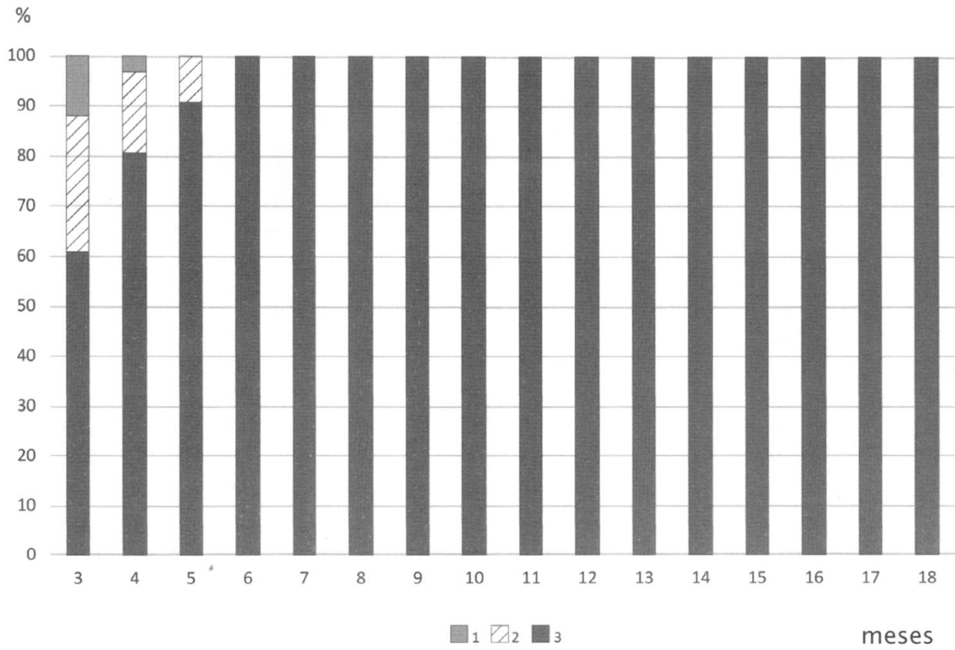

Figura 5.5 Assimetria na posição da cabeça enquanto em prono na população normativa (item 23). Cada barra representa 100 lactentes. Os números nas legendas denotam os escores do item.

24. *Variação dos movimentos da cabeça (V)*

O tamanho do repertório dos movimentos da cabeça é avaliado.

1 = variação insuficiente

2 = variação suficiente

Escore 1 O lactente mostra um repertório limitado de movimentos da cabeça em um número limitado de direções. Um exemplo é a preferência da cabeça para um lado com mínima habilidade de cruzar a linha média. Quando o lactente não move a cabeça, o escore 1 também é atribuído.

Escore 2 O lactente mostra movimentos de sua cabeça em várias direções: por exemplo, movimentos para a direita e para a esquerda, flexão, extensão e flexão lateral (Figura 5.2; ver Vídeo 5.1).

25. *Adaptabilidade dos movimentos da cabeça (A)*

A adaptabilidade dos movimentos da cabeça se refere à capacidade de selecionar os movimentos da cabeça mais apropriados e eficientes em cada situação (ver Vídeo 5.4).

A maioria dos movimentos:

1 = sem seleção adaptativa

2 = seleção adaptativa

Escore 1 Durante a maioria dos movimentos, o lactente não seleciona a estratégia de movimento mais apropriada e eficiente do seu repertório de movimento da cabeça para a situação específica. O lactente pode explorar vários movimentos da cabeça, mas tem dificuldade em movê-la eficientemente na direção desejada. O escore 1 também é atribuído se o lactente tiver um repertório de movimento notavelmente reduzido, consistindo em apenas uma estratégia.

Escore 2 Durante a maioria dos movimentos, o lactente é capaz de escolher a estratégia de movimento mais apropriada e eficiente de seu repertório motor para situações específicas na maioria das vezes. Por exemplo, o lactente é capaz de virar sua cabeça rapidamente no momento certo para o lugar certo: por exemplo, para um objeto atrativo. Observe que também é possível mostrar o comportamento motor adaptativo quando o repertório de movimento (variação) está reduzido. Por exemplo, se um lactente tiver um repertório motor reduzido, consistindo em uma limitação ao virar a cabeça para o lado esquerdo, o escore 2 é dado se o lactente virar sua cabeça apropriadamente para a direita, para cima e para baixo, e para a esquerda tanto quanto seu repertório permitir. A seleção adaptativa não é possível apenas se o repertório estiver reduzido a uma única estratégia.

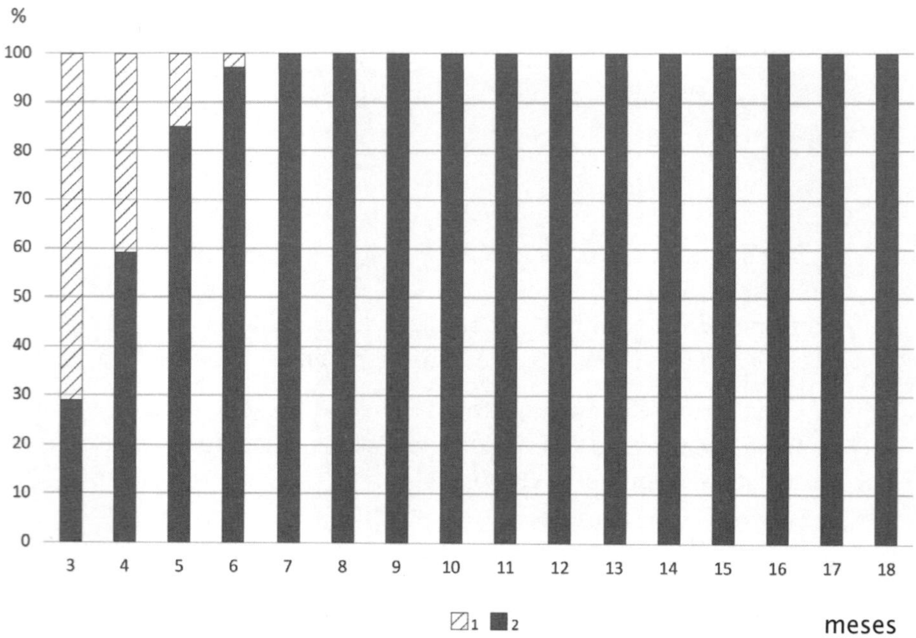

Figura 5.6 Desenvolvimento da adaptabilidade dos movimentos da cabeça enquanto em prono na população normativa (item 25). Cada barra representa 100 lactentes. Os números nas legendas denotam os escores do item.

A Figura 5.6 mostra o desenvolvimento da adaptabilidade dos movimentos da cabeça em prono na população normativa. Aos três meses, quase 30% dos lactentes mostram a maioria dos movimentos da cabeça com seleção adaptativa na posição prona. A proporção de lactentes com movimentos adaptativos da cabeça aumenta gradualmente, de modo que, aos cinco meses, 85% dos lactentes alcançam essa capacidade, e aos sete meses, todos os lactentes o fazem.

26. Habilidade funcional da cintura escapular enquanto em prono (P)

A habilidade funcional da cintura escapular em prono é a capacidade do lactente em elevar a cabeça e a parte superior do tronco pelo uso ativo dos braços e das mãos (Figura 5.7; Vídeo 5.5).

1 = não usa os braços e mãos para elevar a cabeça e o tórax

2 = usa os braços e mãos para elevar a cabeça e o tórax para cima, mas não tem sucesso no apoio ativo sobre os cotovelos e os antebraços

3 = apoia-se sobre os cotovelos e antebraços

4 = eleva a parte superior do tronco "apoiando-se" nas mãos e com braços estendidos

Escore 1 O lactente não usa ambos os braços e as mãos para mover sua cabeça e tórax para cima. Isso implica o escore 1 também ser atribuído quando ambos os braços permanecem na posição inicial imposta pela examinadora: isto é, com ambos os ombros em adução e ambos os cotovelos em flexão, com as mãos alinhadas aproximadamente com as orelhas. Além disso, o escore 1 é atribuído aos lactentes que elevam a cabeça por meio da extensão do pescoço e extensão do tronco sem o uso de apoio dos braços.

Escore 2 O lactente usa ambos os braços e as mãos para mover a cabeça e o tórax para cima, mas sem sucesso em apoiar-se ativamente nos cotovelos e antebraços (Figura 5.7A). A cabeça e a parte superior do tórax podem ser elevados por alguns segundos, mas eles não são estabilizados pelo apoio do cotovelo. A posição de nadador (*swimming*) na qual o lactente estende as costas e abre os braços para ambos os lados pode estar presente (Touwen, 1976; Piper e Darrah, 1994).

Escore 3 O lactente eleva a cabeça e a parte superior do tórax com apoio ativo do cotovelo e antebraço de ambos os braços (Figura 5.7B). O lactente move os cotovelos alinhados com ou a frente dos ombros, e seu peso é distribuído nos antebraços, mãos e tronco (Piper e Darrah, 1994).

Escore 4 O lactente eleva a parte superior do tronco 'apoiando' sobre uma ou duas mãos e braços estendidos. Nessa posição, o cotovelo fica um pouco à frente do ombro, e o braço está mais ou menos estendido e suportando peso (Piper e Darrah, 1994). O ângulo entre o braço de apoio e a superfície de apoio é de pelo menos 45 graus (Figura 5.7C). Um movimento que consista em uma elevação mínima do cotovelo da superfície de apoio não permite um escore 4. Um escore 4 também não é atribuído se a postura de extensão do braço foi imposta acidentalmente pela avaliadora ao colocar o lactente na posição prona; este movimento deve ser iniciado pelo próprio lactente.

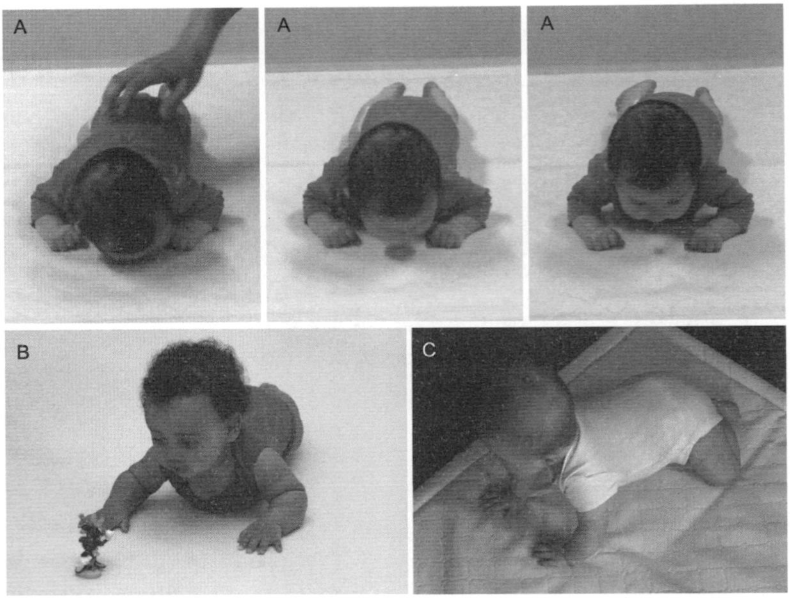

Figura 5.7 Habilidade funcional da cintura escapular enquanto em prono. (A) Usa braços e mãos para mover a cabeça e o tórax para cima, mas não consegue o apoio ativo nos cotovelos e antebraços; (B) apoiado nos cotovelos e antebraços; (C) 'apoio' nas mãos com braços estendidos.

A Figura 5.8 mostra o desenvolvimento da capacidade funcional da cintura escapular em prono na população normativa. Aos três meses, cerca de metade dos lactentes tentam realizar o apoio dos cotovelos e antebraços, mas não conseguem, enquanto cerca de um terço não usam os braços e mãos para mover o tórax para cima. Aos quatro meses, 24% dos lactentes são capazes de realizar o apoio dos cotovelos e dos antebraços; aos cinco meses, isto cresce para quase 60%. De seis para sete meses, cerca de 95% dos lactentes são capazes de realizar o apoio de cotovelos ou 'apoio' nas mãos com braços estendidos. A habilidade de apoiar-se nas mãos com os braços estendidos surge aos cinco meses; aos seis meses, cerca de um quarto dos lactentes adquiriram está habilidade, após isso a sua prevalência aumenta gradualmente estando presente em mais de 90% em lactentes com 11 meses ou mais.

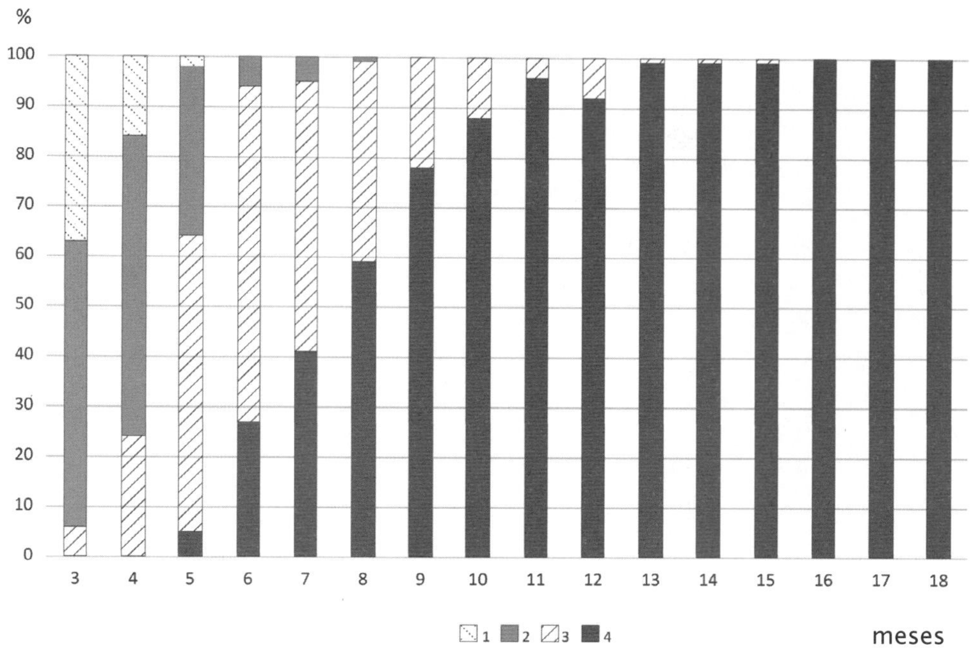

Figura 5.8 Desenvolvimento da habilidade funcional da cintura escapular enquanto em prono na população normativa (item 26). Cada barra representa 100 lactentes. Os números nas legendas denotam os escores do item.

27. Habilidade funcional dos braços e mãos em prono (P)

Para testar a habilidade funcional com os braços e mãos em prono, os movimentos dos braços e das mãos são elicitados pela apresentação de brinquedos atrativos na superfície de apoio em frente ao lactente à uma distância possível de alcançar. Se o lactente é capaz de apreender e manipular um ou mais brinquedos, brinquedos adicionais serão colocados um pouco mais distante, à distância do comprimento do seu braço, sobre ou um pouco acima da superfície de apoio. A examinadora não coloca os brinquedos nas mãos dos lactentes; o lactente é desafiado a pegá-los. Se o lactente é capaz de engatinhar, a examinadora também tenta incentivar o alcance de um brinquedo (Vídeo 5.6). Isso pode ser difícil com lactentes que são capazes de andar independentemente, pois geralmente passam pouco tempo na posição prona: ou seja, engatinhando.

1 = tem dificuldade para usar os braços e mãos para o controle postural e não usa as mãos para outras atividades

2 = usa um ou dois braços e mãos para o controle postural, e não usa as mãos para outras atividades

3 = usa um ou dois braços para o controle postural enquanto as mãos mostram alguma atividade lúdica

4 = usa um braço para suporte postural e pode usar o braço e a mão contralateral para o alcance e manipulação

Escore 1 O lactente tem dificuldade em usar seus braços e mãos para o controle postural, e não usa suas mãos para outras atividades. Escore 1 ou 2 no item 26 implica escore 1 aqui (Figura 5.7A).

Escore 2 O lactente usa um ou dois braços e mãos para o controle postural; ele não usa as mãos para outras atividades como alcançar, apreender ou manipular brinquedos (Figura 5.9A).

Escore 3 O lactente usa um ou dois braços para o controle postural e mostra algumas atividades lúdicas com as mãos. O lactente apreende e/ou manipula os brinquedos próximos, mas não alcança brinquedos à distância do comprimento do braço (Figura 5.9B).

Escore 4 O lactente usa apenas um braço para o suporte postural e eleva e usa o outro braço e mão para o alcance, preensão e manipulação. O lactente segura brinquedos próximos e brinquedos colocados à distância do comprimento do braço (Figura 5.9C). A mão do braço de apoio pode ou não estar envolvida nas atividades manipulativas. O escore 4 também é atribuído aos lactentes que engatinham, mas não param para brincar nessa posição. O escore 4 não é atribuído aos lactentes que realizam a postura de nadador e seguram um objeto sem realizar apoio nos braços; esses lactentes recebem escore 1, 2 ou 3, dependendo do seu desempenho geral em prono.

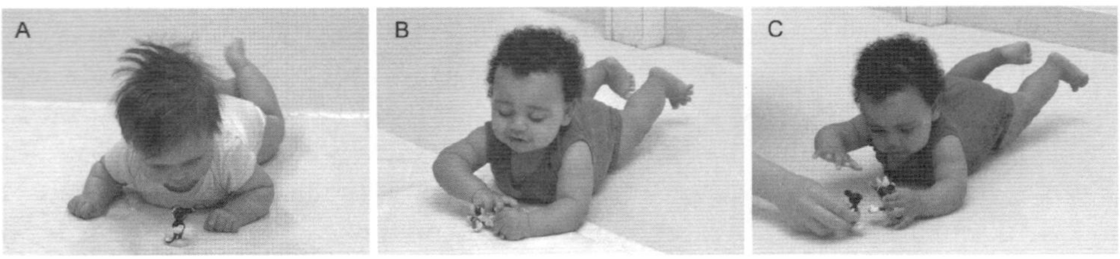

Figura 5.9 Habilidade funcional dos braços e mãos enquanto em prono (item 27). (A) Usa um ou os dois braços e mãos para o controle postural e não usa as mãos para outras atividades; (B) usa um ou os dois braços para o controle postural, enquanto as mãos mostram alguma atividade lúdica; (C) usa um braço para apoio postural e usa o braço e mão contralateral para o alcance e manipulação.

A Figura 5.10 mostra o desenvolvimento da habilidade funcional dos braços e mãos na posição prona na população normativa. A habilidade de usar as mãos em prono para atividades lúdicas está presente em alguns lactentes dos três aos quatro meses. Aos cinco meses de idade, cerca de metade dos lactentes podem brincar com as mãos em prono. Aos seis meses, 90% dos lactentes usam as mãos para brincar em prono, com cerca de um terço deles sendo capazes de brincar enquanto apoiado em apenas um braço. A última habilidade (isto é, ser capaz de usar um braço para apoio postural e o outro para o alcance, preensão e manipulação) aumenta para mais de 60% aos sete meses e mais de 90% a partir dos nove meses em diante.

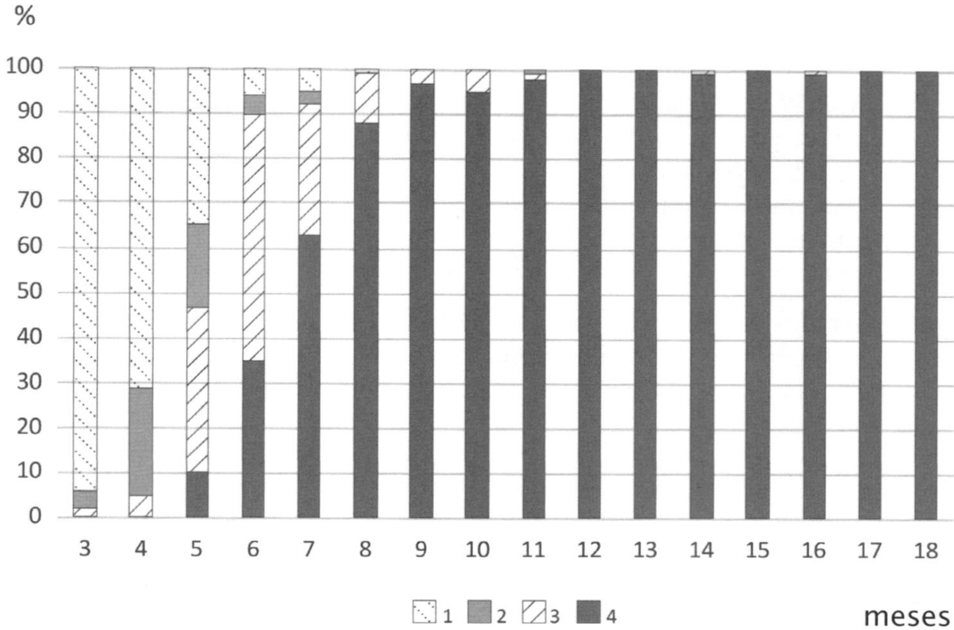

Figura 5.10 Desenvolvimento da habilidade funcional dos braços e mãos enquanto em prono na população normativa (item 27). Cada barra representa 100 lactentes. Os números nas legendas denotam os escores do item.

28. Postura e movimentos dos braços e mãos durante as atividades enquanto em prono: presença de assimetria (S)

A presença de assimetria na postura e nos movimentos de braços e mãos em prono é avaliada. Atenção especial é dada à presença de estereotipias leves ou marcadas no comportamento motor de um membro superior (Vídeo 5.7).

0 = ambos os braços permanecem na posição imposta pela examinadora (item 26: escore 1)

1 = forte assimetria, pior lado D/E

2 = moderada assimetria, pior lado D/E

3 = leve ou nenhuma assimetria

Escore 0 Ambos os braços permanecem na posição inicial imposta pela examinadora; o lactente recebeu escore 1 no item 26. Observe que o escore 0 não implica em um escore pior do que escore 1, 2 ou 3; simplesmente denota que o escore não é considerado no cálculo das pontuações do IMP.

Escore 1 Um membro superior mostra uma clara estereotipia em prono, enquanto o outro membro superior não. Por exemplo, o braço é mantido em posição estereotipada de adução de ombro, flexão de cotovelo e a mão em punhos cerrados; o braço e a mão não mostram ou mostram apenas excepcionalmente outras posturas e movimentos. D = direito e E = esquerdo.

Escore 2 Um membro superior mostra uma moderada estereotipia em prono, enquanto o outro membro superior não. A moderada estereotipia pode consistir, por exemplo, em ocorrência frequente de flexão do braço com o punho cerrado ou a ocorrência frequente de abdução de ombro com extensão do cotovelo. Ainda, o membro afetado também mostra algumas outras posturas e movimentos do braço e mão: D = direito e E = esquerdo.

Escore 3 Ambos os braços e mãos contribuem igualmente ou quase igualmente para o controle postural e movimentos direcionados à tarefa enquanto em prono, e ambos os braços e mãos mostram mais ou menos a mesma estratégia ou estratégias.

29. Progressão em prono: desenvolvimento do engatinhar (P)

O lactente é encorajado a se deslocar enquanto na posição prona por meio da apresentação de brinquedos atrativos a alguma distância deste (Vídeo 5.1). Os brinquedos podem ser colocados lateralmente para elicitar o pivoteio ou à frente do lactente para elicitar movimentos nessa direção. Para lactentes com habilidades limitadas para se deslocar para frente, os brinquedos são colocados pouco à frente do comprimento do braço. Os lactentes mais velhos podem ser desafiados a se moverem para frente pelo rolar de uma bola ou deslocamento de um carro ou trem de brinquedo. A forma mais avançada de progressão em prono mostrada pelo lactente é registrada. (Veja também os procedimentos na introdução do capítulo; Vídeo 5.8.)

1 = não mostra o pivoteio, o arrastar-se ou o engatinhar

2 = pivoteia

3 = arrasta-se sobre o abdômen, usa braços e/ou pernas

4 = engatinha sobre as mãos e joelhos, abdômen livre da superfície de apoio

Escore 1 O lactente não mostra pivoteio, o arrastar-se, ou engatinhar em prono. Normalmente, o lactente mostra movimentos das pernas, mas esses movimentos não estão associados a um deslocamento evidente do lactente. Os lactentes com episódios de hiperextensão do pescoço e do tronco que não mostram progressão enquanto estão em prono também recebem escore 1. Além disso, lactentes que usam o arrastar sentado como a única maneira de se mover (ou seja, quando não deslocam o corpo na posição prona) é atribuído escore 1.

Escore 2 Os movimentos de pivoteio consistem em movimentos de tronco, braços e pernas que resultam em deslocamento espacial em torno do centro do corpo: isto é, em torno de um eixo vertical no umbigo (Largo et al., 1985). Para atingir o escore 2, o deslocamento espacial deve ser superior a 30 graus (Figura 5.11A).

Escore 3 O lactente mostra o arrastar sobre o abdômen com o uso dos braços e/ou pernas. É necessária uma progressão para a frente de pelo menos 10 centímetros em prono por meio de movimentos dos braços e/ou pernas enquanto o abdômen permanece em contato com a superfície de apoio. Os movimentos dos braços e pernas podem ou não ser coordenados (Figura 5.11B).

Escore 4 O lactente mostra o engatinhar, usando os braços e pernas para a progressão enquanto o abdômen está livre da superfície de apoio (Figura 5.11C). A forma mais comumente observada é o engatinhar sobre as mãos e joelhos; para atender ao critério do escore 4, o lactente precisa produzir pelo menos quatro movimentos alternados das pernas ('passos') sobre os joelhos. Mas formas alternativas também podem ser observadas, como o engatinhar de 'urso', durante o qual o lactente engatinha sobre as mãos e pés (Figura 5.11D), e o salto do coelho (uma forma de locomoção em prono em que o lactente 'salta' para a frente por um movimento repentino de extensão dos quadris) (McGraw 1943, Largo et al., 1985, Bottos et al., 1989, Adolph et al., 1998).

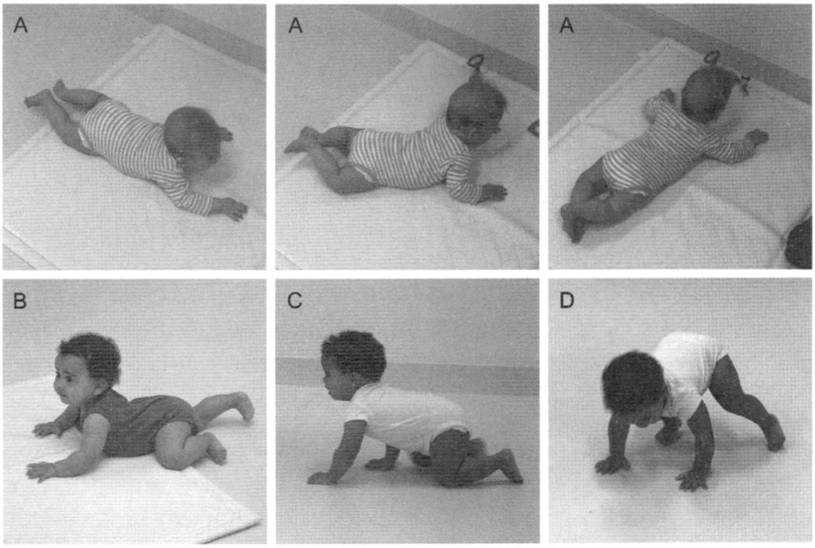

Figura 5.11 Progressão em prono (item 29). (A) Pivoteio; (B) arrastar-se sobre o abdômen; (C) engatinha sobre as mãos e joelhos; (D) engatinhar de urso.

A Figura 5.12 mostra o desenvolvimento da progressão em prono (isto é, o desenvolvimento do engatinhar) na população normativa. Abaixo dos cinco meses de idade, poucos lactentes se deslocam na posição prona. Aos cinco meses, 22% dos lactentes pivoteiam, e aos seis e sete meses cerca de 40% dos lactentes usam essa forma para se deslocarem em prono. O arrastar-se sobre o abdômen surge aos cinco meses; é usado por 12% dos lactentes aos seis meses, tornando-se a forma mais prevalente de locomoção em prono (47%) aos 9 meses. O engatinhar surge aos 6 meses, e aos 10 meses, cerca de 60% dos lactentes se movimentam dessa maneira. A partir dos 13 meses, o engatinhar ocorre em mais de 90% dos lactentes.

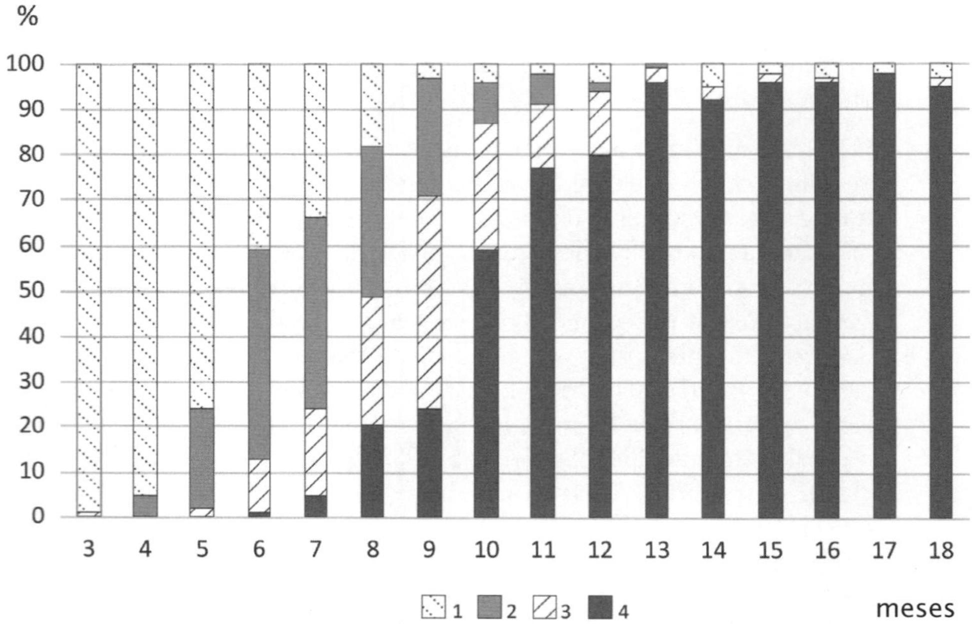

Figura 5.12 Desenvolvimento da progressão em prono, isto é, desenvolvimento do engatinhar na população normativa (item 29). Cada barra representa 100 lactentes. Os números nas legendas denotam os escores do item.

30. Variação dos movimentos das pernas no pré-engatinhar (V)

Os movimentos de pré-engatinhar são movimentos das pernas na posição prona que não resultam em progressão. Os movimentos de pré-engatinhar também incluem os movimentos das pernas produzidos durante o pivoteio e aqueles que resultam em algum deslocamento para trás.

O tamanho do repertório de movimento de ambas as pernas é avaliado (Vídeo 5.9). Isso implica a presença de repertório de movimento típico em uma perna em combinação com um repertório limitado na outra perna resultar em uma classificação de 'variação insuficiente'.

0 = mostra progressão em prono (item 29: escore 3 ou 4)

1 = variação insuficiente

2 = variação suficiente

Escore 0 O lactente mostra progressão em prono; o lactente recebeu escore 3 ou 4 no item 29. Observe que o escore 0 não implica em um escore pior do que escore 1 ou 2; simplesmente denota que o escore não é levado em consideração no cálculo dos escores do IMP.

Escore 1 O lactente mostra apenas um repertório limitado de movimentos das pernas, em um número limitado de direções e em um número limitado de combinações de movimentos das articulações das pernas. O escore 1 também é dado para os lactentes que permanecem imóveis em prono. Um exemplo é a presença dos simples movimentos de flexo-extensão das pernas, sem movimentos diferenciados do tornozelo.

Escore 2 O lactente mostra movimentos das pernas em várias direções (por exemplo, flexão, extensão, rotação, abdução e adução) e em várias combinações das três articulações (quadril, joelho e tornozelo) das duas pernas.

31. Rola de prono para supino (P)

Se o lactente não mostrou movimentos de rolar durante os primeiros minutos em prono, a habilidade do lactente de rolar para supino é estimulada pela apresentação de brinquedos atrativos dos dois lados. Os brinquedos são apresentados fora da área de alcance dos braços do lactente, entre 90 e 180 graus de abdução do ombro.

A maneira como o lactente realiza o movimento de rolar não é levada em consideração, pois percebemos que as distinções entre o rolar 'atípico' (por exemplo, com hiperextensão de pescoço e tronco) e rolar 'típico' não podem ser avaliadas confiavelmente.

0 = não mostra o rolar, pois o lactente prefere mudar de posição no espaço por meio do arrastar/engatinhar (item 29: escores 3 ou 4), arrastando-se sentado ou andando

1 = nenhuma tentativa de rolar ou virar, e não é capaz de passar para sentado ou arrastar/engatinhar

2 = rola para o lado unilateralmente D/E

3 = rola para o lado bilateralmente

4 = rola unilateralmente para supino D/E

5 = rola bilateralmente para supino

Escore 0 O lactente não mostra o rolar porque ele tem a capacidade de passar para sentado, arrastar/engatinhar ou andar. Arrastar-se indica o deslocar-se sobre o abdômen ou engatinhar com o abdômen livre da superfície de apoio (item 29: escore 3 ou 4). Observe que o escore 0 não implica em um escore pior do que o escore de 1 a 4; simplesmente denota que o escore não é levado em consideração no cálculo dos escores do IMP.

Escore 1 O lactente não mostra tentativas de virar ou rolar e não é capaz de passar para sentado, arrastar/engatinhar ou andar.

Escore 2 O lactente rola unilateralmente de prono para o lado. O rolar não resulta na posição supina. O lado para o qual o lactente rola é registrado: D = direito e E = esquerdo.

Escore 3 O lactente rola de prono para o lado esquerdo e de prono para o lado direito. O rolar não resulta na posição supina.

Escore 4 O lactente rola unilateralmente de prono para supino (Figura 5.13). O lado para o qual o lactente rola é registrado: D = direito e E = esquerdo.

Escore 5 O lactente rola bilateralmente (isto é, sobre o lado esquerdo e sobre o lado direito) de prono para supino.

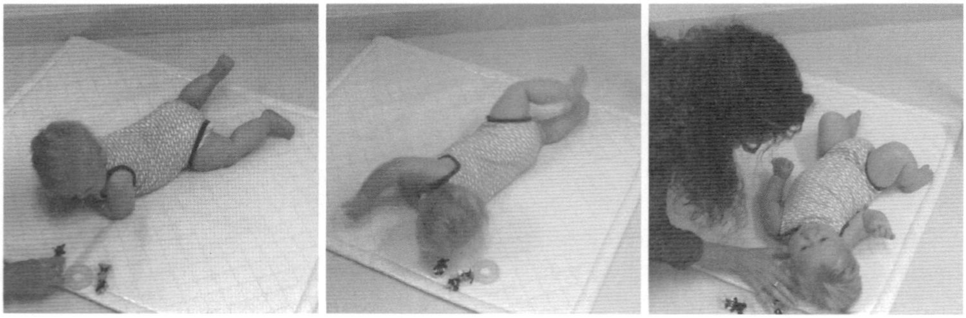

Figura 5.13 Lactente aos cinco meses rola sobre o lado esquerdo de prono para supino (item 31).

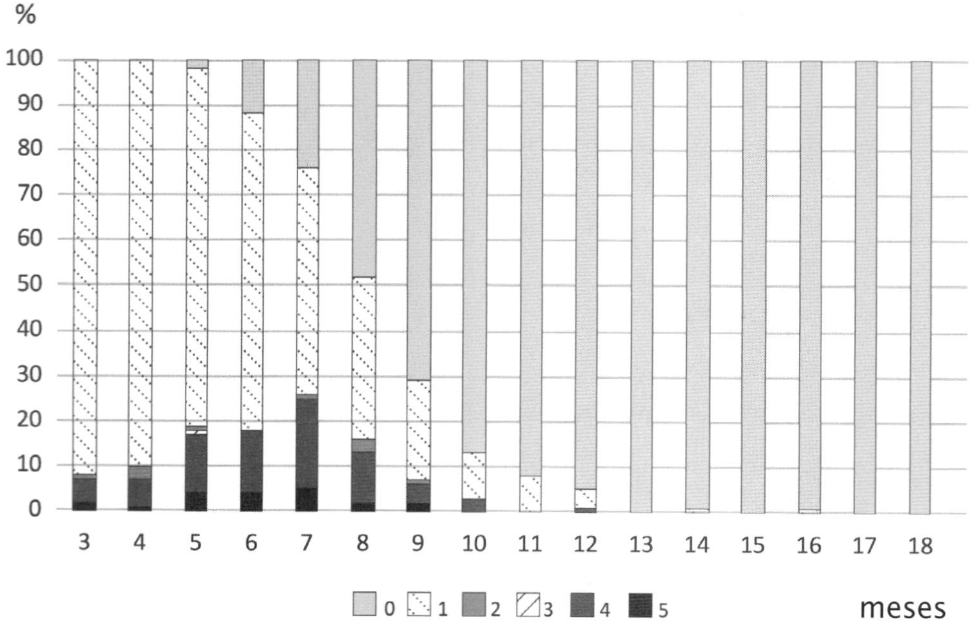

Figura 5.14 Desenvolvimento do rolar de prono para supino na população normativa (item 31). Cada barra representa 100 lactentes. Os números nas legendas denotam os escores do item.

A Figura 5.14 mostra o desenvolvimento do rolar de prono para supino na população normativa. Dos três aos quatro meses, 7% dos lactentes são capazes de rolar de prono para supino; dos cinco aos sete meses, 17% a 25% dos lactentes são capazes de realizar essa ação, de forma unilateral ou bilateralmente. Depois disso, a proporção de lactentes que têm maneiras alternativas de se mover no espaço aumenta gradualmente tornando o rolar de prono para supino uma estratégia de movimento pouco utilizada.

32. Variação do arrastar/engatinhar (V)

O repertório de movimentos de arrastar/engatinhar (ou seja, os movimentos usados durante o arrastar sobre o abdômen e o engatinhar sobre as mãos e joelhos) (item 29: escores 3 e 4) é avaliado.

O tamanho do repertório de movimentos de ambos os lados do corpo é levado em consideração (Vídeo 5.10). Isso implica a presença de um repertório de movimento típico de um lado do corpo em combinação com um repertório limitado do outro lado resultar na classificação de 'variação insuficiente'.

0 = não mostra progressão em prono (item 29: escore 1 ou 2)

1 = variação insuficiente

2 = variação suficiente

Escore 0 O lactente não mostra progressão em prono. Isso significa que o lactente permanece imóvel, apresenta movimentos de pré-engatinhar sem deslocamento do corpo ou apresenta movimentos de pivoteio; o lactente recebeu escore 1 ou 2 no item 29. Observe que escore 0 não implica em um escore pior do que o escore 1 ou 2; simplesmente denota que o escore não é levado em consideração no cálculo dos escores do IMP.

Escore 1 O lactente mostra apenas um repertório limitado de movimentos de arrastar/engatinhar em um número limitado de combinações de movimentos do pescoço, tronco, braços e/ou pernas. Um exemplo são os movimentos de engatinhar, nos quais a cintura pélvica se move em bloco em combinação com a flexão lateral do tronco.

Escore 2 O lactente mostra arrastar/engatinhar com várias combinações de movimentos do pescoço, tronco, braços e/ou pernas.

33. Adaptabilidade do arrastar/engatinhar (A)

A adaptabilidade do arrastar/engatinhar se refere à habilidade do lactente em selecionar os movimentos de arrastar/engatinhar mais apropriados e eficientes em cada situação (ver Vídeo 5.11).

Se o lactente usa várias formas de arrastar (sobre o abdômen) e engatinhar (sobre as mãos e joelhos), o escore é baseado na capacidade geral de selecionar o padrão mais eficiente.

0 = não mostra progressão em prono (item 29: escore 1 ou 2)

Maioria dos movimentos:

1 = sem seleção adaptativa

2 = seleção adaptativa

Escore 0 O lactente não mostra progressão em prono. Isso significa que o lactente permanece imóvel, apresenta movimentos de pré-engatinhar sem deslocamento do corpo ou apresenta movimentos de pivotear; o lactente recebe escores 1 ou 2 no item 29. Observe que o escore 0 não implica em um escore pior do que o escore de 1 ou 2; simplesmente denota que o escore não é não levado em consideração no cálculo dos escores do IMP.

Escore 1 Durante a maioria das sequências do arrastar/engatinhar, o lactente não seleciona estratégias de movimento específicas e eficientes do seu repertório. Em geral, o lactente explora várias estratégias de arrastar/engatinhar. O escore 1 também é atribuído se o lactente tiver um repertório motor que consiste em apenas um padrão motor estereotipado.

Escore 2 Durante a maioria das sequências do arrastar/engatinhar, o lactente seleciona estratégias específicas e eficientes de arrastar/engatinhar do repertório disponível; as estratégias se adaptam às situações específicas. Um pré-requisito para a seleção adaptativa é que o repertório consista em mais de uma estratégia motora.

A Figura 5.15 mostra o desenvolvimento da adaptabilidade do engatinhar na população normativa. A habilidade do arrastar sobre o abdômen ou engatinhar sobre mãos e joelhos, surge aos cinco meses, mas o engatinhar adaptativo surge primeiro aos oito meses. Nessa idade, 8% dos lactentes apresentam o arrastar/engatinhar adaptativo. A proporção de lactentes que apresentam o arrastar/engatinhar adaptativo aumenta gradualmente com o aumento da idade. Aos 14 meses, sua prevalência estabiliza em 81% a 86%. Isso sugere que 15% a 20% dos lactentes não desenvolvem movimentos adaptativos do arrastar/engatinhar, pelo menos não até os 18 meses de idade.

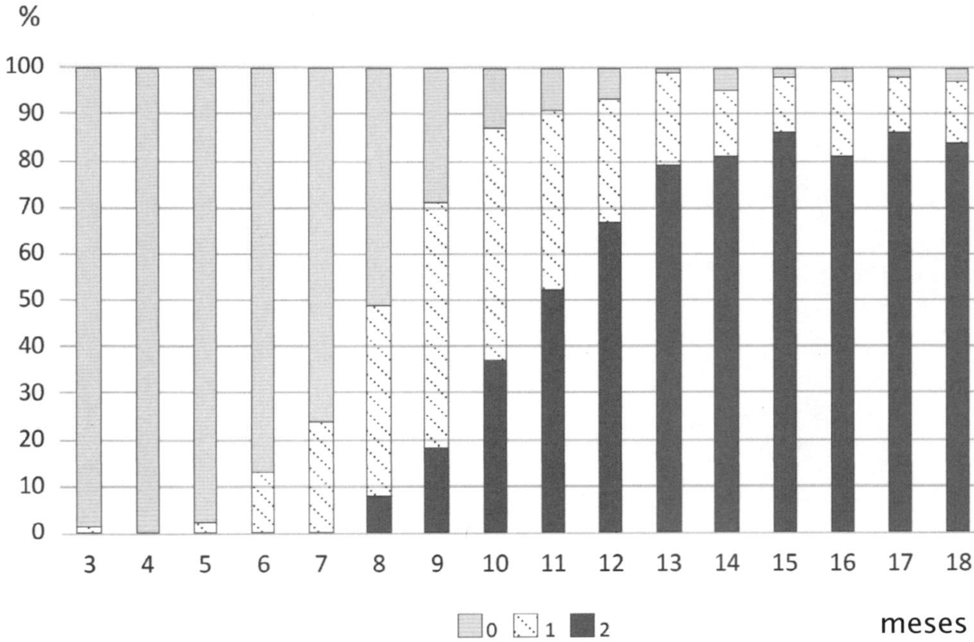

Figura 5.15 Desenvolvimento da adaptabilidade do arrastar/engatinhar na população normativa (item 33). Cada barra representa 100 lactentes. Os números nas legendas indicam os escores do item.

CAPÍTULO 6
AVALIAÇÃO DO COMPORTAMENTO MOTOR NA POSIÇÃO SENTADA

Este capítulo contém a descrição dos itens do IMP avaliados na posição sentada. O sentar no chão ou em um colchonete no chão é avaliado em todos os lactentes; a avaliação nessa posição não pode ser ignorada. Em lactentes jovens, o sentar implica em sentar com apoio; em lactentes mais velhos, o sentar independente é avaliado. Colocar lactentes que não conseguem sentar independentemente em uma posição sentada com apoio não tem impacto negativo sobre o desenvolvimento do lactente. Mais do que isso, as evidências indicam que colocar lactentes que não conseguem sentar independentemente em uma posição sentada com apoio, a fim de desafiar suas habilidades posturais, está associado a um efeito favorável no desenvolvimento motor (Hadders-Algra et al., 1997; Dirks et al., 2016).

PROCEDIMENTOS

O comportamento motor espontâneo do lactente enquanto sentado é avaliado por vários minutos, dependendo da idade e das habilidades funcionais do lactente (Vídeo 6.1). Conforme mencionado anteriormente, o sentar é avaliado no chão ou em um colchonete no chão. Não é avaliado em uma cadeira, banqueta, banco ou colo do cuidador. Lactentes jovens ou lactentes com comprometimento neurológico que não conseguem se transferir para o sentado independentemente são colocados na posição sentada por meio da manobra de tracionado para sentar: o lactente, deitado na posição supina é tracionado para sentar por uma tração suave em ambos os punhos. Se o lactente tiver uma pobre capacidade de equilíbrio da cabeça, a examinadora realiza a manobra de tracionar com uma das mãos, deixando a sua outra mão livre para guiar os movimentos da cabeça do lactente. Se o lactente apresentar hiperextensão do pescoço, tronco ou quadris durante o tracionado para sentar, a examinadora também realiza a manobra de tracionar com uma das mãos, deixando a sua outra mão livre para aplicar alguma pressão na região púbica do lactente.

Para um lactente que não é capaz de sentar independentemente, o comportamento motor da cabeça é avaliado primeiro. A avaliadora oferece suporte no tronco do lactente colocando as mãos logo abaixo de suas axilas e presta atenção aos movimentos da cabeça do lactente. O suporte da cabeça só é fornecido quando o controle da cabeça é severamente limitado. Quando o lactente não mostra movimentos espontâneos da cabeça em todas as direções, a avaliadora elicita movimentos da cabeça pela apresentação do seu rosto ou de um brinquedo atrativo.

Em seguida, o comportamento sentado é testado. Se o lactente requerer pouco suporte externo para permanecer na posição sentada, a habilidade do lactente em sentar independentemente é avaliada: a examinadora gentilmente remove as suas mãos de suporte do lactente e observa o comportamento subsequente. Se o lactente cair, a examinadora evita a queda segurando-o. O lactente é reposicionado em uma posição sentada adequada, e o procedimento de retirada das mãos de suporte é repetido várias vezes. Para orientar a atenção do lactente para a frente, pode ser útil colocar um objeto interessante no chão à sua frente ou eixa-lo segurar um objeto em suas mãos. Isso auxilia na avaliação do sentar, particularmente em lactentes com tendência a hiperestender o pescoço e o tronco.

Se o lactente for capaz de sentar independentemente, a posição sentada padrão consiste em sentar sobre as nádegas, na chamada 'posição com as pernas estendidas' (*long-leg sitting*), com ou sem alguma abdução das pernas. O comportamento sentado é avaliado pela apresentação de brinquedos em vários locais. Primeiro, os brinquedos são apresentados à frente do lactente a uma curta distância. Se o lactente for capaz de apreender esses brinquedos, estes são apresentados um pouco mais distantes. Eles são apresentados ao alcance em várias distâncias e em várias direções – isto é, parcialmente para a frente, lateral e parcialmente atrás em ambos os lados do corpo e em várias alturas (na superfície de apoio, altura do ombro, acima da altura do ombro). A apresentação do brinquedo em vários locais tem como objetivo avaliar o tamanho do repertório de posturas e movimentos quando sentado, incluindo a rotação do tronco (variação) e a habilidade de adaptar o sentar às especificidades da situação (adaptabilidade). Para elicitar a rotação do tronco, objetos interessantes são colocados à meia distância atrás do lactente, no chão ou um pouco acima (a altura máxima é a linha do mamilo), ou solicita-se ao cuidador atrair a atenção do lactente.

O comportamento sentado de lactentes que são capazes de sentar e transferir-se para sentado independentemente é observado durante a atividade motora espontânea enquanto eles se movem para várias posições, como engatinhar e sentar. Se o lactente adota apenas o sentar em W (isto é, senta entre os joelhos com as pernas em uma forma de W, o que deve creditar para o item 43 'transferindo-se para a posição sentada'), o lactente também precisa ser colocado sentado sobre suas nádegas. Esta posição é obrigatória para os itens 36 ('habilidade do sentar') e 37 ('postura do tronco quando sentado independentemente').

Para lactentes que podem sentar independentemente, sentar no chão ou no colchonete também é uma boa posição para avaliar o alcance, preensão e manipulação na posição sentada como um complemento (não como um substituto para!) ao sentar no colo do cuidador (itens 66-74).

34. Controle dos movimentos da cabeça (P)

O controle dos movimentos da cabeça na posição sentada se refere à habilidade do lactente dominar os movimentos da cabeça nessa posição. Basicamente, dois tipos de movimentos da cabeça podem ser distinguidos: (1) movimentos de equilíbrio da cabeça: ou seja, movimentos que objetivam manter a cabeça ereta (esses movimentos são geralmente de pequena amplitude) e (2) movimentos da cabeça direcionados à tarefa: isto é, movimentos para virar a cabeça em várias direções.

O controle dos movimentos da cabeça é avaliado na posição sentada com apoio para lactentes que não conseguem sentar independentemente; em lactentes que dominam a habilidade de sentar independente, o controle dos movimentos da cabeça é avaliado no sentar sem suporte. Quando o lactente mostra nenhum ou poucos movimentos espontâneos da cabeça, e ainda não está claro até que ponto ele é capaz de controlar os movimentos da cabeça, movimentos específicos da cabeça são elicitados. As habilidades do lactente podem não ser claras: por exemplo, quando sua cabeça está preferencialmente virada para um lado. Os movimentos da cabeça podem ser elicitados pela apresentação do rosto da examinadora ou de brinquedos atrativos ao lactente em diferentes posições para virar a cabeça (Vídeo 6.1).

1 = não controla os movimentos da cabeça

2 = controla os movimentos da cabeça de forma limitada

3 = controla os movimentos da cabeça

Escore 1 O lactente não eleva a sua cabeça contra a gravidade na posição sentada. Isso significa que a cabeça também pende para baixo (para um lado, para a frente ou para trás) ou é tracionado para trás em hiperextensão estereotipada (Figura 6.1A).

Escore 2 O lactente mostra alguma capacidade de elevar e virar a sua cabeça e de mantê-la em um número limitado de posições, mas ele não é totalmente capaz de virar a sua cabeça em todas as direções e não pode mantê-la em qualquer posição desejada. A capacidade limitada de controlar os movimentos da cabeça geralmente é acompanhada por movimentos oscilantes da cabeça (Vídeo 6.1).

Escore 3 O lactente mantém a sua cabeça ereta, vira a cabeça em qualquer direção e a mantém em qualquer posição desejada; um pequeno movimento oscilatório da cabeça que ocorre ocasionalmente pode estar presente (Figura 6.1B, Vídeo 6.1).

Observação: o 'controle dos movimentos da cabeça' é baseado na performance geral enquanto sentado; isso significa que, neste item, o princípio geral do domínio da performance (P) 'pontuar a melhor performance observada' não é aplicado.

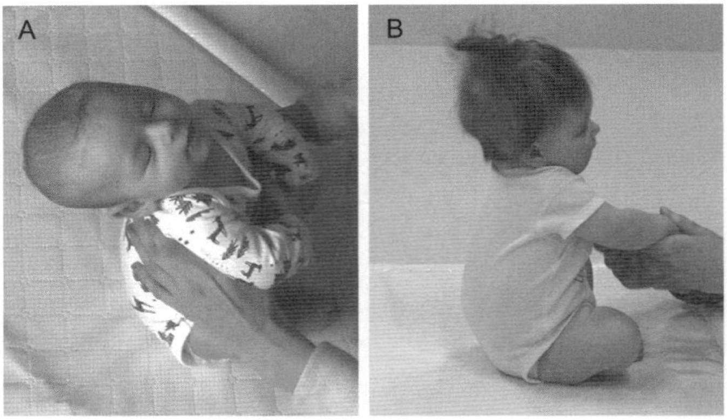

Figura 6.1 Controle dos movimentos da cabeça (item 34). (A) Lactente aos três meses, que não controla os movimentos da cabeça; (B) lactente aos cinco meses, que controla os movimentos da cabeça.

A Figura 6.2 mostra o desenvolvimento do controle dos movimentos da cabeça na posição sentada na população normativa. Aos três meses, a maioria dos lactentes (86%) controlam os seus movimentos da cabeça de forma limitada, enquanto 3% dos lactentes não controlam os seus movimentos da cabeça, e 11% têm controle total dos movimentos da cabeça. O controle total dos movimentos da cabeça aumenta rapidamente com o aumento da idade: 31% aos quatro meses de idade, 76% aos cinco meses de idade, e 91% aos seis meses de idade são capazes de controlar os movimentos da sua cabeça.

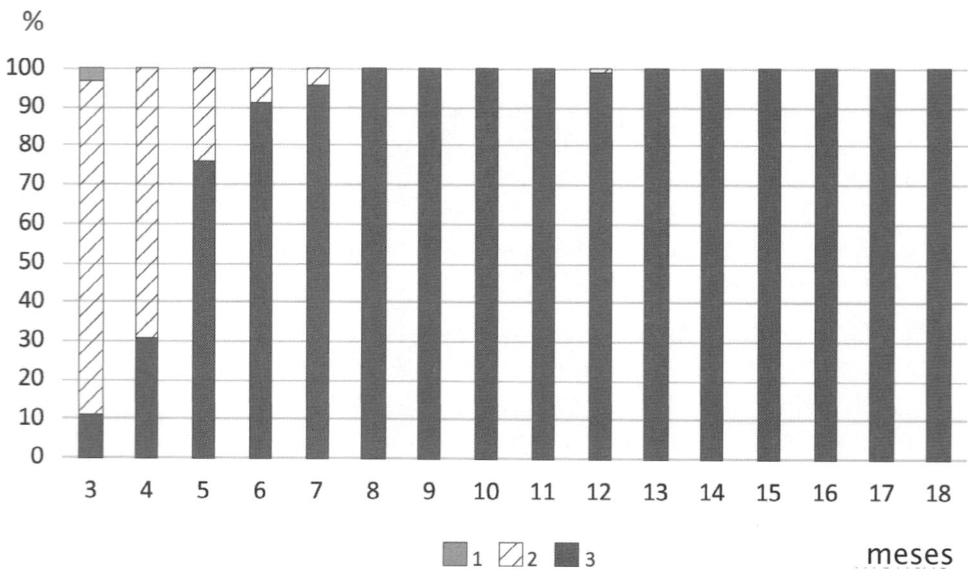

Figura 6.2 Desenvolvimento do controle dos movimentos da cabeça enquanto sentado na população normativa (item 34). Cada barra representa 100 lactentes. Os números nas legendas denotam os escores do item.

35. Posição da cabeça: predominância da posição da cabeça para um lado (S)

A presença de assimetria na posição predominante da cabeça é avaliada (Vídeo 6.2).

1 = forte predominância da posição da cabeça para a D/E

2 = moderada predominância da posição da cabeça para a D/E

3 = leve ou nenhuma predominância da posição da cabeça para um lado

Escore 1 O lactente mantém a sua cabeça virada para o lado praticamente o tempo todo. A apresentação de um rosto ou brinquedo interessante não elicita movimentos de virar a cabeça cruzando a linha média para o lado contralateral: D = direito e E = esquerdo.

Escore 2 O lactente mantém sua cabeça virada substancialmente por mais tempo para um lado do que para o outro. O escore 2 implica, não obstante a dominância da cabeça ser virada em uma direção, virar a cabeça cruzando a linha média pode ser elicitado apresentando um rosto ou brinquedo interessante nessa direção: D = direito e E = esquerdo.

Escore 3 A cabeça é virada para o lado direito e esquerdo igualmente ou quase igualmente, ou é mantida na linha média.

Figura 6.3 mostra que aos três meses, 28% dos lactentes têm preferência pela posição da cabeça para um lado, incluindo 7% tendo uma posição da cabeça fortemente predominante.

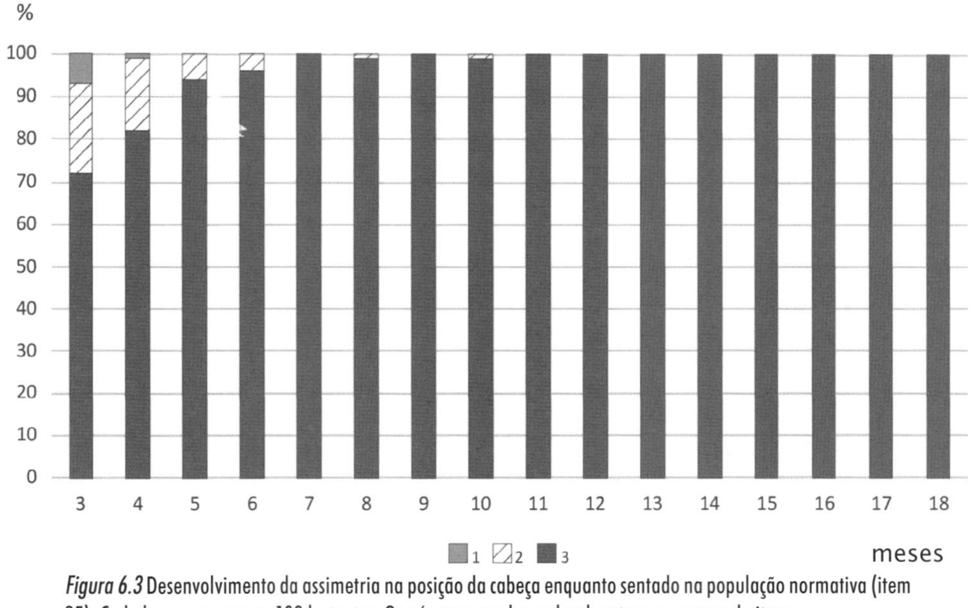

Figura 6.3 Desenvolvimento da assimetria na posição da cabeça enquanto sentado na população normativa (item 35). Cada barra representa 100 lactentes. Os números nas legendas denotam os escores do item.

Com o aumento da idade, a prevalência de posição assimétrica da cabeça enquanto sentado diminui rapidamente para 4% aos seis meses e 0% aos sete meses.

36. Habilidade do sentar (P)

Os lactentes que são capazes de sentar independentemente são colocados na posição sentada (sobre suas nádegas) ou podem adotar espontaneamente a posição sentada. Os lactentes que não são capazes de sentar independentemente são colocados na posição sentada e recebem suporte postural suficiente para que o lactente seja capaz de mostrar suas capacidades posturais (ver a seção de procedimentos na introdução do capítulo; Vídeo 6.3). Lactentes que espontaneamente apenas se sentam entre os joelhos com as pernas na forma de W são colocados sobre suas nádegas.

1 = não senta independentemente

2 = senta com extrema flexão da pelve (abdômen tocando as coxas), com apoio nos braços; não senta ereto

3 = senta independentemente por mais de cinco segundos; não transfere o peso

4 = senta independentemente, é capaz de transferir o peso, mas não mostra ou mostra pequena rotação de tronco

5 = senta independentemente, é capaz de transferir o peso e rodar o tronco

Escore 1 O lactente não é capaz de sentar independentemente.

Escore 2 O lactente tem capacidade mínima para sentar sem ajuda. Ele só consegue se sentar com extrema flexão pélvica, com o abdômen tocando suas coxas e seus braços apoiados no chão (Figura 6.4A). O lactente é colocado nessa posição pela examinadora. Para passar no item, o lactente precisa manter essa posição por pelo menos cinco segundos. O lactente não é capaz de sentar ereto ou sem apoio dos braços.

Escore 3 O lactente senta independentemente e mais ou menos ereto por pelo menos cinco segundos antes de perder o equilíbrio; o lactente não pode ser deixado sozinho enquanto sentado sobre as nádegas. Sentar independente implica ser capaz de sentar com ou sem apoio de braços e mãos. O escore 3 também é atribuído a um lactente que é capaz de sentar independentemente por mais de cinco segundos, mas é incapaz de transferir o peso sem perder o equilíbrio.

Escore 4 O lactente senta independentemente sobre suas nádegas e é capaz de transferir o peso, mas não mostra rotação do tronco ou mostra rotação do tronco menor que 40 graus (Figura 6.4B). O lactente pode ser deixado sozinho sentado sobre suas nádegas.

Escore 5 O lactente senta independentemente sobre suas nádegas e é capaz de transferir o peso e rotacionar o tronco por pelo menos 40 graus enquanto alcança os brinquedos em várias direções, em várias distâncias, e em várias alturas (Figura 6.4C). A clara observação da rotação do tronco para um dos lados é suficiente para pontuar o escore 5. A rotação do tronco só é creditada quando realizada sem apoio do braço.

Observação: lactentes que não têm a capacidade de rotacionar o tronco enquanto estão sentados são frequentemente capazes de rodar na direção dos brinquedos usando movimentos pélvicos e/ou das pernas. Para pontuar o escore 5, as rotações devem estar presentes no tronco.

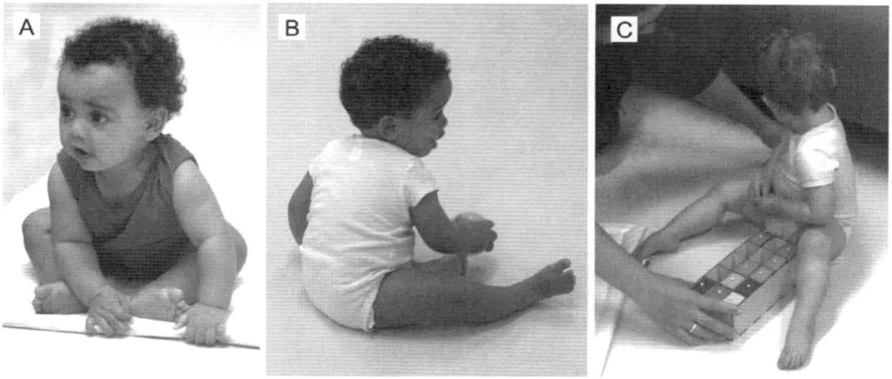

Figura 6.4 Habilidade do sentar (item 36). (A) Menino aos seis meses de idade senta com extrema flexão pélvica e apoio dos braços no chão; (B) menino aos 12 meses de idade senta independentemente, mas mostra rotação de tronco limitada; (C) menina aos 12 meses de idade, senta independentemente e é capaz de rotacionar o tronco $\geq$ 40 graus.

Figura 6.5 mostra o desenvolvimento da habilidade do sentar na população normativa. Alguns lactentes conseguem sentar independentemente por mais de cinco segundos antes dos seis meses de idade. Aos seis meses, 25% dos lactentes alcançaram essa habilidade, incluindo 6% que também conseguem transferir o peso quando sentados. A habilidade de sentar independentemente com transferência de peso – com ou sem rotação – aumenta gradualmente: 12% aos 7 meses de idade, 42% aos 8 meses de idade, 82% aos 9 meses de idade e mais de 90% dos lactentes com pelo menos 10 meses alcançaram essa habilidade. A rotação do tronco de pelo menos 40 graus surge aos 8 meses; a partir dos 10 meses, é demonstrado por 30% a 50% dos lactentes.

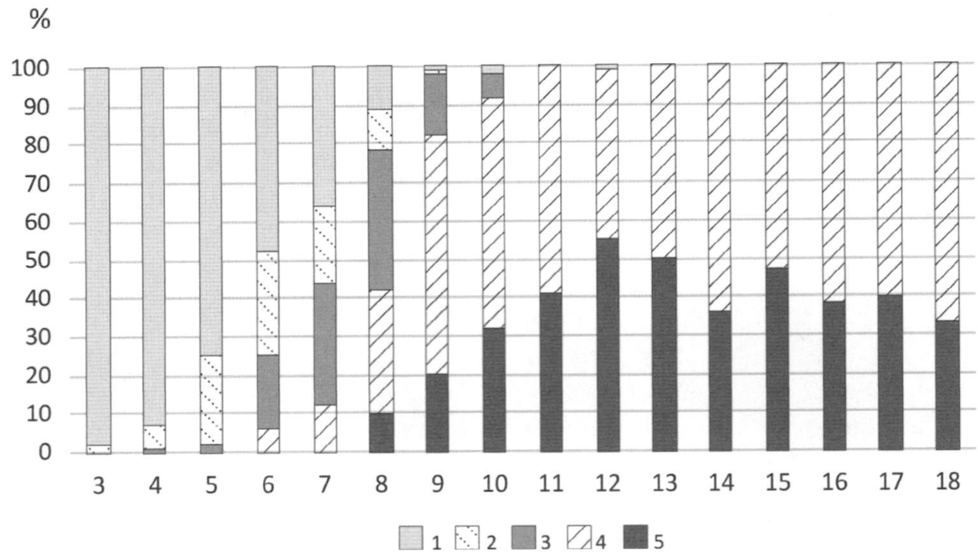

Figura 6.5 Desenvolvimento da habilidade do sentar na população normativa (item 36). Cada barra representa 100 lactentes. Os números nas legendas denotam os escores do item.

37. Postura do tronco enquanto sentado independentemente (P)

Observa-se o comportamento sentado durante o sentar independente. A melhor postura sentada durante a avaliação é registrada. A melhor postura sentada não é necessariamente a que ocorre com mais frequência.

Este item só pode ser avaliado se o lactente mostrar alguma forma do sentar independente: isto é, se ele pontuou pelo menos escore 3 no item 36. Para uma avaliação adequada da postura do tronco quando sentado, o lactente precisa sentar sobre suas nádegas na chamada *long-legs sitting* (posição com as pernas estendidas).

0 = não senta independentemente (item 36: escore 1 ou 2)

1 = tronco arredondado

2 = tronco ereto

Escore 0 O lactente não é capaz de sentar independentemente; o lactente recebeu escore 1 ou 2 no item 36. Observe que o escore 0 não implica um escore pior do que o escore 1 ou 2; simplesmente denota que o escore não é levado em consideração no cálculo dos escores do IMP.

Escore 1 O lactente senta com o tronco arredondado (Figura 6.6A, B). Isso significa uma postura colapsada e *floppy* ou sentado no 'sacro': isto é, sentar com a pelve reclinada e o tronco flexionado (Van Der Heide et al., 2005). Os lactentes que mostram o 'sentado no sacro' durante o *long-legs sitting* tendem a compensar a postura 'sacral' com flexão dos joelhos. Isso significa que se deve prestar atenção à flexão do joelho, pois isso pode mascarar a posição de se sentar no 'sacro'. Os lactentes que se sentam espontaneamente apenas entre os joelhos com as pernas na forma de W sempre recebem escore 1.

Escore 2 O lactente senta com o tronco ereto, com ou sem lordose lombar evidente (Figura 6.6C).

Figura 6.7 mostra o desenvolvimento da postura do tronco quando sentado independentemente na população normativa. Aos seis meses de idade, 25% dos lactentes podem sentar independentemente por pelo menos cinco segundos; 44% desses lactentes sentam com o tronco ereto.

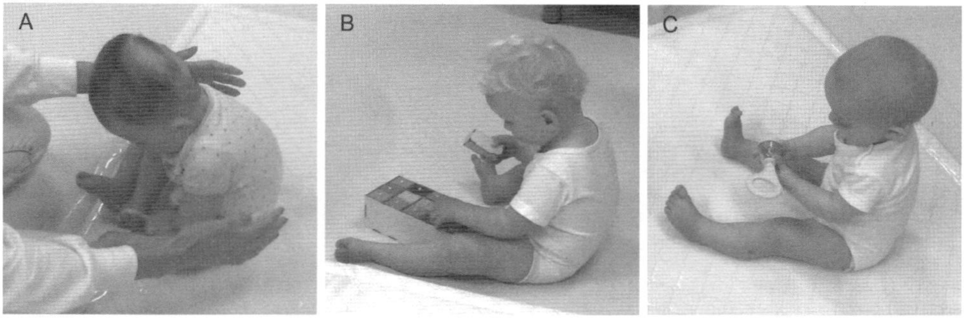

Figura 6.6 Postura do tronco durante o sentar independente (item 37). (A) Lactente aos oito meses com o tronco arredondado; (B) lactente aos 14 meses com o tronco arredondado; (C) lactente aos nove meses com o tronco ereto.

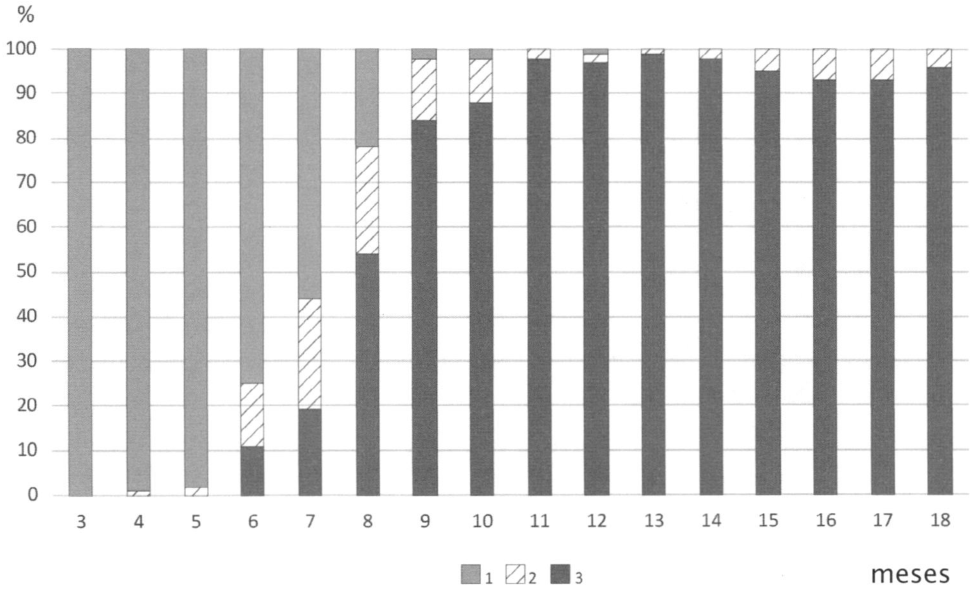

Figura 6.7 Desenvolvimento da postura do tronco quando sentado independentemente na população normativa (item 37). Cada barra representa 100 lactentes. Os números nas legendas denotam os escores do item.

A habilidade de sentar com o tronco ereto aumenta gradualmente com o aumento da idade: aos oito meses, cerca de metade dos lactentes sentam com o tronco ereto; aos nove meses, 84% dos lactentes conseguem; e a partir dos 11 meses, mais de 90% dos lactentes conseguem.

38. Postura do tronco e pernas enquanto sentado: presença de assimetria (S)

A presença de assimetria nas posturas do tronco e das pernas enquanto sentado sobre as nádegas sem suporte é avaliada (Vídeo 6.4). Para os lactentes que não conseguem sentar sem ajuda, a presença do suporte pelas mãos da examinadora interfere na avaliação da assimetria de tronco, impossibilitando a avaliação deste item.

0 = não senta independentemente (item 36: escore 1 ou 2)

1 = forte assimetria, pior lado D/E

2 = moderada assimetria, pior lado D/E

3 = leve ou nenhuma assimetria

Escore 0 O lactente não consegue sentar independentemente; o lactente recebeu escore 1 ou 2 no item 36. Observe que o escore 0 não implica um escore pior do que o escore 1 ou 2; simplesmente denota que o escore não é levado em consideração no cálculo dos escores do IMP.

Escore 1 O lactente mostra forte assimetria nas posturas do tronco ou, também, das pernas enquanto sentado. Por exemplo, o lactente colapsa constantemente para um lado, ou uma perna mostra consistentemente um claro comportamento estereotipado, incluindo, por exemplo, flexão plantar do tornozelo e dedos dos pés em garra ou dorsiflexão estereotipada do hálux. O pior lado é o lado com as posturas estereotipadas das pernas ou o lado em que o lactente colapsa: D = direito e E = esquerdo.

Escore 2 O lactente mostra moderada assimetria nas posturas do tronco e das pernas enquanto sentado. O lactente mostra as posturas descritas no escore 1, mas também mostra algumas outras posturas. O pior lado é o lado com posturas estereotipadas de perna ou o lado em que o lactente colapsa: D = direito e E = esquerdo.

Escore 3 Leve ou nenhuma assimetria nas posturas do tronco e das pernas estão presentes enquanto sentado.

39. Postura e movimentos dos membros superiores na posição sentada com ou sem apoio: presença de assimetria (S)

A presença de assimetria na postura e nos movimentos dos membros superiores durante o sentado com ou sem apoio é avaliada (Vídeo 6.5). O lactente pode sentar sobre suas nádegas, ou ele pode sentar entre os joelhos com as pernas na forma de W. Esse item não é avaliado em lactentes que só conseguem sentar independentemente de forma limitada (ver escore 0).

0 = senta independentemente de forma limitada (item 36: escore 2 ou 3)

1 = forte assimetria, pior lado D/E

2 = moderada assimetria, pior lado D/E

3 = leve ou nenhuma assimetria

Escore 0 O lactente consegue sentar independentemente de forma limitada, o que implica ele sentar com extrema flexão da pelve com os braços apoiados no chão (item 36: escore 2) ou é capaz de sentar independentemente, mas não consegue transferir o peso (item 36: escore 3). O escore 0 não é levado em consideração no cálculo dos escores do IMP. Observação: o escore 0 não é atribuído quando o item 36 é pontuado 1.

Escore 1 O lactente mostra forte assimetria na postura e movimentos dos membros superiores enquanto sentado. Por exemplo, o lactente mostra uma flexão estereotipada dos cotovelos com ou sem as mãos fechadas ou uma diferença consistente no envolvimento dos braços na atividade manual de brincar e no suporte postural, e o lactente não mostra ou mostra apenas, excepcionalmente, outras posturas do braço. Em fortes assimetrias, o braço menos funcional participa menos das atividades manuais e do suporte: D = direito e E = esquerdo.

Escore 2 O lactente mostra uma moderada assimetria na postura e movimentos dos membros superiores enquanto sentado. Por exemplo, o lactente frequentemente mostra uma das mãos fechada ou uma diferença marcante no envolvimento dos braços no suporte postural e também mostra outras posturas do braço. Os lactentes com moderada assimetria na atividade do braço costumam usar o pior lado para suporte postural, enquanto a parte contralateral é usada para atividades manuais. Isso, entretanto, não é uma lei dos Medos e Persas: D = direito e E = esquerdo.

Escore 3 O lactente mostra leve ou nenhuma assimetria na postura e nos movimentos dos braços e mãos enquanto sentado: por exemplo, o lactente pode mostrar ocasionalmente uma das mãos fechada ou uma mínima diferença no envolvimento dos braços no suporte postural.

40. Uso dos braços para atividades voluntárias (P)

Este item aborda o grau em que o lactente é capaz de usar os braços para atividades voluntárias enquanto sentado independentemente. O item só pode ser avaliado se o lactente apresentar alguma forma do sentar independente, ou seja, se apresentar no mínimo escore 3 no item 36.

0 = não senta independentemente (item 36: escore 1 ou 2)

1 = usa um ou dois braços para suporte postural, não usa braços para atividades voluntárias

2 = usa um braço para suporte postural, usa o outro para atividades voluntárias

3 = usa ambos os braços para atividades voluntárias, não precisa dos braços para suporte postural

Escore 0 O lactente não é capaz de sentar independentemente; o lactente pontuou 1 ou 2 no item 36. Observe que o escore 0 não implica em um escore pior do que o escore 1 ou 2; simplesmente denota que o escore não é levado em consideração no cálculo dos escores do IMP.

Escore 1 O lactente é capaz de sentar independentemente por pelo menos cinco segundos (item 36: escore 3) e usa um ou dois braços para suporte postural. O braço ou braços não são usados para atividades voluntárias como brincar com brinquedos.

Escore 2 O lactente usa um braço para suporte postural enquanto sentado e usa o outro braço e mão para atividades voluntárias como brincar com brinquedos.

Escore 3 O lactente usa ambos os braços arbitrariamente para atividades voluntárias, como brincar com brinquedos, e não precisa dos braços e mãos para suporte postural enquanto sentado.

A Figura 6.8 mostra o desenvolvimento do uso voluntário do braço enquanto sentado independentemente na população normativa. O uso voluntário de um ou dois braços enquanto sentado independentemente surge aos seis meses. A habilidade aumenta rapidamente com o aumento da idade: está presente em 13% aos seis meses de idade, 35% aos sete meses de idade, 62% aos oito meses de idade, e mais de 95% dos lactentes com pelo menos nove meses.

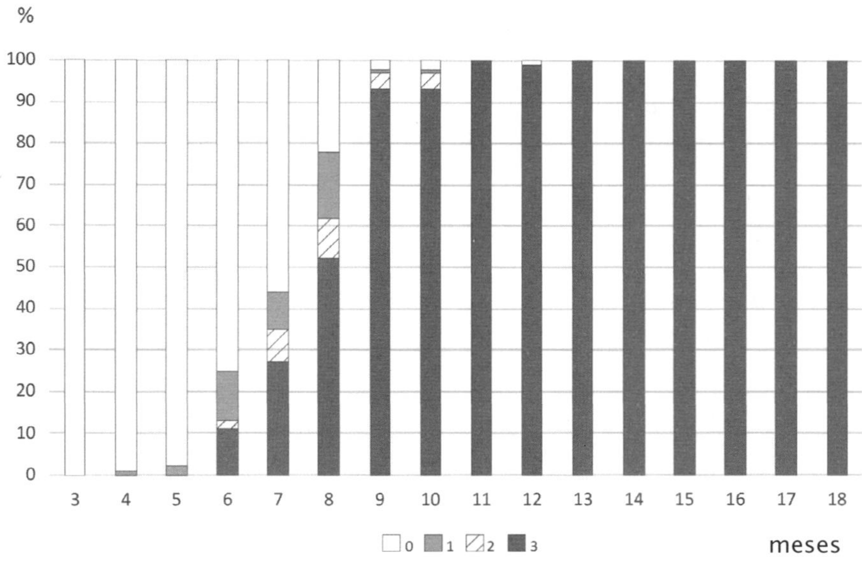

Figura 6.8 Desenvolvimento do uso voluntário dos braços quando sentado independentemente na população normativa (item 40). Cada barra representa 100 lactentes. Os números nas legendas denotam os escores do item.

41. Variação dos movimentos enquanto sentado (V)

O tamanho do repertório dos movimentos enquanto sentado é avaliado (Vídeo 6.7). Os movimentos enquanto sentado implicam pequenos movimentos do pescoço, tronco, pernas e braços usados para variar e ajustar a posição sentada. O item só pode ser avaliado se o lactente apresentar alguma forma do sentar independente, ou seja, se ele apresentar no mínimo escore 3 no item 36.

0 = não senta independentemente (item 36: escore 1 ou 2)

1 = variação insuficiente

2 = variação suficiente

Escore 0 O lactente não é capaz de sentar independentemente; o lactente pontuou 1 ou 2 no item 36. Observe que o escore 0 não implica um escore pior do que o escore 1 ou 2; simplesmente denota que o escore não é levado em consideração no cálculo dos escores do IMP.

Escore 1 O lactente mostra um repertório limitado de movimentos do pescoço, tronco e pernas enquanto sentado em um número limitado de combinações (Figura 6.9). Por exemplo, o lactente senta quase constantemente com o tronco rígido e reto, ou o lactente senta a maior parte do tempo em uma posição colapsada, ou uma ou ambas as pernas mostram posturas estereotipadas. Os lactentes que espontaneamente usam apenas a posição em W para sentar e aqueles que se movem imediatamente para a posição em W quando as examinadoras os colocam sobre suas nádegas também recebem escore 1. A presença de movimentos circulares repetitivos e estereotipados dos punhos e tornozelos ou movimentos de "*flapping*" dos braços enquanto sentado também é considerado uma expressão de variação insuficiente.

Escore 2 O lactente mostra um repertório suficientemente grande de pequenos movimentos do pescoço, tronco e pernas em várias combinações enquanto sentado (Figura 6.10).

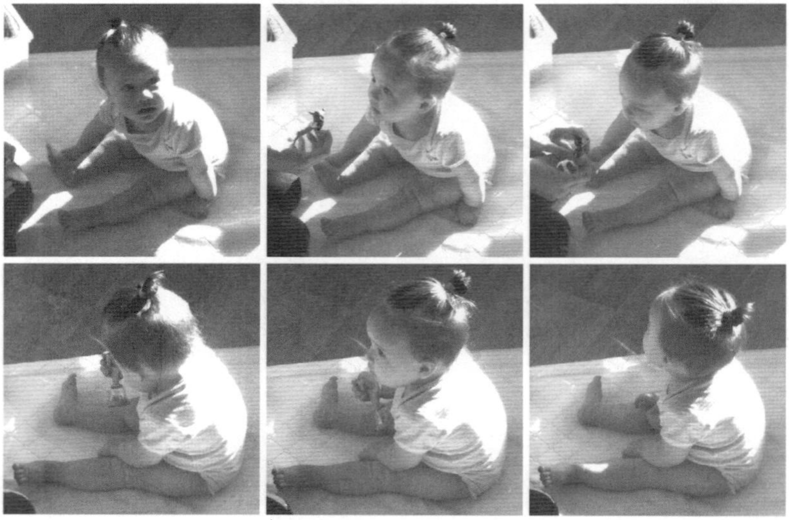

Figura 6.9 Variação insuficiente dos movimentos quando sentado em um lactente aos sete meses (item 41).

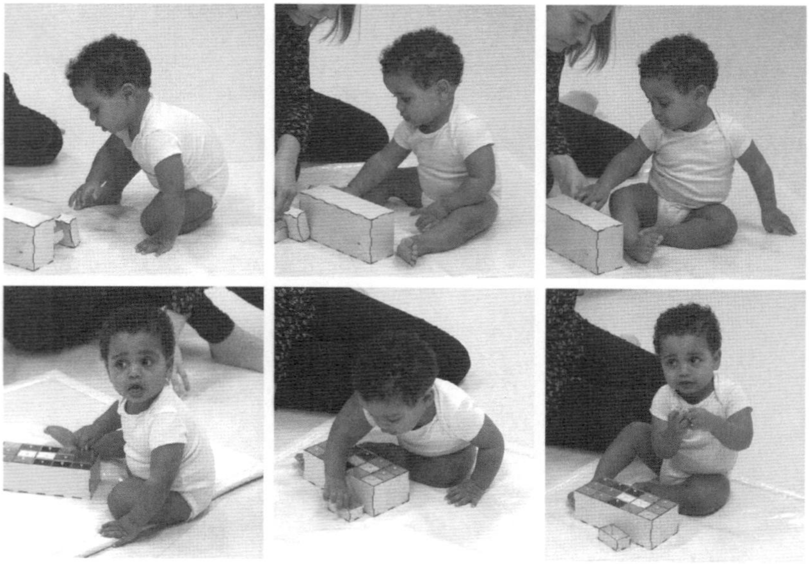

Figura 6.10 Variação suficiente dos movimentos quando sentado em um lactente aos 12 meses (item 41).

42. Adaptabilidade dos movimentos enquanto sentado (A)

A adaptabilidade dos movimentos enquanto sentado se refere à capacidade do lactente em selecionar posturas e movimentos mais adequados e eficientes em cada situação, quando sentado (Vídeo 6.7). O repertório do lactente pode incluir variações do sentado nas nádegas e/ou variações do sentado na posição em W.

O item só pode ser avaliado se o lactente apresentar alguma forma de sentar independente, ou seja, se apresentar no mínimo escore 3 no item 36.

0 = não senta independentemente (item 36: escore 1 ou 2)

Maioria dos movimentos:

1 = sem seleção adaptativa

2 = seleção adaptativa

Escore 0 O lactente não senta independentemente; o lactente recebeu escore 1 ou 2 no item 36. Observe que o escore 0 não implica em um escore pior do que o escore 1 ou 2; simplesmente denota que o escore não é levado em consideração no cálculo dos escores do IMP.

Escore 1 Durante a maioria dos movimentos enquanto sentado, o lactente não seleciona estratégias específicas e eficientes do repertório sentado ajustadas à situação. Em geral, o lactente explora várias estratégias de ajuste com algumas tentativas que levam ao erro. O último pode resultar na perda do equilíbrio sentado. O escore 1 também é atribuído se o lactente possuir um repertório motor que consiste em apenas uma estratégia e se o lactente só for capaz de sentar mais ou menos ereto por alguns segundos (item 36: escore 3).

Escore 2 Durante a maioria dos movimentos enquanto sentado, o lactente seleciona ajustes posturais específicos e eficientes do repertório de ajustes posturais. Isso resulta em um comportamento sentado que é predominantemente integrado ao comportamento de brincar do lactente enquanto sentado. Um pré-requisito para a seleção adaptativa é que o repertório consista em mais de uma estratégia motora.

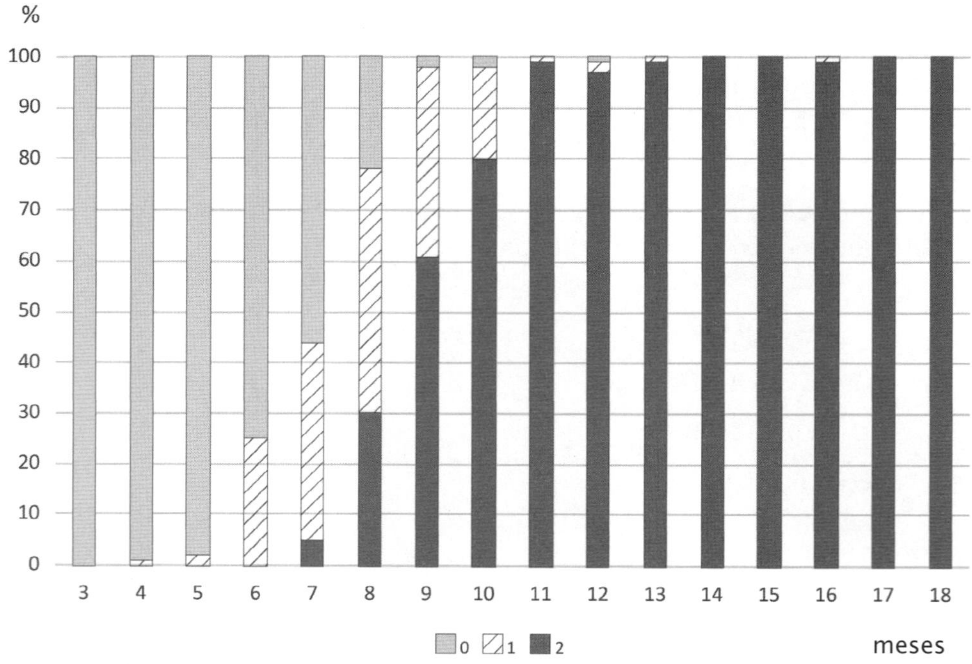

Figura 6.11 Desenvolvimento da adaptabilidade dos movimentos quando sentado na população normativa (item 42). Cada barra representa 100 lactentes. Os números nas legendas denotam os escores do item.

A Figura 6.11 mostra o desenvolvimento da adaptabilidade dos movimentos enquanto sentado na população normativa. A adaptabilidade dos movimentos enquanto sentado surge aos sete meses: uma minoria dos lactentes que são capazes de sentar independentemente usam os movimentos adaptativos. Após sete meses, a proporção de lactentes que mostram movimentos adaptativos enquanto sentado aumenta rapidamente: 30% aos 8 meses de idade mostram movimentos adaptativos enquanto sentado, como 61% aos 9 meses de idade e 80% aos 10 meses de idade. Finalmente, 97% a 100% dos lactentes com pelo menos 11 meses usam movimentos adaptativos enquanto sentado.

43. Colocando-se na posição sentada (P)

Transferir-se para a posição sentada é a ação de passar da posição supina ou prona para a posição sentada no chão ou em um colchonete no chão (Figura 6.12A). Também pode consistir na ação de sentar-se no chão ou em um colchonete no chão a partir da posição em pé (Figura 6.12B). Os lactentes mais jovens só usam uma estratégia para transferir-se de deitado (supino/prono) para sentado; os lactentes mais velhos podem transferir-se de deitado (supino/prono) ou a partir da posição em pé para sentada no chão. Sentar-se sobre as nádegas, sobre os calcanhares ou entre os joelhos com as pernas em forma de W são consideradas posições sentadas neste item (Figura 6.12C, D). O 'semissentado' (Figura 6.13) não é considerado como posição sentada.

1 = não se coloca na posição sentada independentemente

2 = coloca-se na posição sentada independentemente

Escore 1 O lactente não se senta a partir da posição supina ou prona sem a ajuda da examinadora. O lactente também não se senta independentemente a partir da posição em pé.

Escore 2 O lactente se senta independentemente a partir da posição supina, prona ou em pé..

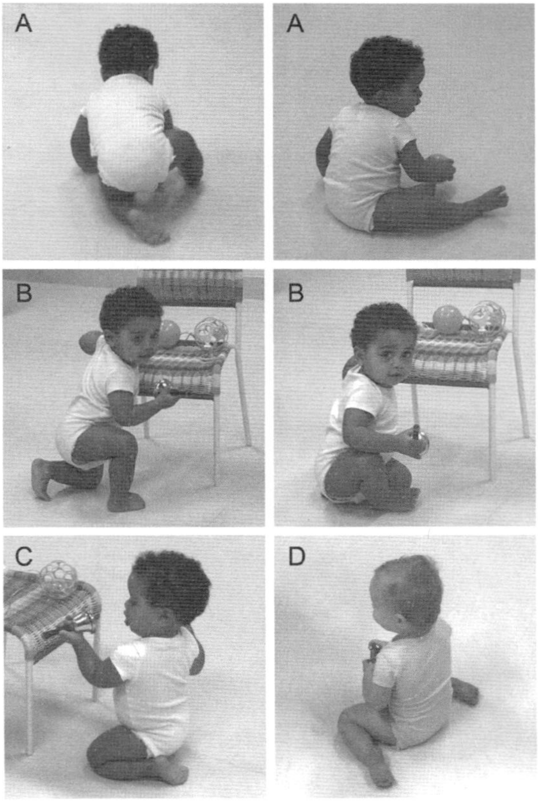

Figura 6.12 Várias maneiras de transferir-se para a posição sentada (item 43). (A) a partir de prono (engatinhando) para sentado; (B) a partir da posição em pé para sentada; (C) sentado sobre os calcanhares; (D) sentado entre os calcanhares na posição em W.

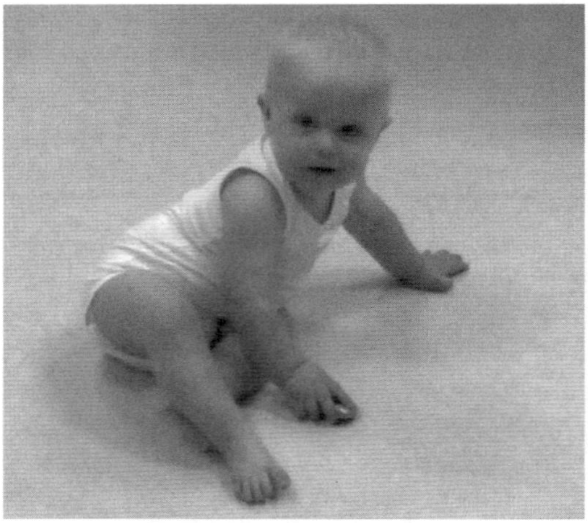

Figura 6.13 Lactente aos oito meses em posição semissentada; essa performance não credita como escore 2 no item 43.

A Figura 6.14 mostra o desenvolvimento de transferir-se para a posição sentada na população normativa. Dos seis aos sete meses, alguns lactentes transferem-se para a posição sentada, e aos oito meses, 14% já alcançaram essa habilidade. Após os oito meses de idade, a habilidade de transferir-se para a posição sentada aumenta rapidamente com o aumento da idade: aos 10 meses, 60% transferem-se para a posição sentada, aos 11 a 12 meses, 84% a 87% o fazem, e em lactentes com idade de pelo menos 13 meses, essa proporção sobe para 98% ou mais.

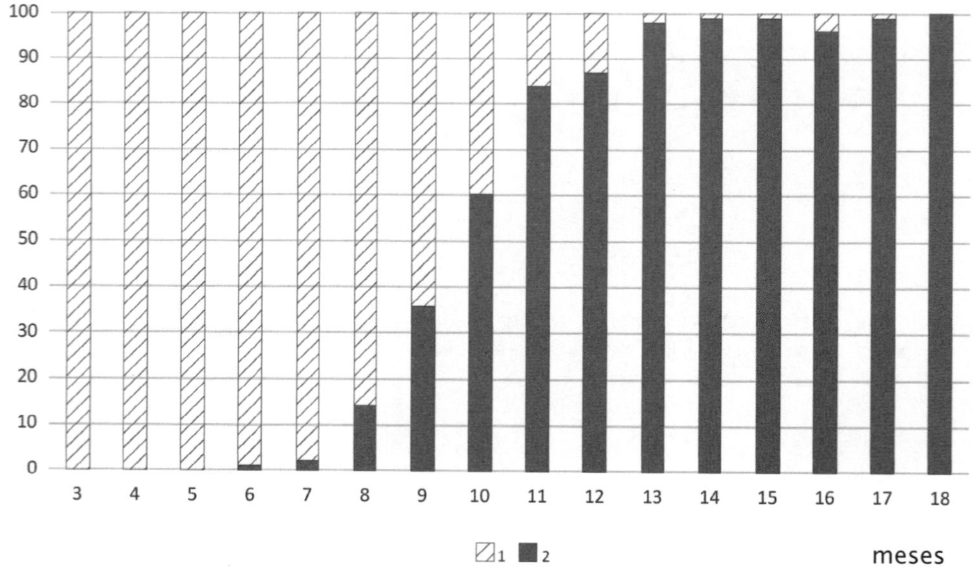

Figura 6.14 Desenvolvimento do transferir-se para a posição sentada na população normativa (item 43). Cada barra representa 100 lactentes. Os números nas legendas denotam os escores do item.

44. Variação ao colocar-se na posição sentada (V)

O tamanho do repertório dos movimentos de transferir-se de deitado (supino/prono) ou da posição em pé para sentada é avaliado (Vídeo 6.8). Sentar-se sobre as nádegas, sobre os calcanhares ou entre os joelhos com as pernas em forma de W são consideradas posições sentadas. A variação de transferir-se para a posição sentada só pode ser avaliada quando o lactente realizou a ação mais de uma vez.

0 = não se coloca ou coloca-se apenas uma vez na posição sentada

1 = variação insuficiente

2 = variação suficiente

Escore 0 O lactente não mostra movimentos de transferir-se de deitado (supino/prono) ou da posição em pé para sentada ou mostra essas atividades apenas uma vez, o que impede a avaliação da variação deste comportamento. Observe que o escore 0 não implica em um escore pior do que o escore 1 ou 2; simplesmente denota que o escore não é levado em consideração no cálculo dos escores do IMP.

Escore 1 O lactente mostra um repertório limitado de estratégias de transferir-se de deitado (supino/prono) ou da posição em pé para sentada, durante os quais as pernas, braços e tronco são utilizados em um número limitado de combinações de movimentos com pouca variação na sequência de movimentos. São exemplos, os movimentos de transferir-se de deitado (supino/prono) para sentado, nos quais a região pélvica do corpo e as coxas são movidas "em bloco" e assimetrias consistentes.

Escore 2 O lactente mostra estratégias de transferir-se de deitado (supino/prono) ou da posição em pé para sentada com várias combinações dos movimentos das pernas, braços e tronco. Além disso, os movimentos são caracterizados pela variação na sequência do movimento.

45. Adaptabilidade ao colocar-se na posição sentada (A)

A adaptabilidade do comportamento de transferir-se de deitado (supino/prono) ou da posição em pé para sentado se refere à habilidade do lactente em selecionar os movimentos mais apropriados e eficientes de transferir-se de deitado (supino/prono) ou da posição em pé para sentada em cada situação (Vídeo 6.9). A adaptabilidade de transferir-se para a posição sentada só pode ser avaliada quando o lactente realizou a ação mais de uma vez. Sentar-se sobre as nádegas, sobre os calcanhares ou entre os joelhos com as pernas em forma de W são consideradas posições sentadas (Figura 6.12).

0 = não se coloca ou coloca-se apenas uma vez na posição sentada

Maioria dos movimentos:

1 = sem seleção adaptativa

2 = seleção adaptativa

Escore 0 O lactente não mostra movimentos de transferir-se de deitado (supino/prono) ou da posição em pé para sentada ou mostra essas atividades apenas uma vez, o que impede a avaliação da adaptabilidade deste comportamento. Observe que o escore 0 não implica em um escore pior do que o escore 1 ou 2; simplesmente denota que o escore não é levado em consideração no cálculo dos escores do IMP.

Escore 1 Durante a maioria dos movimentos, o lactente não seleciona estratégias específicas e eficientes do repertório dos movimentos de transferir-se para sentado. Em geral, o lactente explora várias estratégias de transferir-se de deitado (supino/prono) ou da posição em pé para sentado. O escore 1 também é atribuído se o lactente tiver um repertório motor que consiste em apenas uma estratégia.

Escore 2 Durante a maioria dos movimentos, o lactente seleciona estratégias específicas e eficientes do seu repertório de movimentos de transferir-se para sentado para transferir-se de deitado (supino/prono) ou da posição em pé para sentada. Se o lactente mostra movimentos eficientes e adaptativos ao transferir-se de deitado (supino/prono) para sentado, mas não ao se transferir da posição em pé para sentado (por exemplo, o lactente 'cai' a partir da posição em pé), é atribuído escore 2 para o lactente. Isto significa que a performance durante o transferir-se de deitado (supino/prono) para sentado contribui mais para a adaptabilidade do transferir-se para a posição sentada do que transferir-se da posição em pé para sentado. Um pré-requisito para a seleção adaptativa é que o repertório consista em mais de uma estratégia motora.

A Figura 6.15 mostra o desenvolvimento da adaptabilidade de transferir-se para a posição sentada na população normativa. A adaptabilidade de transferir-se para a posição sentada surge aos oito meses, quando 8% dos lactentes alcançaram essa habilidade. Depois disso, a proporção de lactentes que mostram movimentos adaptativos ao transferir-se para posição sentada aumenta com o aumento da idade. Aos 10 meses, 41% dos lactentes se movem de forma adaptativa para a posição sentada, e aos 12 meses, 80% alcançaram essa habilidade. A proporção de lactentes de 13 a 18 meses de idade que se movem de forma adaptativa para a posição sentada estabiliza em 87% a 94%.

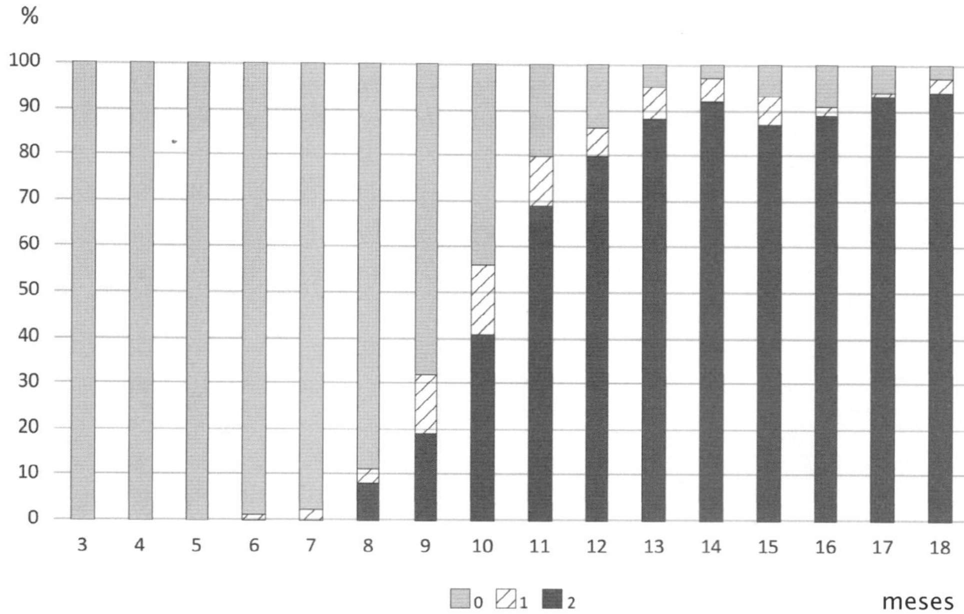

Figura 6.15 Desenvolvimento da adaptabilidade de transferir-se para a posição sentada na população normativa (item 45). Cada barra representa 100 lactentes. Os números nas legendas denotam os escores do item.

46. Arrastando-se sentado (V)

Arrastar-se sentado é uma ação de deslizamento com o tronco ereto e os quadris fletidos, o peso sendo suportado nas nádegas ou em uma nádega e um membro inferior fletido; os pés ou mãos, ou ambos podem ser usados para propulsão (Peiper, 1963; Robson, 1970). Esta forma específica de locomoção pode ser parte do desenvolvimento típico, mas arrastar-se sentado estereotipado está associado a um risco aumentado de desordens do desenvolvimento motor, como a PC (Robson, 1970; Largo et al., 1985; Bottos et al., 1989).

O item só pode ser avaliado se o lactente mostrar alguma forma de sentar independente, ou seja, se ele tiver pelo menos escore 4 no item 36.

0 = não senta independentemente (item 36: escore 1, 2 ou 3).

1 = arrastar-se sentado, exceto andar, é a única estratégia para se locomover.

2 = não se arrasta sentado ou o arrastar-se sentado está presente como uma das estratégias para se locomover.

Escore 0 O lactente não é capaz de sentar independentemente ou senta independentemente apenas por alguns segundos; o lactente recebeu escore de 1 a 3 no item 36. Observe que escore 0 não implica em um escore pior do que escore 1 ou 2; simplesmente denota que o escore não é levado em consideração no cálculo dos escores do IMP.

Escore 1 O lactente mostra o arrastar-se sentado ou andar para se locomover ao redor. O lactente não mostra o arrastar-se sobre o abdômen ou engatinhar (Figura 6.16, Vídeo 6.10).

Escore 2 O lactente não mostra o arrastar-se sentado ou arrastar-se sentado é uma das estratégias que o lactente usa para se locomover ao redor, isto é, o lactente também usa outras estratégias, como arrastar-se sobre o abdômen, engatinhar ou andar.

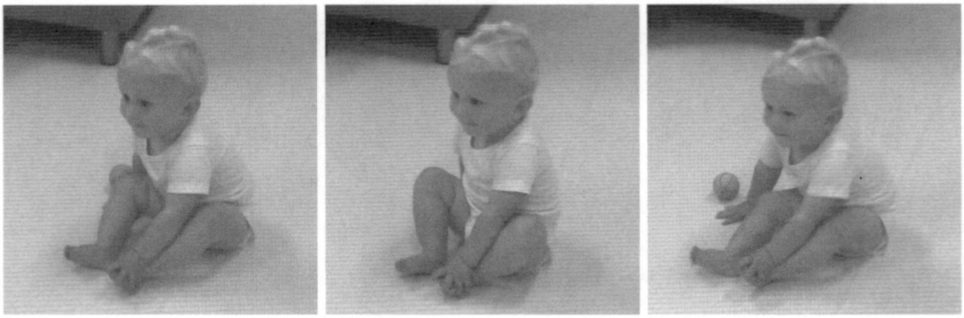

Figura 6.16 O lactente se move para frente arrastando-se sentado (item 46).

CAPÍTULO 7
AVALIAÇÃO DO COMPORTAMENTO MOTOR EM PÉ E ANDANDO

Este capítulo descreve os itens do IMP avaliados quando em pé e andando. Ficar em pé e andar são avaliados apenas em lactentes com pelo menos seis meses de idade. Em lactentes menores de seis meses, a calculadora do aplicativo do IMP atribui automaticamente os escores associados à impossibilidade de ficar em pé ou andar.

PROCEDIMENTOS

O comportamento motor espontâneo do lactente enquanto em pé e andando é avaliado por vários minutos, dependendo da idade, das habilidades funcionais e do humor do lactente (Vídeo 7.1). Geralmente, os lactentes que dominam a habilidade de andar sem ajuda ficam entusiasmados para andar ao redor, pegar brinquedos e levá-los ao cuidador, e brincar com uma bola. Para facilitar a avaliação do andar, incluindo a adaptabilidade e a capacidade de equilíbrio enquanto anda, recomenda-se a presença de um colchonete de exame no chão. Além disso, sugerimos não organizar a 'bagunça' dos brinquedos espalhados pelo ambiente que se desenvolve espontaneamente durante a avaliação – a organização é realizada após a conclusão da avaliação. A situação do chão 'bagunçado' auxilia na avaliação das capacidades do lactente de adaptar os movimentos do andar ao ambiente.

Os lactentes que estão próximos à habilidade de ficar em pé são incentivados a transferir-se para em pé. Isso pode ser conseguido colocando brinquedos atrativos em uma mesa, banquinho, sofá ou cadeira, cuja superfície deve estar à altura da cintura do lactente. A examinadora encoraja o lactente a transferir-se para em pé e apreender os brinquedos, mas não ajuda manualmente o lactente a se levantar. O encorajamento funciona melhor se a examinadora brincar com os brinquedos e convidar o lactente a participar da brincadeira. Se o lactente fica em pé com sucesso, o lactente é autorizado a brincar um pouco com os objetos. Em seguida, a examinadora coloca os objetos no chão e encoraja o lactente a se abaixar e pegar os brinquedos. Quando o lactente retorna à posição sentada ou prona, ela coloca o brinquedo na cadeira novamente, desafiando o lactente a transferir-se para em pé novamente. Essa sequência de transferir-se para em pé e se abaixar é repetida várias vezes, preferencialmente em diferentes pontos (mesa, sofá, cadeira), permitindo avaliar a variação e a adaptabilidade do transferir-se para em pé.

Em lactentes de seis meses de idade ou mais que não se transferem para em pé, a habilidade de ficar em pé – ou seja, a habilidade de sustentar o peso sobre as pernas – pode ser avaliada colocando o lactente na posição em pé. A examinadora pode fazer isso, mas geralmente é melhor pedir ao cuidador que coloque o lactente na posição em pé, já que lactentes mais velhos geralmente não gostam de ser tocados por estranhos ('*noli me tangere*') (Hadders-Algra, 2005). A sustentação do peso enquanto em pé só é creditada quando realizada por pelo menos cinco segundos.

Se o lactente for capaz de ficar em pé e andar independentemente, tenha certeza de elicitar várias maneiras de transferir-se para em pé: ou seja, tome cuidado para que a criança não se transfira para em pé apenas a partir da posição agachada, pois isto limita a habilidade de avaliar a variação e adaptabilidade do comportamento de transferir-se para em pé.

Se a criança for capaz de ficar em pé independentemente, a habilidade de rotacionar o tronco é testada apresentando brinquedos em várias direções (ou seja, parcialmente à frente, lateral e para trás em ambos os lados do corpo) e em várias alturas (altura do ombro, acima da altura do ombro). A rotação do tronco só é testada durante a postura em pé sem suporte, não enquanto em pé com suporte.

Se um lactente for capaz de suportar peso nas pernas, mas não mostra andar independente, as habilidades do lactente para andar são avaliadas desafiando-o a andar enquanto é segurado pela mão. Primeiro, é testada a habilidade de andar enquanto é segurado pelas duas mãos. Se for bem-sucedido, a habilidade de andar enquanto é segurado por apenas uma mão é avaliada. Novamente, pode ser útil pedir auxílio do cuidador para realizar a avaliação de 'andar com ajuda'. A capacidade de andar também pode ser avaliada com a ajuda de uma mesa ou sofá relativamente baixo. O lactente em pé é desafiado a se segurar na mesa ou sofá e ir em direção a brinquedos atrativos colocados sobre a mesa ou sofá a alguma distância do lactente.

47. Habilidade de ficar em pé (P)

A habilidade do lactente de ficar em pé é avaliada (ver procedimentos).

1 = não fica em pé

2 = fica em pé com ajuda

3 = fica em pé independentemente por alguns segundos

4 = fica em pé independentemente por mais de 10 segundos, mas roda o tronco de forma limitada

5 = fica em pé independentemente e é capaz de rodar o tronco

Escore 1 O lactente não é capaz de ficar em pé com ou sem suporte. O escore 1 é automaticamente atribuído a lactentes menores que seis meses.

Escore 2 O lactente fica em pé com ajuda (Figura 7.1A). Ficar em pé é alcançado com o auxílio de uma pessoa ou de um móvel. A presença do comportamento de ficar em pé implica as pernas suportarem o peso. Ficar em pé com o tronco inclinado e com os quadris flexionados a mais de 60 graus (ou seja, com o tronco quase na horizontal, inclinado sobre uma mobília ou no cuidador) não é suficiente para o escore 2. Observe que a maneira com a qual o lactente executa a ação (por exemplo, com as pernas firmes ou rígidas) não é levada em consideração. Para passar no item, o lactente deve ser capaz de manter a posição em pé por pelo menos cinco segundos. O lactente não fica em pé independentemente: isto é, sem suporte externo.

Escore 3 O lactente fica em pé independentemente (ou seja, sem suporte externo) por alguns segundos antes de perder o equilíbrio. Ele mantém esta posição por mais de dois e menos de 10 segundos.

Escore 4 O lactente fica em pé independentemente (ou seja, sem suporte externo) por pelo menos 10 segundos e é capaz de transferir o peso, mas não mostra ou mostra apenas uma mínima rotação do tronco (Figura 7.1B, Vídeo 7.2). Os lactentes que são capazes de andar independentemente (item 51: escore 4) com equilíbrio de moderado a bom (item 52: escore 2 e 3) também recebem escore 4, mesmo quando não ficam parados por pelo menos 10 segundos

Escore 5 O lactente fica em pé independentemente (ou seja, sem suporte externo) e é capaz de transferir o peso e rotacionar o tronco por pelo menos 30 graus (Figura 7.1C, Vídeo 7.2). Observe que a rotação do tronco em pé com suporte não é suficiente para o escore 5; para receber escore 5, a rotação do tronco deve ser realizada durante a postura livre.

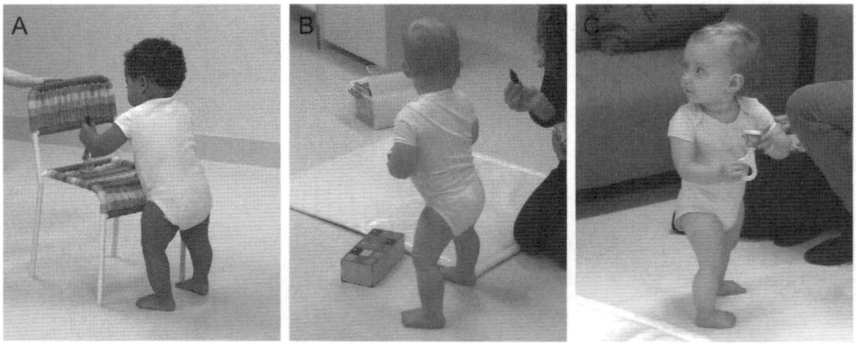

Figura 7.1 Habilidade de ficar em pé (item 47). (A) Permanece em pé com ajuda; (B) permanece em pé independentemente e rotaciona o tronco apenas a uma extensão mínima; (C) permanece em pé independentemente e pode rotacionar o tronco por pelo menos 30 graus.

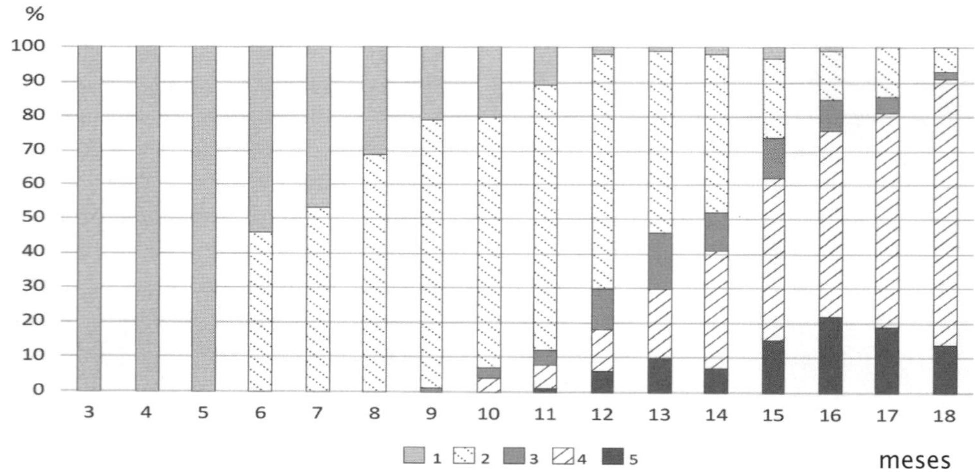

Figura 7.2 Desenvolvimento da habilidade de ficar em pé na população normativa (item 47). Cada barra representa 100 lactentes. Os números nas legendas denotam os escores do item.

A Figura 7.2 mostra o desenvolvimento da habilidade de ficar em pé na população normativa. Dos seis aos sete meses, cerca de metade dos lactentes são capazes de ficar em pé com ajuda, e dos oito aos nove meses, cerca de três quartos dos lactentes alcançaram este marco. O ficar em pé independentemente surge lentamente aos nove meses, de modo que, aos 11 meses, 12% dos lactentes são capazes de ficar em pé independentemente por pelo menos alguns segundos. A proporção de lactentes capazes de ficar em pé independentemente por pelo menos 10 segundos continua a aumentar constantemente: 18% alcançaram essa habilidade aos 12 meses de idade, 30% aos 13 meses de idade, 41% aos 14 meses de idade, 76% aos 16 meses de idade, e 91% aos 18 meses de idade.

48. Transferindo-se para em pé (P)

A habilidade do lactente de transferir-se para em pé a partir da posição sentada ou prona no chão pode ser avaliada com a ajuda de uma cadeira pequena, banquinho, sofá ou mesa (ver procedimentos). Colocar brinquedos atrativos sobre a cadeira, banquinho, sofá ou mesa encoraja o lactente a se ajoelhar e a transferir-se para em pé usando o móvel (Vídeo 7.3). Uma maneira alternativa de elicitar o comportamento de transferir-se para em pé é colocar brinquedos atrativos no colo do cuidador. O cuidador encoraja o lactente a se levantar sozinho com o suporte das pernas do cuidador, mas o cuidador não pode ajudar o lactente em seus esforços para transferir-se para em pé (por exemplo, puxando o lactente para cima enquanto segura suas mãos). O comportamento de transferir-se para em pé inclui os movimentos preparatórios para se levantar, movimentos que podem ser especialmente observados em lactentes que não conseguem se transferir para em pé independentemente sem suporte de, por exemplo, um móvel.

Se o lactente for capaz de transferir-se para em pé independentemente sem suporte externo, transferir-se para em pé a partir da posição sentada no chão pode ser elicitada pela apresentação de brinquedos acima do lactente ou colocando objetos atrativos sobre uma cadeira, banquinho ou mesa situados a alguma distância do lactente. Observe que se levantar da posição agachada não é considerado como transferir-se para em pé.

1 = não se transfere para em pé

2 = fica de joelhos

3 = transfere-se para em pé independentemente com o uso de, por exemplo, móveis

4 = transfere-se para em pé independentemente sem apoiar-se nos móveis

Escore 1 O lactente não se transfere para em pé e não fica na posição ajoelhada. O escore 1 é automaticamente atribuído aos lactentes menores de seis meses.

Escore 2 O lactente fica na posição ajoelhada enquanto se apoia com uma ou ambas as mãos (Touwen, 1976). Na posição ajoelhada, as nádegas não tocam a parte inferior das pernas (Figura 7.3A, Vídeo 7.3).

Escore 3 O lactente transfere-se para em pé independentemente, com a ajuda de superfícies de suporte, como móveis ou o cuidador; isso significa que o lactente é capaz de alcançar, com a ajuda da superfície de apoio, a posição em pé ereta (Figura 7.3B, Vídeo 7.3). O suporte externo (por exemplo, nos braços ou nádegas pelo cuidador ou avaliadora) não é permitido.

Escore 4 O lactente transfere-se para em pé independentemente, sem usar superfícies de suporte, como móveis ou cuidador (Figura 7.3C, Vídeo 7.3). Observe que o chão pode ser usado como superfície de apoio.

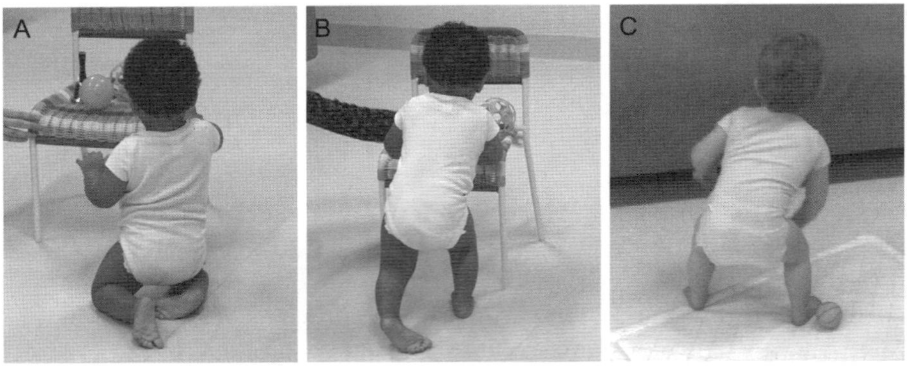

Figura 7.3 Transferindo-se para em pé (item 48). (A) Fica de joelhos; (B) transfere-se para em pé independentemente com o uso de móveis; (C) transfere-se para em pé independentemente sem o uso de móveis.

A Figura 7.4 mostra o desenvolvimento do transferir-se para em pé na população normativa.

Aos sete meses, alguns lactentes tentam se puxar para a posição em pé. Dos 8 aos 11 meses, 5% a 13% dos lactentes ficam sobre seus joelhos, enquanto uma proporção crescente de lactente é capaz de se puxar para a posição em pé: 14% aos oito meses e 67% aos 11 meses. Transferir-se para em pé sem ajuda de uma superfície de apoio externa surge aos 11 meses. Depois disso, a proporção de lactentes capazes de transferir-se para em pé sem ajuda de suporte externo aumenta gradualmente de 12% aos 12 meses, para 84% aos 18 meses.

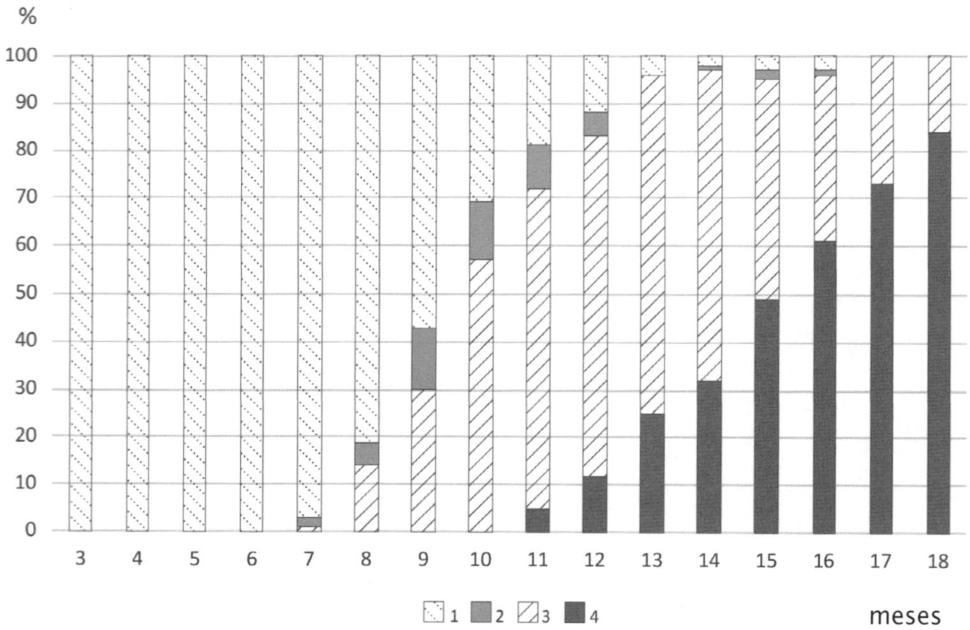

Figura 7.4 Desenvolvimento do transferir-se para em pé na população normativa (item 48). Cada barra representa 100 lactentes. Os números nas legendas denotam os escores do item.

49. Variação do comportamento de transferir-se para em pé (V)

O tamanho do repertório de estratégias dos movimentos para transferir-se para em pé é avaliado. Transferir-se para em pé pode ser realizado com ou sem ajuda de uma superfície de apoio (por exemplo, móveis, pessoa). O foco da avaliação da variação é nos movimentos da parte inferior do corpo (quadris, pernas e pés).

0 = não se transferiu ou transferiu-se para em pé apenas uma vez

1 = variação insuficiente

2 = variação suficiente

Escore 0 O lactente não se transferiu ou transferiu-se para em pé apenas uma vez, o que impossibilita a avaliação da variação desse comportamento. Observe que o escore 0 não implica em um escore pior do que escore 1 ou 2; simplesmente denota que o escore não é levado em consideração no cálculo do IMP.

Escore 1 O lactente mostra um repertório limitado de estratégias para transferir-se para em pé, durante as quais as pernas, braços, tronco e cabeça são usados em um número limitado de combinações de movimentos (Vídeo 7.4). Os exemplos são movimentos estereotipados unilaterais ou bilaterais de extensão das pernas, sendo os últimos usualmente acompanhados por fortes movimentos de puxar-se para em pé com os braços. Observe que lactentes que acabaram de dominar a habilidade de transferir-se para em pé geralmente preferem iniciar a ação com uma das pernas. Isso não é considerado estereotipia.

Escore 2 O lactente mostra um repertório suficientemente grande de estratégias para transferir-se para em pé, que consistem em várias combinações de movimentos das pernas, braços, tronco e cabeça (Figura 7.5, Vídeo 7.4).

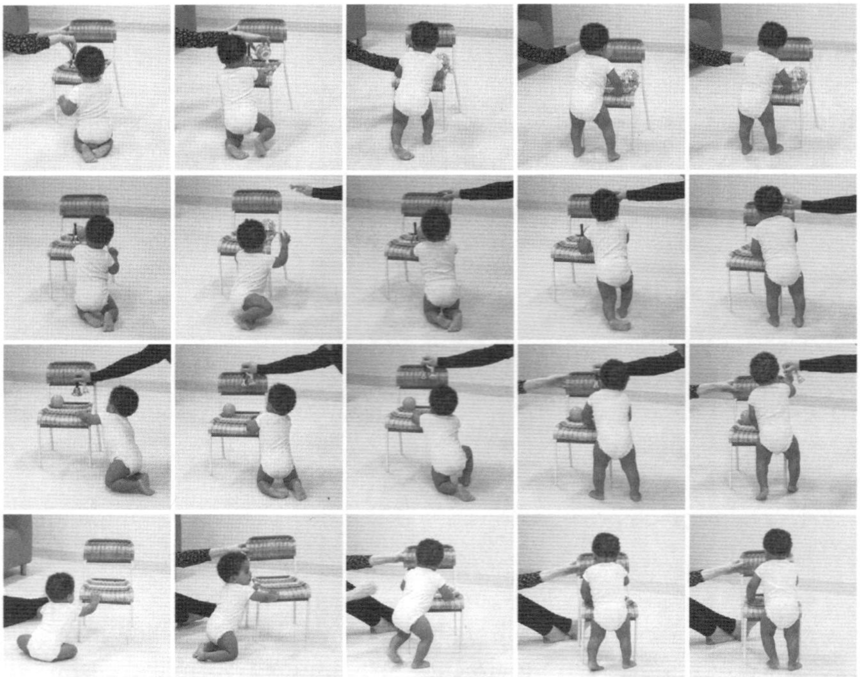

Figura 7.5 Lactente aos 12 meses com variação suficiente dos movimentos de transferir-se para em pé (item 49).

50. Adaptabilidade do comportamento de transferir-se para em pé (A)

A adaptabilidade do comportamento de transferir-se para em pé se refere à habilidade do lactente em selecionar movimentos eficientes para levantar-se em cada situação. O item só pode ser avaliado se o lactente mostrar alguma capacidade de transferir-se para em pé independentemente: ou seja, se ele atingiu pelo menos escore 3 no item 48. Se um lactente é capaz de transferir-se para em pé com ajuda, por exemplo, de móveis e transfere-se para em pé independentemente, o escore é baseado na habilidade geral de selecionar o padrão mais eficiente. Em geral, isso significa que o lactente usa principalmente suporte externo quando transferindo-se para em pé, o que implica a avaliação da adaptabilidade ser amplamente baseada nessa atividade.

0 = não se transferiu ou transferiu-se para em pé apenas uma vez

Maioria dos movimentos:

1 = sem seleção adaptativa

2 = seleção adaptativa

Escore 0 O lactente não se transferiu ou transferiu-se para em pé apenas uma vez, o que impossibilita a avaliação da adaptabilidade desse comportamento. Observe que o escore 0 não implica um escore pior do que o escore 1 ou 2; simplesmente denota que o escore não é levado em consideração no cálculo dos escores do IMP.

Escore 1 Durante a maioria dos movimentos de transferir-se para em pé, o lactente não seleciona estratégias específicas e eficientes do repertório de movimentos de levantar-se. Em geral, o lactente explora várias estratégias de transferir-se para em pé (Vídeo 7.5). O escore 1 também é atribuído se o lactente tiver um repertório motor que consiste em apenas uma estratégia.

Escore 2 Durante a maioria dos movimentos de transferir-se para em pé, o lactente seleciona estratégias específicas e eficientes de seu repertório para se levantar (Vídeo 7.5). Um pré-requisito para a seleção adaptativa é que o repertório consista em mais de uma estratégia motora. Também é atribuído ao lactente o escore 2 se ele mostrar comportamento adaptativo de transferir-se para em pé ao levantar-se com ajuda (item 48: escore 3), mas apresenta capacidade não adaptativa na atividade recém-adquirida de transferir-se para em pé sem ajuda (item 48: escore 4).

A Figura 7.6 mostra o desenvolvimento da adaptabilidade dos movimentos de transferir-se para em pé na população normativa. A adaptabilidade dos movimentos de transferir-se para em pé surge aos oito ou nove meses. A proporção de lactentes que usam movimentos adaptativos durante o transferir-se para em pé aumenta rapidamente de 15% aos 10 meses de idade para 82% aos treze meses de idade. Depois disso, a prevalência de movimentos adaptativos do transferir-se para em pé aumenta lentamente para mais de 95% dos 17 aos 18 meses.

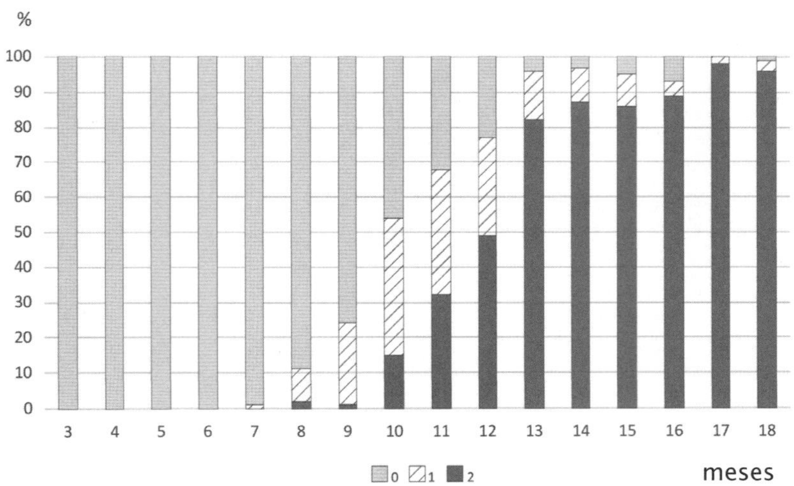

Figura 7.6 Desenvolvimento da adaptabilidade de transferir-se para em pé na população normativa (item 50). Cada barra representa 100 lactentes. Os números nas legendas denotam os escores do item.

51. Andando (P)

A habilidade do lactente em andar com ou sem ajuda é avaliada (ver procedimentos; Vídeo 7.6).

1 = não anda

2 = anda quando recebe suporte nas duas mãos

3 = anda quando recebe suporte em uma mão

4 = anda independentemente

Escore 1 O lactente não é capaz de andar com ou sem suporte externo. O escore 1 é automaticamente atribuído aos lactentes menores de seis meses.

Escore 2 O lactente é capaz de andar quando recebe suporte de uma pessoa que segura ambas as suas mãos. Não é permitido fornecer suporte no tronco ou ombros do lactente. O escore 2 também é atribuído se o lactente anda ao longo de um móvel apoiando-se com ambas as mãos. Para escore 2, o lactente precisa dar pelo menos três passos.

Escore 3 O lactente é capaz de andar ao menos cinco passos quando recebe suporte de uma pessoa que segura uma das suas mãos ou o lactente consegue dar alguns passos independentemente. O lactente não anda independentemente por mais de seis passos sem suporte externo. O escore 3 também é dado se o lactente anda ao longo de um móvel apoiando-se apenas com uma mão.

Escore 4 O lactente anda independentemente sem suporte externo por pelo menos sete passos consecutivos (Touwen, 1976; Figura 7.7).

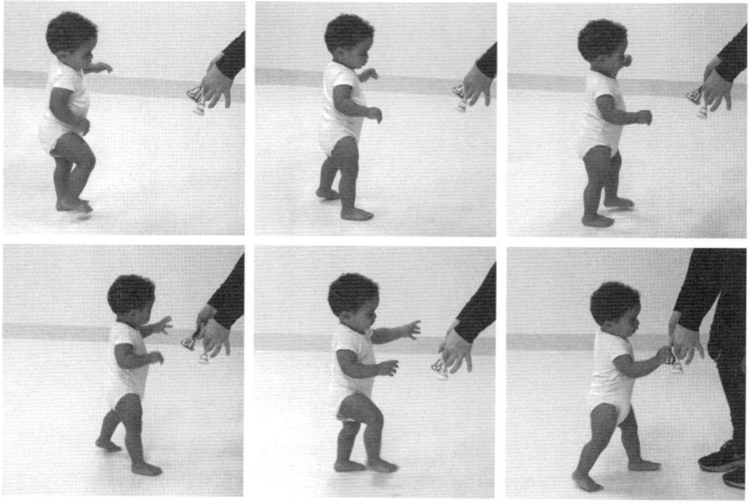

Figura 7.7 Lactente aos 12 meses que acabou de dominar a marcha independente (item 51).

A Figura 7.8 mostra o desenvolvimento do andar na população normativa. A habilidade de andar apoiado pelas duas mãos surge aos 7 meses e a de andar independentemente aos 10 meses. A proporção de lactentes capazes de andar sem suporte aumenta constantemente com o aumento da idade, de 2% aos 10 meses para 40% aos 14 meses, e 91% aos 18 meses.

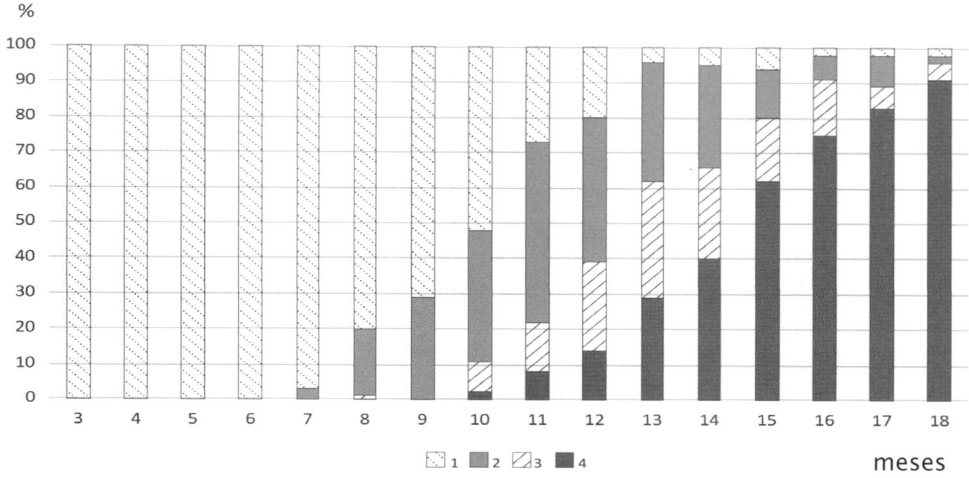

Figura 7.8 Desenvolvimento da marcha na população normativa (item 51). Cada barra representa 100 lactentes. Os números nas legendas denotam aos escores do item.

52. Equilíbrio ao andar independentemente (P)

A habilidade do lactente em manter o equilíbrio enquanto anda independentemente é avaliada (Vídeo 7.7). Atenção especial é dada à capacidade de equilíbrio quando o lactente muda de direção ao andar, para de andar, passa sobre o colchonete e tenta desviar de objetos no chão. Capacidades de equilíbrio limitadas podem ser observadas na presença de movimentos de correção com os braços e tronco, movimentos oscilantes, andar com base alargada e tropeçar ou cair (Hempel, 1993).

0 = não anda independentemente (item 51: escore 1, 2 ou 3)

1 = pobre capacidade de equilíbrio

2 = moderada capacidade de equilíbrio

3 = boa capacidade de equilíbrio

Escore 0 O lactente não anda independentemente; o lactente recebeu escore 1, 2 ou 3 no item 51. Observe que o escore 0 não implica em um escore pior do que o escore 1 a 3; simplesmente denota que o escore não é levado em consideração no cálculo dos escores do IMP.

Escore 1 O lactente mostra pobre capacidade de equilíbrio. O lactente frequentemente perde o equilíbrio, tropeça e cai. O lactente frequentemente mostra movimentos oscilantes do tronco e braços para manter o equilíbrio. O escore 1 também é atribuído aos lactentes que acabaram de dominar a habilidade de andar sete passos independentemente, mas são incapazes de manter o equilíbrio por um período maior.

Escore 2 O lactente mostra moderada capacidade de equilíbrio. O lactente mostra movimentos oscilantes do tronco e dos braços e/ou uma base alargada ao andar para manter o equilíbrio, mas não cai ou cai apenas quando anda sobre o colchonete ou quando se depara com tarefas de equilíbrio similarmente difíceis. Uma base alargada ao andar é refletida pelo posicionamento dos pés lateralmente à linha de projeção da pelve na superfície de apoio.

Escore 3 O lactente mostra uma boa capacidade de equilíbrio ao andar independentemente. Isso é refletido em uma base de tamanho médio ao andar: ou seja, os pés são colocados dentro da largura da pelve. O lactente pode mostrar alguns movimentos de correção dos braços e tronco para manter o equilíbrio, em particular durante atividades motoras complexas. Ele não tropeça ou cai.

A Figura 7.9 mostra o desenvolvimento do equilíbrio ao andar na população normativa. Em geral, o pobre equilíbrio ao andar reflete que o lactente tem pouca experiência com a marcha; sua prevalência é bastante estável em 5% a 16% dos 11 aos 17 meses. Apenas aos 10 meses, quando poucos lactentes são capazes de andar independentemente, e aos 18 meses, quando a maioria dos lactentes adquiriram alguma experiência em andar independentemente, é que a prevalência é menor (2%). No período de idade de 13 a 18 meses, a grande maioria dos lactentes que são capazes de andar independentemente têm uma capacidade de equilíbrio moderada. Apenas uma pequena proporção de lactentes mostra boa capacidade de equilíbrio ao andar dos 13 aos 18 meses; a prevalência de bom equilíbrio durante o andar aumenta de 1% dos 13 aos 14 meses para 29% aos 18 meses. O desenvolvimento relativamente tardio de boas capacidades de equilíbrio durante o andar corresponde aos dados sobre o início do andar independente (Figura 7.8) e à noção de que as habilidades de andar, incluindo o equilíbrio ao andar, são fortemente dependentes da experiência (Ledebt e Bril, 2000). Os resultados também indicam que é relativamente difícil para lactentes na faixa etária do IMP obter escore 3. Entretanto, a inclusão de itens 'difíceis' em um teste é necessária para a sua adequada construção: ou seja, para evitar o chamado efeito teto.

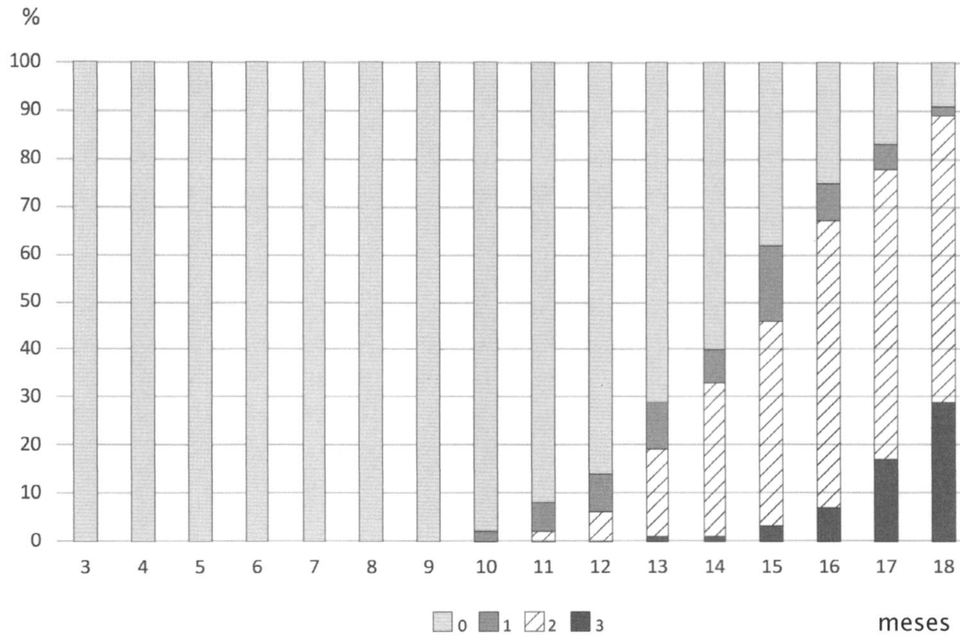

Figura 7.9 Desenvolvimento do equilíbrio ao andar independentemente na população normativa (item 52). Cada barra representa 100 lactentes. Os números nas legendas denotam os escores do item.

53. Postura e movimentos dos braços ao andar independentemente (P)

A postura do braço em deambuladores novatos tem sido descrita como ombros abduzidos e rodados externamente e cotovelos flexionados (Burnett e Johnson, 1971). Esta postura é conhecida como postura de guarda-alta (Ledebt e Bril, 2000). Com o aumento da experiência de andar, os ombros se abduzem menos e os braços são baixados para uma guarda semialta. Finalmente, o lactente não precisa de movimentos de braços para manter o equilíbrio ao andar e é capaz de usar seus braços para movimentos direcionados à tarefa (Hempel, 1993). O item só pode ser avaliado em lactentes que são capazes de andar independentemente: isto é, que receberam escore 4 no item 51.

0 = não anda independentemente (item 51: escore 1, 2 ou 3)

1 = guarda-alta ou semialta

2 = postura arbitrária dos braços

Escore 0 O lactente não anda independentemente; o lactente recebeu escore 1, 2 ou 3 no item 51. Observe que o escore 0 não implica em um escore pior do que escore 1 ou 2; simplesmente denota que o escore não é levado em consideração no cálculo dos escores do IMP.

Escore 1 O lactente mostra constantemente postura de braços em guarda-alta ou semialta ao andar independentemente e não usa seus braços e mãos para outras atividades (Figura 7.10, Vídeos 7.1 e 7.8). Transportar objetos enquanto mantém os braços em posição de guarda-alta ou semialta ao andar também é atribuído escore 1.

Escore 2 Enquanto anda independentemente, o lactente mostra posturas de braços arbitrárias, que são incorporadas às suas atividades no brincar (Vídeo 7.8). Frequentemente, isto significa que o lactente é capaz de carregar um brinquedo abaixo do nível do ombro enquanto anda. O lactente pode apenas ocasionalmente mostrar postura de braço de guarda-alta ou semialta.

Observação: em caso de performance assimétrica, a performance do melhor lado é registrada.

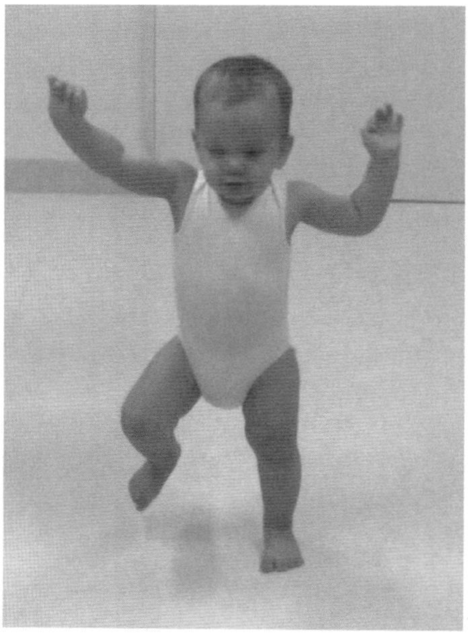

Figura 7.10 Postura dos braços em guarda-alta durante a marcha independente em um lactente aos 13 meses de idade (item 53)

A Figura 7.11 mostra o desenvolvimento da postura e movimentos dos braços enquanto anda independentemente na população normativa. A posição de guarda-alta e semialta é observada em 5% a 14% dos lactentes com idade entre 11 e 17 meses, com a mais alta prevalência de 14% ocorrendo aos 14 meses. Aos 10 e aos 18 meses, apenas alguns lactentes mostram esta postura dos braços enquanto andam independentemente.

A prevalência de posturas e movimentos arbitrários dos braços aumenta gradualmente com o aumento da idade, de 2% aos 11 meses para 48% aos 15 meses e 90% aos 18 meses.

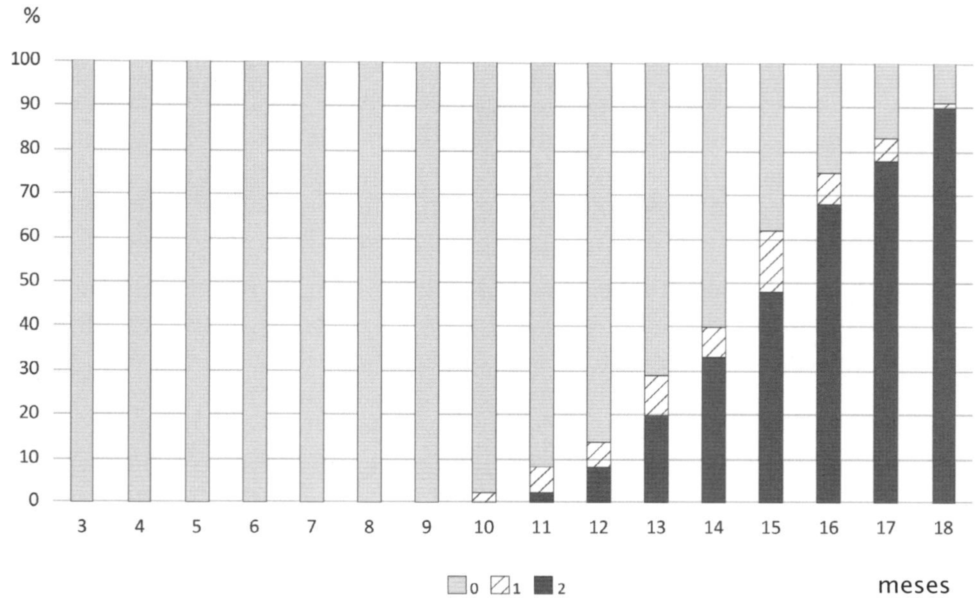

Figura 7.11 Desenvolvimento da postura e movimentos dos braços durante a marcha independente na população normativa (item 53). Cada barra representa 100 lactentes. Os números nas legendas denotam os escores do item.

54. Postura e movimentos dos membros superiores enquanto anda independentemente: presença de assimetria (S)

A presença de assimetria na postura e nos movimentos dos membros superiores enquanto anda independentemente é avaliada (Vídeo 7.9). O item só pode ser avaliado em lactentes que são capazes de andar independentemente: isto é, que obtiveram escore 4 no item 51.

0 = não anda independentemente (item 51: escore 1, 2 ou 3)

1 = forte assimetria, pior lado D/E

2 = moderada assimetria, pior lado D/E

3 = leve ou nenhuma assimetria

Escore 0 O lactente não anda independentemente; o lactente recebeu escore 1, 2 ou 3 no item 51. Observe que o escore 0 não implica em um escore pior do que escore 1 ou 2; simplesmente denota que o escore não é levado em consideração no cálculo dos escores do IMP.

Escore 1 Um membro superior mostra clara estereotipia enquanto o outro membro superior não. Por exemplo, o braço é mantido na posição estereotipada de abdução do ombro, flexão do cotovelo e punho cerrado. O lactente não mostra, ou mostra apenas excepcionalmente, outras posturas do braço e da mão afetados: D = direito e E = esquerdo.

Escore 2 Um membro superior mostra uma moderada estereotipia enquanto o outro membro superior não. A moderada estereotipia pode consistir em uma flexão do cotovelo ocorrendo frequentemente, com ou sem abdução do ombro, e com ou sem punho cerrado. O lactente também mostra outras posturas do braço e mão afetados: D = direito e E = esquerdo.

Escore 3 O lactente mostra leve ou nenhuma assimetria na postura dos membros superiores enquanto anda independentemente. O lactente pode ocasionalmente mostrar alguma assimetria na flexão de cotovelo/abdução do ombro.

55. Variação dos movimentos dos braços e mãos enquanto anda independentemente (V)

O tamanho do repertório dos movimentos dos braços e das mãos enquanto anda independentemente é avaliado. O repertório dos movimentos de ambos os membros superiores é avaliado (Vídeo 7.10). Isto implica a presença de um repertório de movimentos típicos em um membro superior em combinação com um repertório limitado no outro membro superior resultar na classificação 'variação insuficiente'.

O item só pode ser avaliado em lactentes capazes de andar independentemente: – isto é, que obtiveram escore 4 no item 51 – e que não mantém seus braços consistentemente em guarda-alta ou semialta (isto é, que obtiveram escore 2 no item 53). Em lactentes que ocasionalmente mostram posturas de braços em guarda-alta ou semialta, apenas o repertório de movimentos dos braços direcionado à tarefa é avaliado.

0 = não anda independentemente (item 51: escore 1, 2 ou 3) ou anda independentemente com os braços consistentemente em guarda-alta ou semialta (item 53: escore 1)

1 = variação insuficiente

2 = variação suficiente

Escore 0 O lactente não anda independentemente (recebeu escore 1, 2 ou 3 no item 51) ou só é capaz de andar independentemente com os braços consistentemente mantidos em guarda-alta ou semialta (recebeu escore 1 no item 53). Observe que o escore 0 não implica em um escore pior do que escore 1 ou 2; simplesmente denota que o escore não é levado em consideração no cálculo dos escores do IMP.

Escore 1 O lactente mostra um repertório limitado dos movimentos dos braços e mãos que consiste em um número limitado de combinações de movimentos nas várias articulações dos membros superiores, com pouca variação na velocidade e amplitude dos movimentos. Exemplos de estereotipias são um braço mantido em abdução do ombro, flexão do cotovelo, e punho cerrado ou a presença de movimentos repetitivos, estereotipados, e circulares do punho ou movimentos de *flapping* dos braços.

Escore 2 O lactente mostra várias combinações de movimentos nas várias articulações dos membros superiores: por exemplo, movimentos de abdução e adução, ante e retroflexão, flexão, extensão e rotação.

56. Adaptabilidade dos movimentos dos braços e mãos enquanto anda independentemente (A)

A adaptabilidade dos movimentos dos braços e mãos enquanto anda independentemente se refere à habilidade do lactente em selecionar estratégias eficientes e direcionadas à tarefa, a partir do repertório de movimentos dos braços em cada situação. O item só pode ser avaliado em lactentes capazes de andar independentemente: – isto é, que receberam escore 4 no item 51 – e os quais não mantém seus braços consistentemente em guarda-alta ou semialta (isto é, que receberam escore 2 no item 53).

0 = não anda independentemente (item 51: escore 1, 2 ou 3) ou anda independentemente com os braços consistentemente em guarda alta ou semialta (item 53: escore 1)

Maioria dos movimentos:

1 = sem seleção adaptativa

2 = seleção adaptativa

Escore 0 O lactente não anda independentemente (recebeu escore 1, 2 ou 3 no item 51) ou só é capaz de andar independentemente com os braços consistentemente mantidos em guarda-alta ou semialta (recebeu escore 1 no item 53). Observe que o escore 0 não implica em um escore pior do que escore 1 ou 2; simplesmente denota que o escore não é levado em consideração no cálculo dos escores do IMP.

Escore 1 Durante a maioria das sequências da marcha, o lactente não seleciona, dentre o repertório dos movimentos dos braços, àqueles mais eficientes e direcionados à tarefa. O lactente mostra que ele explora vários movimentos dos membros superiores para o equilíbrio ou realiza atividades dos braços e mãos direcionadas à tarefa, mas ele não seleciona, ou seleciona apenas ocasionalmente uma estratégia eficiente. O escore 1 também é atribuído se o lactente tem um repertório motor que consiste em uma única estratégia.

Observe que para lactentes com postura de guarda-alta ou semialta são atribuídos escore 0.

Escore 2 Durante a maioria das sequências da marcha, o lactente seleciona do seu repertório dos movimentos dos braços, aqueles movimentos dos braços eficientes e direcionados à tarefa. Por exemplo, o lactente é capaz de usar seus braços e mãos de forma eficiente para carregar e manipular brinquedos enquanto anda. Um pré-requisito para a seleção adaptativa é que o repertório consista em mais de uma estratégia motora.

A Figura 7.12 mostra o desenvolvimento da adaptabilidade dos movimentos dos braços e mãos enquanto anda independentemente na população normativa. Apenas uma pequena proporção de lactentes que são capazes de andar independentemente sem a postura dos braços em guarda-alta ou semialta não selecionam movimentos adaptativos dos braços durante a maioria dos movimentos do andar (1% a 4% dos lactentes com idade de 11 a 18 meses). A proporção de lactentes com movimentos dos braços e das mãos eficientes e direcionados à tarefa enquanto anda independentemente aumenta constantemente com a idade, de 1% aos 11 meses para 48% aos 15 meses e 88% aos 18 meses.

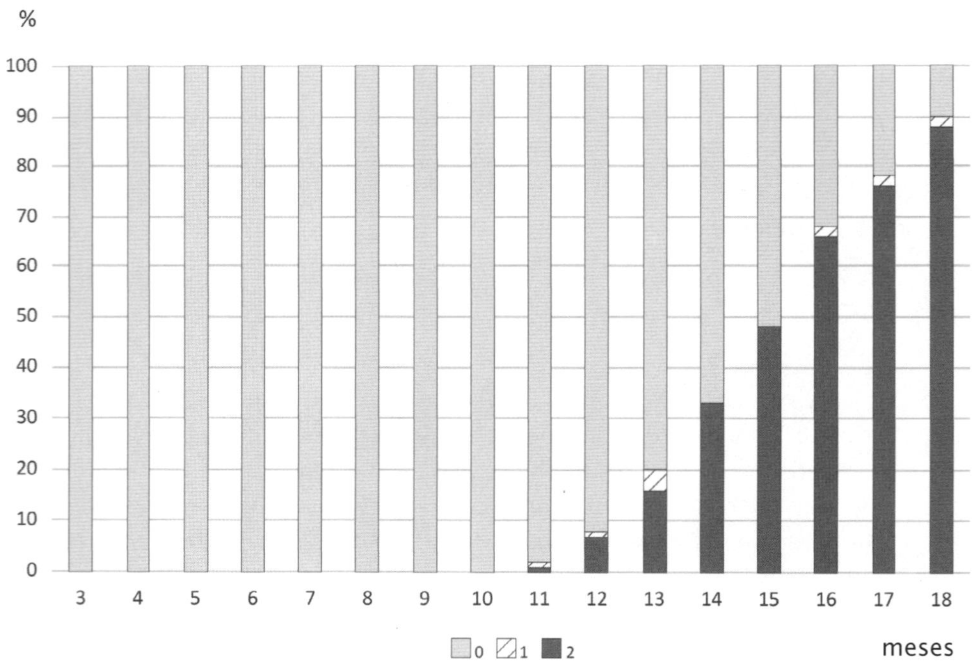

Figura 7.12 Desenvolvimento da adaptabilidade dos movimentos dos braços e mãos durante a marcha independente na população normativa (item 56). Cada barra representa 100 lactentes. Os números nas legendas denotam os escores do item.

57. Variação nos movimentos do tronco enquanto em pé e andando independentemente (V)

O tamanho do repertório dos movimentos do tronco enquanto em pé e andando independentemente é avaliado. Os movimentos do tronco enquanto em pé e andando referem-se aos pequenos movimentos usados para variar e ajustar a postura enquanto caminha (Vídeo 7.11). O item só é avaliado em lactentes que são capazes de andar independentemente: isto é, os quais alcançaram escore 4 no item 51.

0 = não anda independentemente (item 51: escore 1, 2 ou 3)

1 = variação insuficiente

2 = variação suficiente

Escore 0 O lactente não consegue andar independentemente; o lactente recebeu escore 1, 2 ou 3 no item 51. Observe que o escore 0 não implica em um escore pior do que o escore 1 ou 2; simplesmente denota que o escore não é levado em consideração no cálculo dos escores do IMP.

Escore 1 O lactente mostra um repertório limitado de movimentos do tronco enquanto em pé e andando independentemente. Por exemplo, o lactente tem uma lordose proeminente ou mantém todo o tronco rígido "em bloco" e não mostra pequenos ajustes na postura do tronco enquanto em pé e andando.

Escore 2 O lactente mostra um repertório substancial de pequenos movimentos do tronco enquanto em pé e andando. O escore 2 também pode ser atribuído à lactentes com o chamado comportamento *toddling* (andar cambaleante). *Toddling* é o padrão de marcha característico de lactentes que iniciaram a marcha recentemente, consistindo em um padrão de marcha com passos pequenos e rápidos, enquanto o tronco mostra movimentos mais ou menos em bloco (Hempel, 1993; Hadders-Algra et al., 1998). Entretanto, o *toddling* não consiste em uma postura estereotipada e rígida do tronco: isto é, durante o *toddling*, pequenos movimentos do tronco também estão presentes.

58. Adaptabilidade dos movimentos do tronco enquanto em pé e andando independentemente (A)

A adaptabilidade dos movimentos do tronco enquanto em pé e andando independentemente refere-se à habilidade do lactente em selecionar os movimentos do tronco mais eficientes em cada situação de ficar em pé ou andando (Vídeo 7.12). O item apenas é avaliado em lactentes que são capazes de andar independentemente: isto é, que receberam escore 4 no item 51.

0 = não anda independentemente (item 51: escore 1, 2 ou 3)

Maioria dos movimentos:

1 = sem seleção adaptativa

2 = seleção adaptativa

Escore 0 O lactente não anda independentemente; o lactente recebeu escore 1, 2 ou 3 no item 51. Observe que o escore 0 não implica em um escore pior do que o escore 1 ou 2; simplesmente denota que o escore não é levado em consideração no cálculo dos escores do IMP.

Escore 1 Durante a maioria dos movimentos em pé e andando, o lactente não seleciona movimentos eficientes do tronco. Os movimentos refletem que o lactente explora movimentos do tronco para manter-se equilibrado durante a postura em pé e andando. O escore 1 também é atribuído se o lactente tiver um repertório motor que consiste em uma única estratégia ou se o lactente mostra constantemente o *toddling*. Pode-se argumentar que *toddling* é uma adaptação do comportamento do tronco pelos lactentes que iniciaram a marcha recentemente pela situação de insegurança enquanto aprendendo o equilíbrio ao andar: no *toddling*, os graus de liberdade dos movimentos do tronco são limitados por contrair muitos músculos posturais do tronco (Hadders-Algra et al., 1998). No entanto, a estratégia *toddling* impede ajustes mais sutis na postura do tronco durante a marcha. Portanto, os movimentos do tronco de *toddling* recebem escore 1.

Escore 2 Durante a maioria dos movimentos em pé e andando, o lactente é capaz de selecionar os movimentos mais eficientes do tronco. Isto significa que, por exemplo, o lactente é capaz de ajustar eficientemente os movimentos do tronco para manter o equilíbrio enquanto em pé e andando. Um pré-requisito para a seleção adaptativa é que o repertório consista em mais de uma estratégia motora.

A Figura 7.13 mostra o desenvolvimento da adaptabilidade dos movimentos do tronco enquanto em pé e andando independentemente na população normativa. A adaptabilidade dos movimentos do tronco enquanto em pé e andando surge aos 11 meses. Esta habilidade aumenta gradualmente com o aumento da idade, de 2% aos 11 meses para 42% aos 15 meses e 89% aos 18 meses.

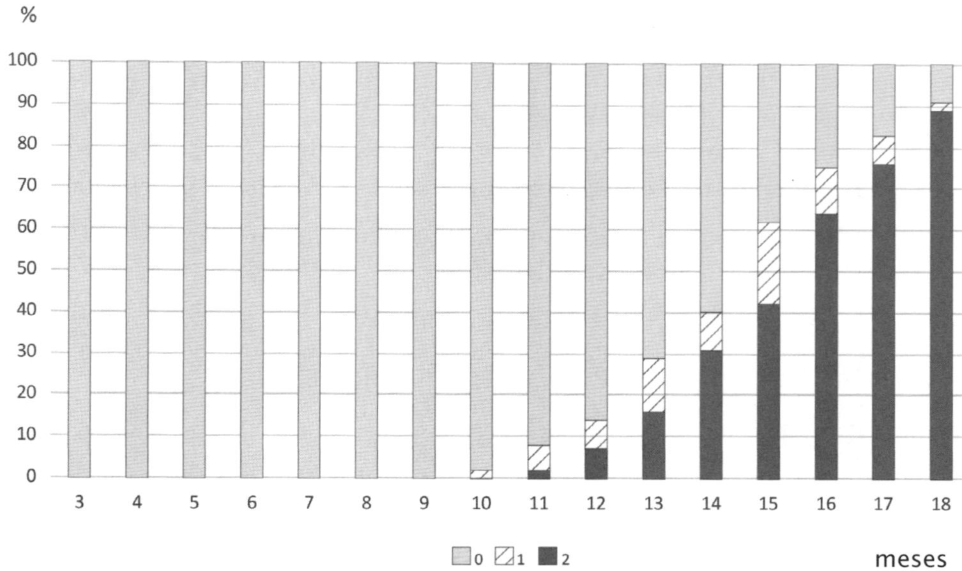

Figura 7.13 Desenvolvimento da adaptabilidade dos movimentos do tronco enquanto em pé e andando independentemente na população normativa (item 58). Cada barra representa 100 lactentes. Os números nas legendas denotam os escores do item.

59. Postura e movimentos das pernas enquanto anda independentemente: presença de assimetria (S)

A presença de assimetria na postura e movimentos das pernas enquanto anda independentemente é avaliada. Atenção especial é dada à presença de estereotipias moderadas ou marcadas do comportamento motor de uma perna (Vídeo 7.13). O item é avaliado apenas em lactentes que são capazes de andar independentemente: isto é, os quais receberam escore 4 no item 51.

0 = não anda independentemente (item 51: escore 1, 2 ou 3)

1 = forte assimetria, pior lado D/E

2 = moderada assimetria, pior lado D/E

3 = leve ou nenhuma assimetria

Escore 0 O lactente não anda independentemente; o lactente recebeu escore 1, 2 ou 3 no item 51. Observe que o escore 0 não implica em um escore pior do que escore 1 a 3; simplesmente denota que o escore não é levado em consideração no cálculo dos escores do IMP.

Escore 1 Uma perna mostra uma clara estereotipia (por exemplo, uma clara flexão plantar do pé ou um movimento de extensão-circundunção da perna) enquanto a outra perna não mostra. O lactente não mostra ou mostra apenas excepcionalmente outras posturas na perna afetada: D = direito e E = esquerdo.

Escore 2 Uma perna mostra moderada estereotipia enquanto a outra perna não mostra. Além dos movimentos e posturas estereotipadas, a perna afetada também mostra algumas outras posturas: D = direita e E = esquerda.

Escore 3 O lactente mostra leve ou nenhuma assimetria nas posturas das pernas enquanto anda independentemente.

60. Variação dos movimentos das pernas enquanto anda independentemente (V)

O tamanho do repertório dos movimentos das pernas enquanto anda independentemente é avaliado. Deve-se perceber que a própria atividade de andar limita o número de combinações dos movimentos do quadril e joelho. Como resultado, a avaliação do repertório dos movimentos das pernas tem enfoque na presença de pequenas variações. O repertório de movimentos de ambas as pernas é avaliado (Vídeo 7.11). Isso implica a presença de um repertório de movimento típico em uma perna em combinação com um repertório limitado na outra perna resultar na classificação 'variação insuficiente'. O item só é avaliado em lactentes que são capazes de andar independentemente: isto é, que atingiram escore 4 no item 51.

0 = não anda independentemente (item 51: escore 1, 2 ou 3)

1 = variação insuficiente

2 = variação suficiente

Escore 0 O lactente não anda independentemente; o lactente recebeu escore 1, 2 ou 3 no item 51. Observe que o escore 0 não implica em um escore pior do que o escore 1 ou 2; simplesmente denota que o escore não é levado em consideração no cálculo dos escores do IMP.

Escore 1 O lactente mostra um repertório limitado de movimentos das pernas enquanto anda. Isto é refletido pela presença de movimentos estereotipados, como movimentos de extensão-circundunção das pernas, flexão de joelho, ou consistentemente parando com os joelhos hiperestendidos.

Escore 2 O lactente mostra um repertório substancial de estratégias de andar, que é refletido pelo uso das várias combinações de movimentos nas várias articulações das pernas: por exemplo, movimentos de abdução e adução, flexão, extensão e rotação.

61. Adaptabilidade dos movimentos das pernas enquanto anda independentemente (A)

A adaptabilidade dos movimentos das pernas enquanto anda independentemente refere-se à habilidade do lactente em selecionar os movimentos mais eficientes das pernas durante cada situação de caminhar (Vídeo 7.12). O item apenas é avaliado em lactentes que são capazes de andar independentemente: isto é, que receberam escore 4 no item 51.

0 = não anda independentemente (item 51: escore 1, 2 ou 3)

Maioria dos movimentos:

1 = sem seleção adaptativa

2 = seleção adaptativa

Escore 0 O lactente não anda independentemente; o lactente recebeu escore 1, 2 ou 3 no item 51. Observe que o escore 0 não implica em um escore pior do que o escore 1 ou 2; simplesmente denota que o escore não é levado em consideração no cálculo dos escores do IMP.

Escore 1 Durante a maioria das sequências do andar, o lactente não seleciona movimentos eficientes das pernas. Geralmente, o lactente explora vários movimentos das pernas, mas a maioria dos movimentos não ajudam o lactente a manter o equilíbrio de maneira eficiente. O escore 1 também é atribuído se o lactente tem um repertório motor que consiste em uma única estratégia.

Escore 2 Durante a maioria das sequências do andar, o lactente seleciona os movimentos eficientes das pernas que o ajudam a adaptar a sua marcha à várias situações (passar sobre o colchonete, mudar a direção do andar) e manter o equilíbrio. Um pré-requisito para a seleção adaptativa é que o repertório consista em mais de uma estratégia motora.

A Figura 7.14 mostra o desenvolvimento da adaptabilidade dos movimentos das pernas enquanto anda independentemente na população normativa. A adaptabilidade dos movimentos das pernas enquanto anda independentemente surge dos 11 aos 13 meses. Depois disso, a prevalência dos movimentos adaptativos das pernas aumenta gradualmente para 16% aos 15 meses e 66% aos 18 meses.

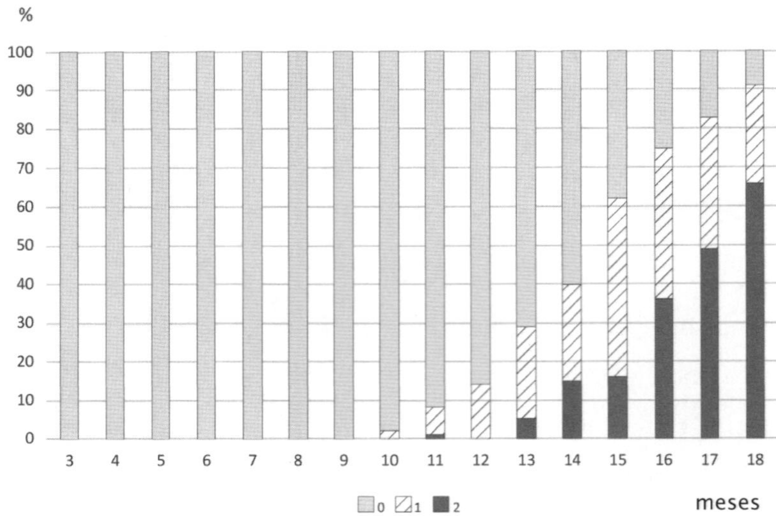

Figura 7.14 Desenvolvimento da adaptabilidade dos movimentos das pernas durante a marcha independente na população normativa (item 61). Cada barra representa 100 lactentes. Os números nas legendas denotam os escores do item.

62. Marcha calcanhar-dedos enquanto anda independentemente (P)

A marcha calcanhar-dedos refere-se à colocação e elevação do pé enquanto anda independentemente. A marcha calcanhar-dedos é caracterizada por um marcado contato inicial do calcanhar à frente do corpo com os dedos levantados no ar, seguido pelo contato dos dedos e uma subsequente elevação do calcanhar durante o contato mantido com os dedos no final da posição (Forssberg, 1985; Lacquaniti et al., 2012, Vídeo 7.14). O item é avaliado apenas em lactentes que são capazes de andar independentemente: isto é, os quais receberam escore 4 no item 51.

Observe que, na emergência do andar independente típico, o lactente coloca o seu pé de maneira variada e aleatória. Após alguns meses de experiência de andar, o lactente seleciona o padrão de marcha calcanhar-dedos cada vez com mais frequência. Portanto, o escore 1 inclui a presença ocasional de um padrão de marcha calcanhar-dedos.

0 = não anda independentemente (item 51: escore 1, 2 ou 3)

1 = marcha calcanhar-dedos ausente ou ocasional

2 = marcha calcanhar-dedos predominante

Escore 0 O lactente não anda independentemente; o lactente recebeu escore 1, 2 ou 3 no item 51. Observe que o escore 0 não implica em um escore pior do que o escore 1 ou 2; simplesmente denota que o escore não é levado em consideração no cálculo dos escores do IMP.

Escore 1 O lactente não mostra, ou mostra ocasionalmente, marcha calcanhar-dedos, mas também mostra muitos passos sem a sequência calcanhar-dedos.

Escore 2 O lactente mostra predominantemente a marcha calcanhar-dedos enquanto anda.

A Figura 7.15 mostra o desenvolvimento da marcha calcanhar-dedos enquanto anda independentemente na população normativa. O uso de um padrão de marcha calcanhar-dedos predominante surge aos 16 meses. Nesta idade, 3% dos lactentes usam predominantemente o padrão da marcha calcanhar-dedos. A prevalência do uso predominante da marcha calcanhar-dedos aumenta para 11% aos 18 meses. Isso significa que apenas uma minoria dos lactentes nessa faixa etária do IMP alcança a habilidade de usar predominantemente o padrão da marcha calcanhar-dedos, transformando o item 62 em outro item 'difícil' do IMP.

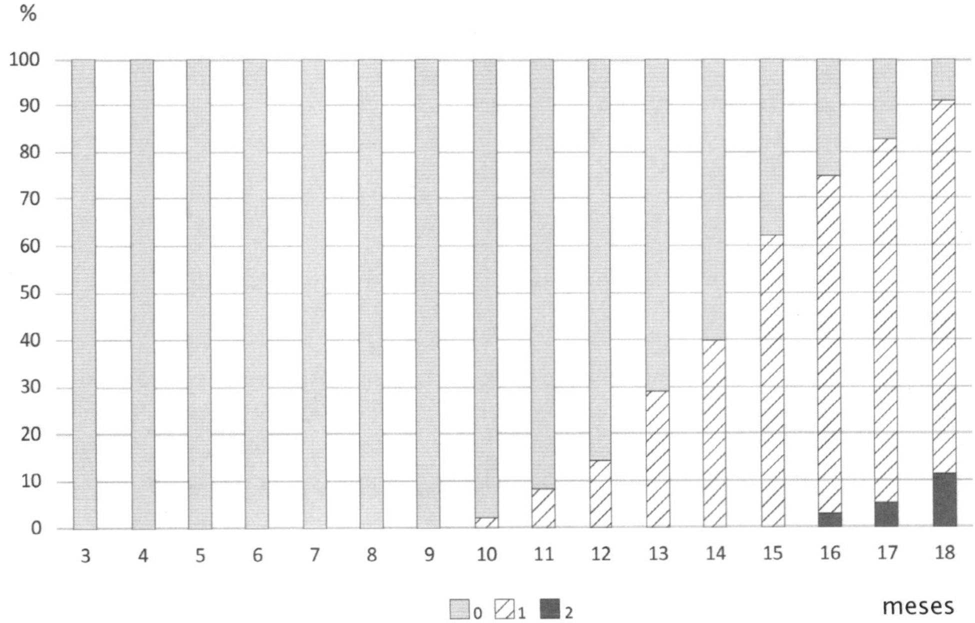

Figura 7.15 Desenvolvimento da marcha calcanhar-dedos durante a marcha independente na população normativa (item 62). Cada barra representa 100 lactentes. Os números nas legendas denotam os escores do item.

63. Variação dos movimentos dos pés enquanto anda independentemente (V)

O tamanho do repertório dos movimentos dos pés enquanto anda independentemente é avaliado (Vídeo 7.11). O repertório dos movimentos de ambos os pés é avaliado. Isso implica a presença do repertório de movimento típico em um pé em combinação com um repertório limitado no outro pé resultar na classificação 'variação insuficiente'. O formato do pé não é levado em consideração. O item apenas é avaliado em lactentes que são capazes de andar independentemente: isto é, que receberam escore 4 no item 51.

0 = não anda independentemente (item 51: escore 1, 2 ou 3)

1 = variação insuficiente

2 = variação suficiente

Escore 0 O lactente não anda independentemente; o lactente recebeu escore 1, 2 ou 3 no item 51. Observe que o escore 0 não implica em um escore pior do que o escore 1 ou 2; simplesmente denota que o escore não é levado em consideração no cálculo dos escores do IMP.

Escore 1 O lactente mostra um repertório limitado dos movimentos dos pés enquanto anda, refletido pela limitada variação na colocação dos pés. Exemplos de movimentos estereotipados dos pés enquanto anda são dedos em garra, consistente rotação externa ou rotação interna dos pés e andar na ponta dos pés.

Escore 2 O lactente mostra um repertório substancial de movimentos dos pés enquanto anda, o que é refletido pela variação na colocação dos pés e vários movimentos nos pés e dedos.

64. Adaptabilidade dos movimentos dos pés enquanto anda independentemente (A)

A adaptabilidade dos movimentos dos pés durante o andar independente refere-se à habilidade do lactente em selecionar o movimento de colocação dos pés mais eficiente durante cada situação do andar (Vídeo 7.12). O item apenas é avaliado em lactentes que são capazes de andar independentemente: isto é, os quais receberam escore 4 no item 51.

0 = não anda independentemente (item 51: escore 1, 2 ou 3)

Maioria dos movimentos:

1 = sem seleção adaptativa

2 = seleção adaptativa

Escore 0 O lactente não anda independentemente; o lactente recebeu escore 1, 2 ou 3 no item 51. Observe que o escore 0 não implica em um escore pior do que o escore 1 ou 2; simplesmente denota que o escore não é levado em consideração no cálculo dos escores do IMP.

Escore 1 Durante a maioria das sequências da marcha, o lactente não seleciona o posicionamento eficiente dos pés. Geralmente, o lactente explora várias formas de colocação dos pés, mas a maioria dos movimentos não ajudam o lactente de forma eficiente a manter o equilíbrio, evitar obstáculos ou andar sobre o colchonete. O escore 1 também é atribuído se o lactente tiver um repertório motor que consiste em apenas uma estratégia estereotipada.

Escore 2 Durante a maioria das sequências da marcha, o lactente seleciona movimentos eficientes de colocação dos pés. Por exemplo, o lactente posiciona os seus pés de forma que seja capaz de evitar ou ultrapassar objetos sobre o chão. Um pré-requisito da seleção adaptativa é que o repertório consista em mais de uma estratégia motora.

A Figura 7.16 mostra o desenvolvimento da adaptabilidade dos pés enquanto anda independentemente na população normativa. A adaptabilidade dos pés enquanto anda independentemente surge aos 14 ou 15 meses, quando 1% a 2% dos lactentes mostram essa habilidade. A prevalência de movimentos adaptativos dos pés enquanto anda aumenta para 27% aos 18 meses. Os dados de desenvolvimento dos itens de adaptabilidade do IMP do tronco, pernas e pés enquanto anda independentemente mostram que geralmente, o desenvolvimento dos movimentos adaptativos enquanto anda seguem uma sequência próximo-distal.

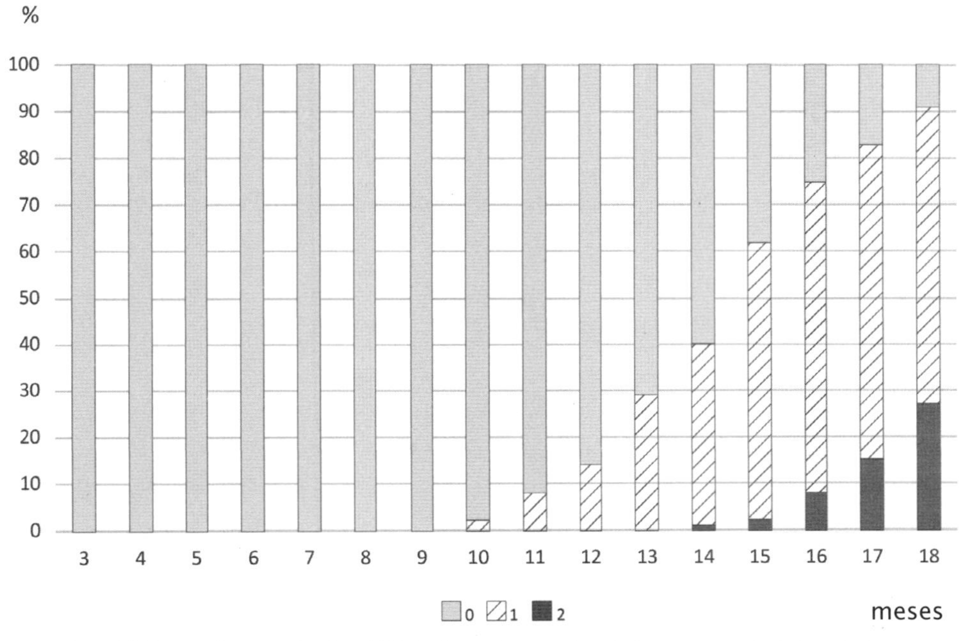

Figura 7.16 Desenvolvimento da adaptabilidade dos movimentos dos pés durante a marcha independente na população normativa (item 64). Cada barra representa 100 lactentes. Os números nas legendas denotam os escores do item.

65. Fluência dos movimentos enquanto anda independentemente (F)

A fluência do comportamento motor denota a presença de movimentos suaves e graciosos sem esforço. A fluência, em particular, aponta para o perfil de velocidade dos movimentos. Movimentos fluentes são caracterizados por acelerações e desacelerações graduais (Hadders-Algra 2004, Vídeo 7.15). O item apenas é avaliado em lactentes que são capazes de andar independentemente: ou seja, que obtiveram escore 4 no item 51.

0 = não anda independentemente (item 51: escore 1, 2 ou 3)

Maioria dos movimentos ao andar:

1 = não-fluentes: rígidos, bruscos, *floppy*/lentos, outro tipo:

2 = fluentes

Escore 0 O lactente não anda independentemente; o lactente recebeu escore 1, 2 ou 3 no item 51. Observe que o escore 0 não implica em um escore pior do que o escore 1 ou 2; simplesmente denota que o escore não é levado em consideração no cálculo dos escores do IMP.

Escore 1 A maioria dos movimentos do andar não são fluentes, indicando que eles não são suaves, flexíveis ou graciosos. Vários tipos de não fluência podem ser distinguidos, e um lactente pode apresentar diferentes tipos de movimentos não fluentes durante uma única avaliação. Exemplos de movimentos não fluentes são movimentos rígidos, bruscos e lentos. Movimentos rígidos são aqueles nos quais o lactente perde a facilidade de se movimentar e apresentam acelerações lentas. Movimentos bruscos denotam a presença de movimentos súbitos, abruptos com acelerações rápidas. Movimentos *floppy* ou letárgicos são flexíveis, torpes e lentos. Se as características não fluentes dos movimentos não puderem ser descritas como rígidas, bruscas ou *floppy*/letárgicos, descreva a não fluência com palavras alternativas mais apropriadas.

Escore 2 A maioria dos movimentos do andar tem um caráter fluente, indicando que os movimentos são suaves, flexíveis e graciosos.

CAPÍTULO 8
AVALIAÇÃO DO ALCANCE, PREENSÃO E MANIPULAÇÃO DE OBJETOS ENQUANTO SENTADO

Este capítulo contém a descrição dos itens do IMP avaliados enquanto alcança, apreende e manipula objetos na posição sentada. O alcance, preensão e manipulação na posição sentada são sempre avaliados e sempre incluem uma seção durante a qual o lactente se senta no colo do cuidador. Adicionalmente, o alcance, preensão e manipulação enquanto sentado pode ser avaliado enquanto se senta independentemente.

PROCEDIMENTOS

O procedimento padrão da avaliação do alcance, preensão e manipulação de objetos enquanto sentado ocorre com o lactente sentado no colo do cuidador, com o cuidador sentado em uma cadeira ou sofá (não no chão). Em geral, isso é realizado como a última parte da avaliação do IMP. Cuidado para que o lactente se sente confortavelmente na linha média do corpo do cuidador (Figura 8.1). O cuidador não recebe instruções específicas sobre o suporte postural dado ao lactente; ao cuidador é apenas solicitado a assegurar que o lactente sente confortavelmente. Para lactentes que são um pouco tímidos ou ansiosos, pode ser melhor não iniciar a avaliação do IMP na posição supina, mas sim no colo do cuidador. Assim, a avaliação do IMP pode também iniciar com a avaliação do alcance, preensão e manipulação de objetos enquanto o lactente está sentado no colo do cuidador.

A examinadora apresenta pequenos brinquedos atrativos (aproximadamente do tamanho da mão do lactente) para o lactente. Primeiro, um brinquedo é apresentado ao lactente. Para lactentes com habilidades emergentes de alcance e preensão, o brinquedo é apresentado na linha média à distância do braço e mantido por um tempo.

A distância do comprimento do braço significa não muito distante e não muito perto do corpo do lactente: por exemplo, não tão próximo que um lactente que produza movimentos de pré-alcance direcionados para a outra mão na linha média, possa acidentalmente bater e apreender o brinquedo. Preste muita atenção à atenção visual do lactente. Repita a apresentação do brinquedo várias vezes. Quando o lactente for capaz de apreender o brinquedo, permita que ele tenha algum tempo para manipular o objeto. Em seguida, a avaliadora recupera o brinquedo. Depois disso, um segundo brinquedo é apresentado. Novamente, o lactente tem tempo suficiente para encontrar sua própria solução para aprendê-lo. Se o lactente for capaz de manusear dois objetos, lhe é oferecido dois objetos várias vezes sucessivamente. Em seguida, a avaliadora avalia se o lactente é capaz de apreender um terceiro objeto enquanto segura os outros dois. Isso significa que a criança é capaz de manter dois objetos em uma mão, o que implica o lactente ser capaz de usar a mão simultaneamente como uma ferramenta de armazenamento e manipulação (Touwen, 1976). Observe que os objetos mantidos na boca ou entre a mão e o corpo não são considerados 'objetos mantidos'. Para a avaliação do alcance, preensão e manipulação, é importante que o rosto e os olhos (atenção visual) do lactente sejam claramente registrados em vídeo.

Quando a avaliadora tiver determinado quantos objetos a criança consegue manusear ao mesmo tempo (item 66 da performance), o foco da avaliação muda para a avaliação da variação e adaptabilidade dos seus braços e mãos. Para esse fim, os brinquedos são apresentados um a um, a uma distância de aproximadamente o comprimento do braço do lactente (e não além!) em várias posições no espaço. Várias vezes, o objeto também é colocado mais próximo ao corpo do lactente. A variação espacial é necessária para avaliar o repertório dos movimentos dos braços e mãos (variação) do lactente e a habilidade de adaptar os movimentos de alcance às especificidades da condição (adaptabilidade). Para avaliar a variação e adaptabilidade dos movimentos das mãos e dos dedos, uma variedade de brinquedos com diferentes formas e tamanhos são usados. Primeiro, argolas simples são apresentadas, seguidas pela apresentação de objetos mais complexos, como pequenos bonecos e pequenos objetos capazes de elicitar a preensão em pinça (por exemplo, a ponta de uma fita métrica; ver também Figura 3.1 e Figura 8.6).

As habilidades de alcance, preensão e manipulação de ambos os braços e mãos são avaliadas. Em caso de assimetria na performance do braço-mão, a severidade da assimetria é também avaliada apresentando brinquedos ao lado do braço e mão de pior performance. A avaliação da performance do alcance e preensão é baseada na melhor performance observada; no caso dos movimentos assimétricos do braço, baseia-se na performance do melhor braço e mão. Observe que a própria assimetria é pontuada no item 67.

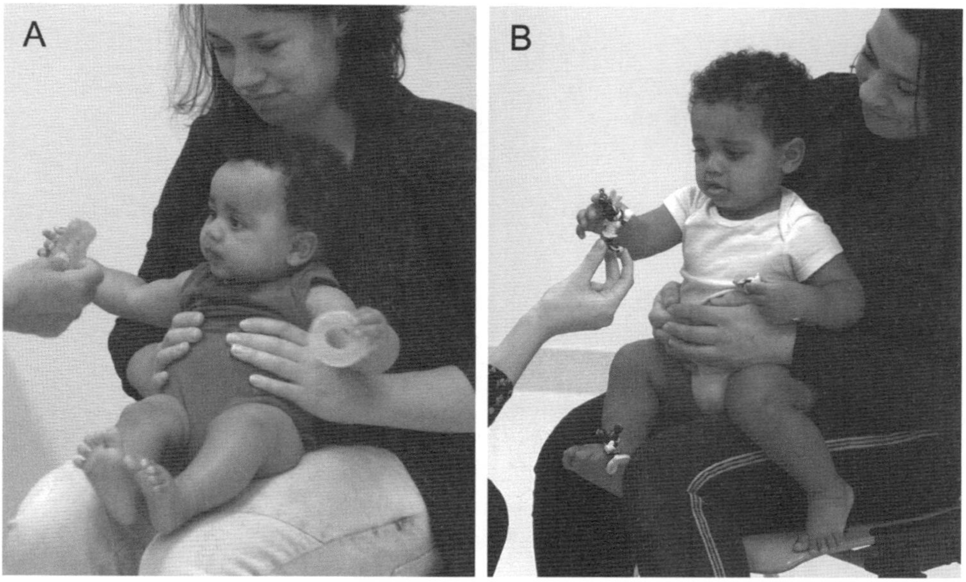

Figura 8.1 Avaliação do alcance, preensão e manipulação enquanto sentado no colo do cuidador. O cuidador deve se certificar que o lactente esteja confortável. (A) Lactente aos seis meses; (B) lactente aos 12 meses.

Adicionalmente à avaliação do alcance, preensão e manipulação enquanto sentado no colo do cuidador, o alcance, preensão e manipulação podem ser avaliados quando o lactente se senta independentemente no chão ou no colchonete de avaliação. Os procedimentos são similares àqueles da avaliação do alcance, preensão e manipulação enquanto sentado no colo do cuidador. O sentar independente é usado especialmente para a avaliação do alcance, preensão e manipulação em lactentes mais velhos, os quais, às vezes, preferem esta situação a se sentar no colo do cuidador. Se o alcance, preensão e manipulação são avaliados não apenas no colo do cuidador, mas também enquanto sentado independentemente no chão ou no colchonete de avaliação, os escores dos itens 66 a 74 são baseados na performance geral em ambas as situações.

66. Alcance, preensão e manipulação dos objetos (P)

A habilidade do lactente alcançar, apreender e manipular objetos enquanto sentado é avaliada (Vídeo 8.1). O lactente recebe o escore da melhor performance, mesmo quando for obtida em apenas uma das mãos.

1 = não alcança e não mostra movimentos de pré-alcance

2 = não alcança, mas mostra movimentos de pré-alcance

3 = alcança o objeto, mas não o apreende

4 = alcança, apreende e mantém, mas não manipula o objeto

5 = alcança, mantém e manipula 1 objeto

6 = alcança, mantém e manipula 2 objetos

7 = alcança e mantém ≥ 3 objetos

Escore 1 O lactente não alcança o objeto e não mostra movimentos de pré-alcance (ver escore 2).

Escore 2 O lactente não alcança o objeto, mas mostra movimentos de pré-alcance. Movimentos de pré-alcance são movimentos dos braços, mãos e dedos em reação à apresentação de um objeto atrativo que não resulta em uma aproximação real do objeto (Trevarthen, 1984, Hadders-Algra, 2018c). Exemplos de movimentos de pré-alcance são a manipulação mútua das mãos, movimentos de contato mão-boca e movimentos *flapping* de abdução dos braços em resposta à apresentação de um objeto atrativo (Vídeo 8.1). Para distinguir entre os movimentos espontâneos do braço que não estão relacionados à apresentação do objeto (escore 1) e ao pré-alcance, deve-se prestar muita atenção à atenção visual do lactente. O pré-alcance é associado a uma clara fixação visual do objeto, que é muitas vezes acompanhada por uma expressão facial de vívido interesse e movimentos da boca. Em movimentos espontâneos dos braços e não direcionados à tarefa, o lactente não presta atenção visual ao objeto.

Escore 3 O lactente alcança o objeto, se aproxima dele, mas não o apreende. O alcance é definido como fazer um movimento direcionado à tarefa com um ou ambos os braços em direção ao objeto (Touwen, 1976). A mão pode ou não tocar o objeto (Vídeo 8.1).

Escore 4 O lactente alcança, apreende e mantém o objeto. Ele não manipula o objeto com ou entre as suas mãos, não transfere o objeto de uma mão para a outra e não coloca o objeto em sua boca. A preensão é definida como se aproximar do objeto por meio de um movimento de alcance autogerado com uma ou ambas as mãos, tocando-o e mantendo-o. Depois de apreender o objeto, o lactente deve mantê-lo por pelo menos alguns segundos para passar no item (Vídeo 8.1). Observe que o lactente deve apreender por si próprio o objeto e que o objeto não deve ser colocado ou empurrado na mão do lactente pela examinadora.

Escore 5 O lactente alcança, apreende, mantém e manipula um objeto. A manipulação pode consistir, por exemplo, em transferir o objeto para a outra mão, mover o objeto dentro da mão ou colocá-lo na boca (Vídeo 8.1). Os lactentes que são capazes de apreender e manter dois objetos, mas que não manipulam nenhum dos objetos também recebem escore 5 (e não escore 6).

Escore 6 O lactente mantém um objeto e alcança um segundo objeto. Isso resulta em apreender o segundo objeto, manter os dois objetos e alguma manipulação de pelo menos um dos objetos (Vídeo 8.1). Isso também implica os lactentes que apreendem um segundo objeto, mas imediatamente depois deixam cair um deles, não receberem escore 6.

Escore 7 O lactente mantém dois objetos e alcança um terceiro objeto. Isso resulta em apreender o terceiro objeto e manter todos os três objetos (Figura 8.2, Vídeo 8.1). Não é necessária manipulação para receber o escore 7; o foco do item está na habilidade de apreender um objeto com a mão que já mantém outro objeto. No entanto, lactentes que apreendem um terceiro objeto, mas imediatamente depois deixam cair um dos objetos, não recebem escore 7. O escore 7 também é dado quando um lactente é capaz de manter mais de três objetos.

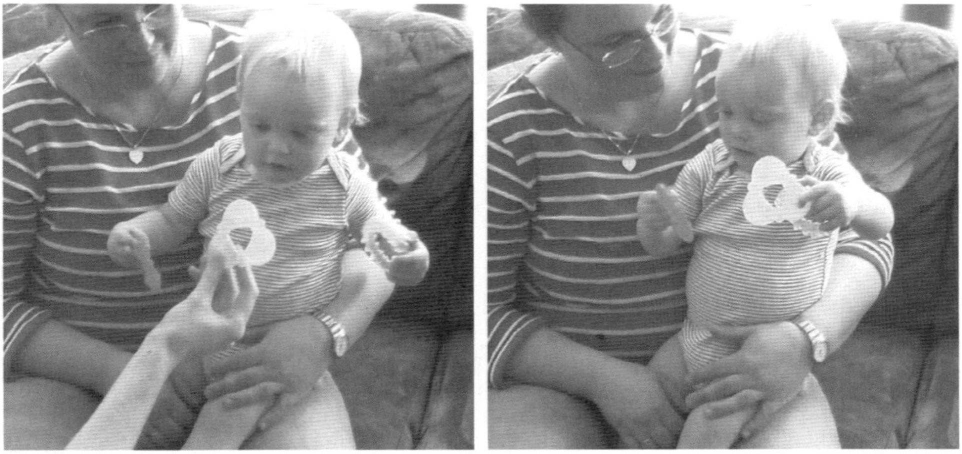

Figura 8.2 Lactente aos 14 meses sendo capaz de alcançar e manter pelo menos três objetos (item 66)

A Figura 8.3 mostra o desenvolvimento do alcance, preensão e manipulação de objetos na posição sentada na população normativa. Aos três meses, 17% dos lactentes não mostram tentativas de alcance, 56% mostram movimentos de pré-alcance e apenas 1% são capazes de apreender e manipular pelo menos um objeto. Aos quatro meses, 36% dos lactentes são capazes de apreender e manipular pelo menos um objeto, enquanto aos cinco meses, 75% dos lactentes alcançaram essa habilidade, com 35% sendo capazes de apreender e manipular dois objetos. Dos seis aos oito meses, a maioria dos lactentes (78% a 91%) são capazes de apreender e manipular dois objetos, enquanto 1% a 5% são capazes de manter três objetos. A partir dos nove meses, a proporção de lactentes capazes de alcançar e manter pelo menos três objetos aumenta gradualmente de 15% aos nove meses para 40% a 47% dos 11 aos 13 meses, para cerca de 80% dos 16 aos 18 meses.

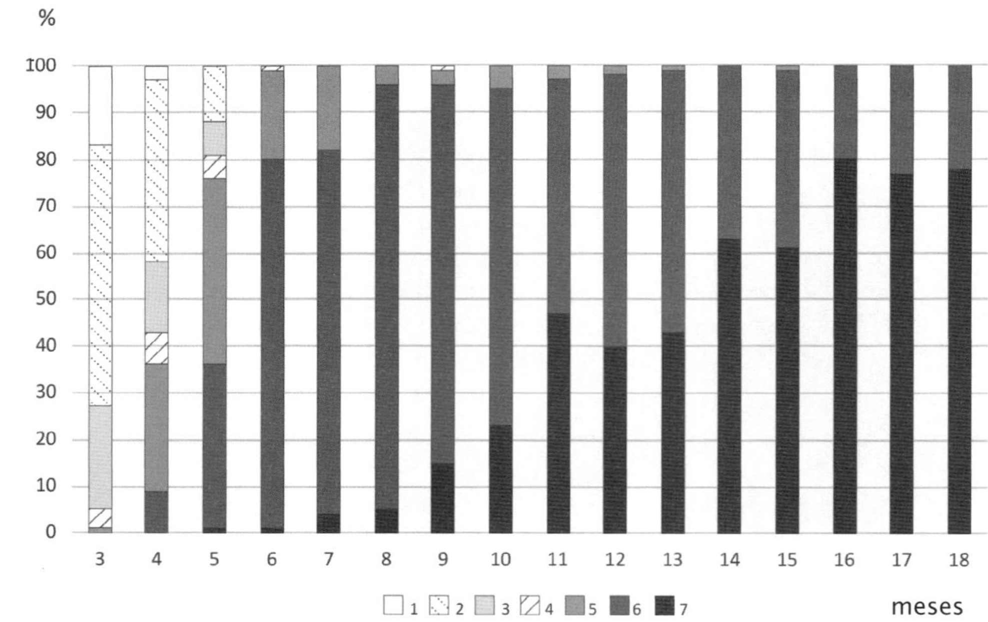

Figura 8.3 Desenvolvimento do alcance, preensão e manipulação de objetos na posição sentada na população normativa (item 66). Cada barra representa 100 lactentes. Os números nas legendas denotam o escore dos itens.

67. Alcance, preensão e manipulação de objetos: presença de assimetria (S)

A presença de assimetria dos movimentos dos braços e mãos durante o (pré) alcance, preensão e manipulação é avaliada.

0 = não mostra movimentos de pré-alcance ou alcance (item 66: escore 1)

1 = forte assimetria, pior lado D/E

2 = moderada assimetria, pior lado D/E

3 = leve ou nenhuma assimetria

Escore 0 O lactente não mostra movimentos de pré-alcance ou alcance; o lactente recebeu escore 1 no item 66. Portanto, o item não pode ser avaliado. Observe que o escore 0 não implica em um escore pior do que escore 1, 2 ou 3; simplesmente denota que o escore não é levado em consideração no cálculo dos escores do IMP.

Escore 1 Uma diferença marcante entre os lados direito e esquerdo está presente na postura e nos movimentos dos braços e/ou mãos durante (pré) alcance, preensão e manipulação. Isso significa que o braço e a mão de um lado do corpo mostram uma estereotipia e mostram apenas excepcionalmente outras posturas ou movimentos: D = direito e E = esquerdo (Vídeo 8.2).

Escore 2 O lactente mostra moderada assimetria em sua postura e movimentos dos braços e/ou mãos durante (pré) alcance, preensão e manipulação, mas ambos os lados estão envolvidos nas atividades direcionadas à tarefa dos braços e mãos: D = direito e E = esquerdo (Vídeo 8.2).

Escore 3 O lactente mostra leve ou nenhuma assimetria em sua postura e movimentos das mãos ou braços durante (pré) alcance, preensão e manipulação de objetos. Isso significa que uma leve preferência da mão pode estar presente (Vídeos 8.1 e 8.2).

68. Variação dos movimentos dos braços no alcance (V)

O tamanho do repertório de movimentos de ambos os braços é avaliado (Vídeo 8.3). Isso implica a presença de um repertório de movimento típico em um braço em combinação com repertório limitado do outro braço resultar na classificação de 'variação insuficiente'. Se um lactente mostra uma mistura de movimentos de pré-alcance e alcance, ambos são levados em consideração. Além disso, o repertório de movimentos dos braços entre os vários movimentos de alcance é levado em consideração na avaliação da variação dos movimentos dos braços durante o alcance. O repertório dos movimentos dos braços não é avaliado quando o lactente mostra apenas movimentos de pré-alcance.

0 = não mostra movimentos de alcance (item 66: escore 1 ou 2)

1 = variação insuficiente

2 = variação suficiente

Escore 0 O lactente não mostra movimentos de alcance; o lactente recebeu escore 1 ou 2 no item 66. Portanto, o item não pode ser avaliado. Observe que o escore 0 não implica em um escore pior do que o escore 1 ou 2; simplesmente denota que o escore não é levado em consideração no cálculo dos escores do IMP.

Escore 1 O lactente mostra um repertório limitado dos movimentos de alcance. Os movimentos dos braços consistem em um número limitado de combinações dos movimentos dos ombros, cotovelos e punhos (Figura 8.4). Exemplos de padrões estereotipados são movimentos simples de extensão, postura de flexão unilateral e *flappling* estereotipados ou movimentos rotatórios do punho ocorrendo entre os alcances.

Escore 2 O lactente mostra movimentos de alcance que consistem em várias combinações dos movimentos do ombro (abdução, adução, flexão, extensão, rotação interna e externa), cotovelo (flexão, extensão, pronação e supinação) e punho (flexão, extensão, adução e abdução) de ambos os braços (Figura 8.4, Vídeos 8.1 e 8.3).

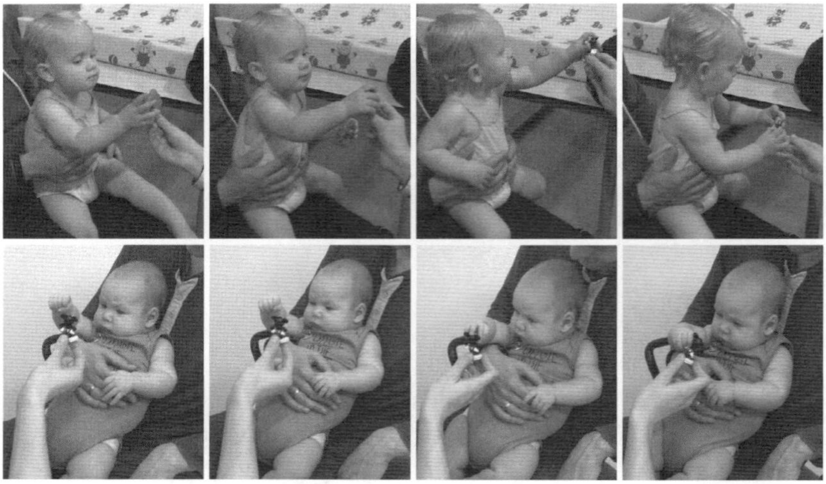

Figura 8.4 Variação dos movimentos dos braços e mãos durante o alcance, preensão e manipulação na posição sentada (itens 68 e 71). Linha superior: variação suficiente dos movimentos dos braços e mãos em lactente aos 14 meses; linha inferior: variação insuficiente dos movimentos dos braços e mãos em lactente aos quatro meses.

69. Adaptabilidade dos movimentos dos braços no alcance (A)

A adaptabilidade dos movimentos de alcance se refere à habilidade do lactente em selecionar o movimento de alcance mais apropriado e eficiente em cada situação (Vídeo 8.3).

0 = não mostra movimentos de alcance (item 66: escore 1 ou 2)

Maioria dos movimentos:

1 = sem seleção adaptativa

2 = seleção adaptativa

Escore 0 O lactente não mostra movimentos de alcance e, portanto, o item não pode ser avaliado. Se um lactente mostra apenas movimentos de pré-alcance, o escore 0 também é atribuído. Em outras palavras, escore 0 é atribuído aos lactentes que receberam escore 1 ou 2 no item 66. Observe que o escore 0 não implica em um escore pior do que o escore 1 ou 2; simplesmente denota que o escore não é levado em consideração no cálculo dos escores do IMP.

Escore 1 Durante a maioria dos movimentos de alcance, o lactente não seleciona uma estratégia de alcance específica e eficiente do seu repertório de movimentos dos braços no alcance para situações específicas. O escore 1 também é atribuído aos lactentes com repertório motor limitado a uma estratégia (Vídeo 8.3).

Escore 2 Durante a maioria dos movimentos de alcance, o lactente seleciona estratégias de alcance específicas e eficientes do seu repertório de estratégias de alcance, isto é, estratégias que melhor se adaptam às situações (Vídeo 8.3). Um pré-requisito para a seleção adaptativa é a presença de um repertório que consiste em mais de uma estratégia motora.

A Figura 8.5 mostra o desenvolvimento da adaptabilidade dos movimentos dos braços durante o alcance na posição sentada na população normativa. A adaptabilidade dos movimentos dos braços durante o alcance enquanto sentado surge aos cinco meses: 5% dos lactentes os quais são capazes de alcançar na posição sentada mostram movimentos adaptativos dos braços em sua maioria. A habilidade de utilizar principalmente movimentos adaptativos de alcance dos braços aumenta com o aumento da idade: 50% aos sete meses de idade e 94% aos nove meses de idade têm movimentos adaptativos dos braços durante o alcance na posição sentada. Dos 10 aos 13 meses, a prevalência de movimentos adaptativos dos braços no alcance é de 97% a 99%. A partir dos 14 meses, todos os lactentes mostram movimentos adaptativos dos braços enquanto alcançam na posição sentada.

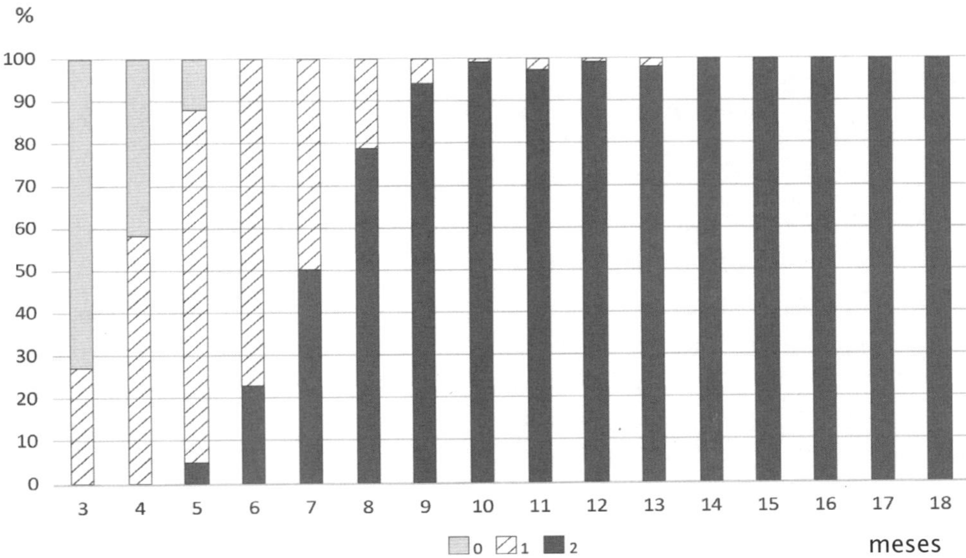

Figura 8.5 Desenvolvimento da adaptabilidade dos movimentos dos braços no alcance na posição sentada na população normativa (item 69). Cada barra representa 100 lactentes. Os números nas legendas denotam o escore dos itens.

70. Tipo de preensão (P)

O tipo de preensão é avaliado durante a apresentação de objetos de vários tamanhos, incluindo pequenos, e de várias formas para o lactente. A preensão implica o lactente direcionar sua mão ao objeto por um movimento autoproduzido para pegá-lo. Em outras palavras, o comportamento manual elicitado pela examinadora ao colocar um objeto diretamente na mão do lactente não é levado em consideração. Ambas as mãos são avaliadas separadamente e a melhor performance de uma das mãos é registrada.

Exemplos de brinquedos que elicitam a utilização da preensão em pinça inferior e preensão em pinça são pequenas balas, uvas passas ou minianimais (5 × 5 mm). Deve-se ter cuidado para que o lactente não coloque objetos pequenos e não comestíveis na boca. Uma alternativa segura é uma fita métrica retrátil que pode ser puxada da sua caixa (pinça inferior ou preensão em pinça) (ver também Figura 3.1 e Figura 8.6).

0 = não apreende o objeto (item 66: escore 1, 2 ou 3)

1 = preensão palmar

2 = preensão rádio-palmar ou em tesoura

3 = preensão em pinça inferior

4 = preensão em pinça

Escore 0 O lactente não apreende objetos e, portanto, o tipo de preensão não pode ser avaliado (item 66: escore 1, 2 ou 3). Observe que o escore 0 não implica um escore pior do que escores 1-4; simplesmente denota que o escore não é levado em consideração no cálculo dos escores do IMP.

Escore 1 O lactente mostra preensão palmar: o lactente usa toda a superfície palmar da mão e todos os dedos para apreender o objeto.

Escore 2 O lactente mostra preensão rádio-palmar ou preensão em tesoura. Na preensão rádio-palmar, o lactente utiliza principalmente a metade radial da palma da mão, incluindo os dedos polegar e indicador, para apreender o objeto (Figura 8.6A; Touwen, 1976). A preensão em tesoura significa que o objeto é apreendido entre a superfície volar dos dedos polegar e indicador estendidos (Figura 8.6B; Touwen, 1976).

Escore 3 O lactente usa a preensão em pinça inferior: o objeto é apreendido entre a ponta do dedo indicador e o lado volar do polegar; o dedo indicador está flexionado e o polegar estendido (Figura 8.6C; Touwen, 1976). Para obter escore 3, o lactente não deve colocar apenas os dedos na maneira descrita, mas também apreender o objeto subsequentemente.

Escore 4 O lactente usa a preensão em pinça: o objeto é cuidadosamente apreendido entre as pontas dos dedos indicador e polegar. Ambos os dedos indicador e polegar estão flexionados (Figura 8.6D; Touwen, 1976). Para obter escore

4, o lactente não deve colocar apenas os dedos na maneira descrita, mas também apreender o objeto subsequentemente.

Observação: às vezes é difícil visualizar no vídeo se a preensão em pinça inferior ou preensão em pinça está presente. Portanto, recomendamos que a avaliadora registre o tipo de preensão observado durante a avaliação *in loco*. Esta é uma das duas exceções à regra de que a avaliação do IMP é baseada na gravação em vídeo do comportamento do lactente (sendo o outro o item 77).

A Figura 8.7 mostra o desenvolvimento do tipo de preensão na população normativa. Os lactentes dos três aos quatro meses de idade que são capazes de apreender um brinquedo usam praticamente sempre a preensão palmar. Aos cinco meses, cerca de um quatro dos lactentes que são capazes de apreender um brinquedo usam a preensão rádio-palmar; o restante usa a preensão palmar. Lactentes dos seis aos oito meses de idade usam principalmente a preensão rádio-palmar, enquanto a preensão palmar desaparece gradativamente, e a preensão em pinça inferior pode ser observada em alguns lactentes (1% a 4%). Após oito meses de idade, a prevalência da preensão em pinça inferior aumenta de 10% aos nove meses para 60% aos 13 meses. Dos 10 aos 11 meses, alguns lactentes (1% a 4%) mostram a preensão em pinça. Após 11 meses de idade, a proporção de lactentes que usam a preensão em pinça aumenta gradativamente de 18% aos 12 meses para 39% aos 14 meses e para 64% a 69% nos lactentes com 16 a 18 meses de idade.

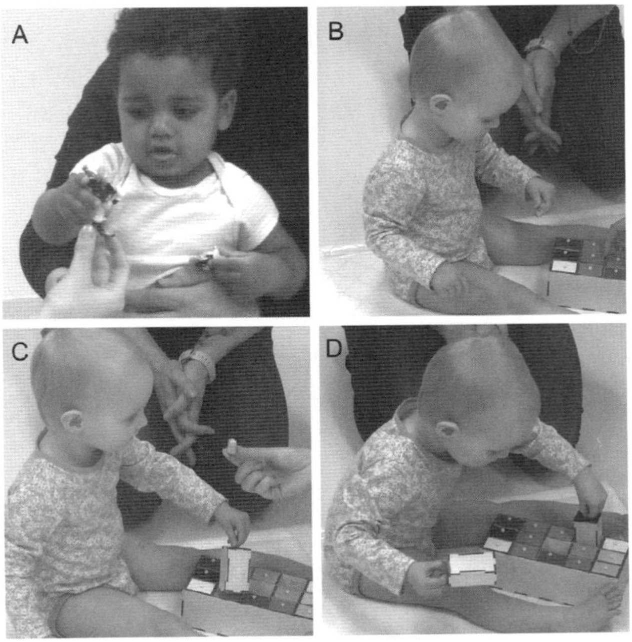

Figura 8.6 Tipo de preensão (item 70). (A) Preensão rádio-palmar; (B) preensão em tesoura (dedos indicador e polegar estendidos); (C) preensão em pinça inferior (dedo indicador flexionado e polegar estendido); (D) preensão em pinça (dedos indicador e polegar flexionados).

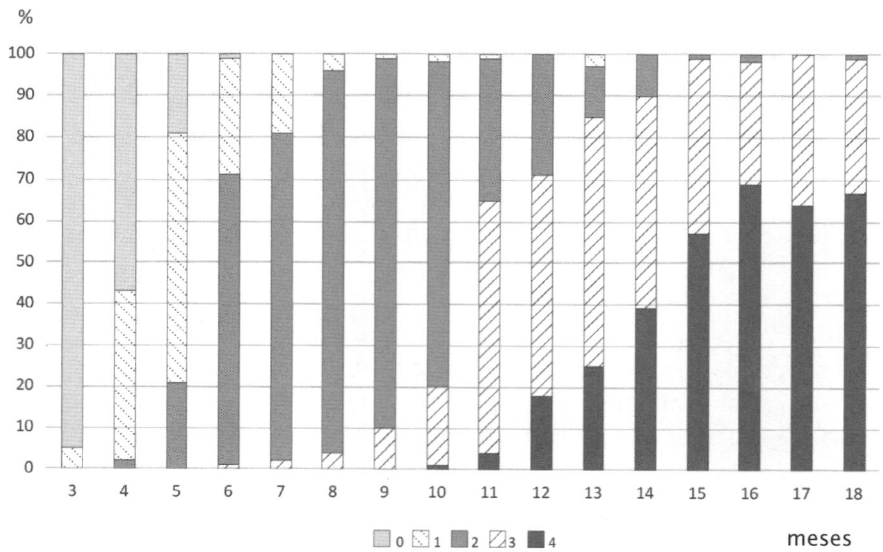

Figura 8.7 Desenvolvimento do tipo de preensão na população normativa (item 70). Cada barra representa 100 lactentes. Os números nas legendas denotam o escore dos itens.

71. Variação dos movimentos das mãos enquanto alcança, apreende e manipula (V)

O tamanho do repertório de movimentos de ambas as mãos é avaliado (Vídeo 8.4). Isso implica a presença de um repertório de movimento típico em uma mão em combinação com um repertório limitado na outra mão resultar na classificação de 'variação insuficiente'. Além disso, o repertório de movimentos das mãos entre os vários movimentos de alcance, preensão e manipulação é levado em consideração na avaliação da variação dos movimentos das mãos durante o alcance. O repertório de movimentos das mãos não é avaliado quando o lactente mostra apenas movimentos de pré-alcance.

0 = não mostra movimentos de alcance (item 66: escore 1 ou 2)

1 = variação insuficiente

2 = variação suficiente

Escore 0 O lactente não mostra movimentos de alcance e, portanto, o item não pode ser avaliado; o lactente recebeu escore 1 ou 2 no item 66. Observe que o escore 0 não implica em um escore pior do que o escore 1 ou 2; simplesmente denota que o escore não é levado em consideração no cálculo dos escores do IMP.

Escore 1 O lactente mostra apenas um número limitado de maneiras de mover suas mãos durante o pré-alcance, alcance, preensão e manipulação de objetos. Ele mostra um repertório limitado de movimentos de mãos e dedos, com pouca variação na maneira em que os movimentos e posições dos dedos são combinados. Exemplos de padrões de movimento estereotipados são os movimentos de abrir e fechar das mãos, nos quais os dedos da mão se movem mais ou menos sincronizadamente com poucos movimentos independentes dos dedos e uma postura unilateral consistente da mão fechada (Figura 8.4, Vídeo 8.4).

Escore 2 O lactente mostra várias maneiras de mover suas mãos durante o pré-alcance, alcance, preensão e manipulação de objetos. Ele mostra variações nas maneiras nas quais os movimentos e posições dos dedos são combinados (Figura 8.4, Vídeo 8.4).

72. Adaptabilidade dos movimentos das mãos enquanto alcança, apreende e manipula (A)

A adaptabilidade dos movimentos das mãos se refere à habilidade do lactente em selecionar os movimentos mais apropriados das mãos e dedos em cada situação. A adaptabilidade dos movimentos das mãos pode ser avaliada quando as mãos se aproximam do objeto ('a mão está moldada à forma e ao tamanho do objeto?'), durante a preensão efetiva do objeto e durante a manipulação do objeto.

0 = não mostra movimentos de alcance (item 66: escore 1 ou 2)

Maioria dos movimentos:

1 = sem seleção adaptativa

2 = seleção adaptativa

Escore 0 O lactente não mostra movimentos de alcance e, portanto, o item não pode ser avaliado; o lactente recebeu escore 1 ou 2 no item 66. Observe que o escore 0 não implica em um escore pior do que o escore 1 ou 2; simplesmente denota que o escore não é levado em consideração no cálculo dos escores do IMP.

Escore 1 Durante a maioria dos movimentos de alcance, preensão e manipulação, o lactente não seleciona uma estratégia específica e eficiente dentre seu repertório de estratégias de preensão e/ou manipulação para situações específicas (Vídeo 8.4). O escore 1 também é atribuído aos lactentes com repertório motor limitado a uma estratégia.

Escore 2 Durante a maioria dos movimentos de alcance, preensão e manipulação, o lactente seleciona estratégias específicas e eficientes do repertório de estratégias de preensão e/ou manipulação, isto é, estratégias que se adaptam melhor a situações específicas (Vídeo 8.4). Exemplos são a pré-moldagem da mão à forma do objeto em antecipação à preensão do objeto, as mãos exibem uma eficiente transferência intramanual do objeto, e uma seleção rápida e predominante da preensão em pinça inferior ou preensão em pinça quando apreende um objeto pequeno. Um pré-requisito para a seleção adaptativa é a presença de um repertório que consiste em mais de uma estratégia motora.

A Figura 8.8 mostra o desenvolvimento da adaptabilidade dos movimentos das mãos durante o alcance, preensão e manipulação na posição sentada na população normativa. A adaptabilidade dos movimentos das mãos surge dos 8 aos 10 meses, quando 1% a 3% dos lactentes mostram movimentos adaptativos das mãos. Após os 10 meses de idade, a prevalência dos movimentos adaptativos das mãos aumenta gradativamente com o aumento da idade, de 13% aos 11 meses para 57% aos 14 meses, para 80% aos 16 meses, para 85% a 89% aos 17 a 18 meses. Isso significa que o desenvolvimento da adaptabilidade dos movimentos dos membros superiores – semelhante à dos membros inferiores – geralmente segue uma sequência próximo-distal.

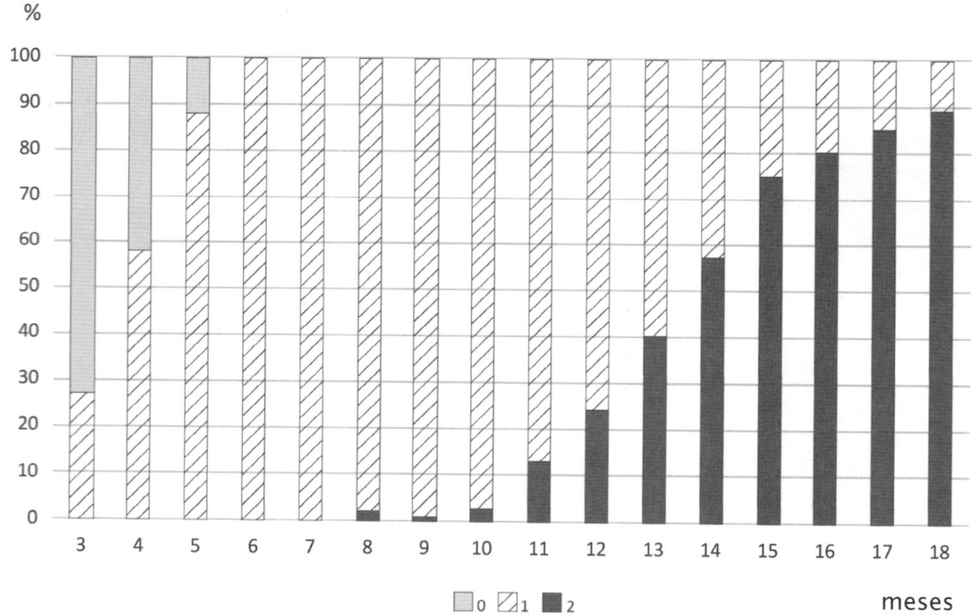

Figura 8.8 Desenvolvimento da adaptabilidade dos movimentos das mãos durante o alcance, preensão e manipulação na posição sentada na população normativa (item 72). Cada barra representa 100 lactentes. Os números nas legendas denotam o escore dos itens.

73. Tremor durante o pré-alcance e alcance (F)

O tremor é um movimento oscilatório involuntário com uma frequência fixa (Piña-Garza e James, 2019). Dois tipos de tremores podem ser distinguidos: o tipo mais frequente é o tremor de alta frequência (≥ 6/seg) e baixa amplitude (≤ 3 cm). O outro tipo, menos frequentemente observado, é o tremor de baixa frequência (< 6/seg) e alta amplitude (> 3 cm) (Touwen, 1976). Nesse item, são avaliados os tremores sobrepostos aos movimentos de pré-alcance ou alcance. Observe que movimentos irregulares de zigue-zague não são considerados como tremores.

0 = não mostra movimentos de pré-alcance ou alcance (item 66: escore 1)

1 = frequentemente presente, descreva o tipo:

2 = sem ou ocasionalmente presente

Escore 0 O lactente não mostra movimentos de pré-alcance ou alcance; o lactente recebeu escore 1 no item 66. Portanto, o item não pode ser avaliado. Observe que o escore 0 não implica em um escore pior do que o escore 1 ou 2; simplesmente denota que o escore não é levado em consideração no cálculo dos escores do IMP.

Escore 1 O lactente mostra tremores durante a maioria dos movimentos de pré-alcance, alcance, preensão e manipulação (Vídeo 8.5). Descreva o tipo de tremor. Os tremores mais comumente observados são tremores de alta frequência (≥ 6/seg) e baixa amplitude (≤ 3 cm) e aqueles de baixa frequência (< 6/seg) e alta amplitude (> 3 cm).

Escore 2 O lactente não mostra ou mostra apenas ocasionalmente tremores durante movimentos de pré-alcance, alcance, preensão e manipulação (Vídeo 8.5). O tremor pode estar presente durante alguns movimentos de pré-alcance, alcance, preensão e manipulação, mas está ausente durante a maioria dos movimentos dos braços e mãos.

74. Fluência dos movimentos durante o pré-alcance e alcance (F)

A fluência do comportamento motor denota a presença de movimentos suaves e graciosos sem esforço. A fluência aponta, em particular, para o perfil da velocidade dos movimentos. Movimentos fluentes são caracterizados por acelerações e desacelerações graduais (Hadders-Algra, 2004).

0 = não mostra movimentos de pré-alcance ou alcance (item 66: escore 1)

Maioria dos movimentos:

1 = não fluentes: rígidos, bruscos, *floppy*/letárgicos, outro tipo:

2 = fluentes

Escore 0 O lactente não mostra movimentos de pré-alcance ou alcance; o lactente recebeu escore 1 no item 66. Portanto, o item não pode ser avaliado. Observe que o escore 0 não implica em um escore pior do que o escore 1 ou 2; simplesmente denota que o escore não é levado em consideração no cálculo dos escores do IMP.

Escore 1 A maioria dos movimentos de pré-alcance, alcance, preensão e manipulação não são fluentes, indicando que eles não são suaves, flexíveis ou graciosos (Vídeo 8.5). Vários tipos de não fluência podem ser distinguidos, e um lactente pode apresentar diferentes tipos de movimentos não fluentes durante uma única avaliação. Exemplos de movimentos não fluentes são movimentos rígidos, bruscos e letárgicos. Movimentos rígidos são aqueles nos quais o lactente não mostra facilidade nos movimentos e dá a impressão de resistência. Movimentos bruscos denotam a presença de movimentos súbitos, abruptos. Movimentos *floppy* ou letárgicos são flexíveis, fracos e lentos. Se as características dos movimentos não fluentes não puderem ser descritas como rígidas, bruscas ou *floppy*/letárgicos, descreva a não fluência com palavras alternativas mais apropriadas.

Escore 2 A maioria dos movimentos de pré-alcance, alcance, preensão e manipulação tem um caráter fluente, indicando que os movimentos são suaves, flexíveis e graciosos (Vídeo 8.5).

CAPÍTULO 9
GERAL: ITENS OBSERVADOS AO LONGO DA AVALIAÇÃO

Este capítulo contém a descrição dos itens do IMP que são avaliados durante toda a avaliação do IMP.

75. Variação da expressão facial (V)

A variação da expressão facial denota a presença de um repertório de expressões faciais. Os humanos, como os grandes primatas, mas diferente dos macacos, têm um grande repertório de expressões faciais (De Waal, 2003) gerado por um sistema muscular facial complexo (Cattaneo e Pavesi, 2014).

1 = variação insuficiente

2 = variação suficiente

Escore 1 O lactente mostra um repertório limitado de expressões faciais (Figura 9.1).

Escore 2 O lactente mostra um repertório substancial de expressões faciais. As expressões faciais são produzidas pela atividade muscular em várias partes da face, como os músculos ao redor dos olhos e da boca, e são caracterizadas por várias combinações de atividade muscular nessas regiões (Figura 9.1).

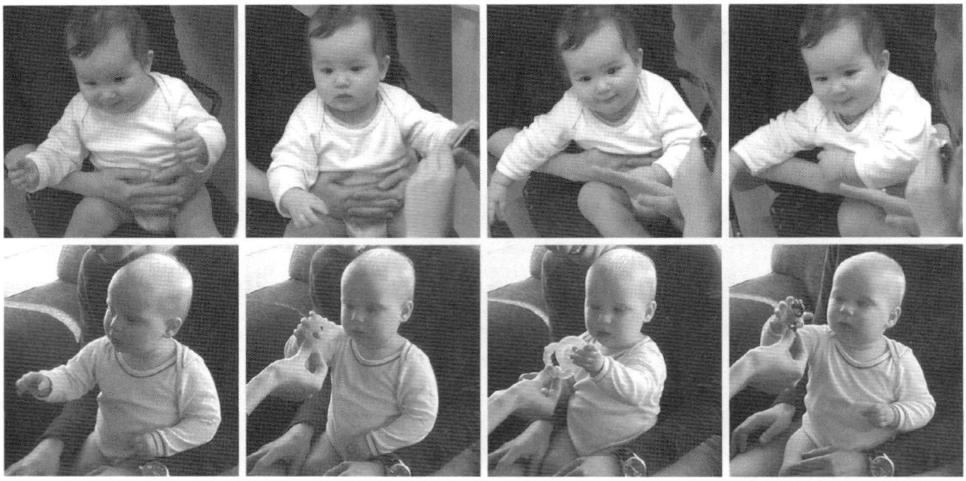

Figura 9.1 Variação da expressão facial (item 75). Linha superior: lactente com variação suficiente da expressão facial; linha inferior: lactente com variação insuficiente na expressão facial.

76. Adaptabilidade da expressão facial (A)

A adaptabilidade da expressão facial refere-se à habilidade do lactente em selecionar a expressão facial mais apropriada em cada situação.

Maioria dos movimentos:

1 = sem seleção adaptativa

2 = seleção adaptativa

Escore 1 Na maioria das vezes, o lactente não seleciona expressões faciais específicas para situações específicas fora do repertório de expressões faciais. Isso significa que é difícil para a observadora ler no rosto do lactente quais são as intenções e emoções dele. Escore 1 também é atribuído se o lactente tiver um repertório de expressão facial que consiste em uma única expressão, geralmente branda.

Escore 2 Na maioria das vezes, o lactente seleciona expressões faciais específicas para situações específicas. Isso significa que é relativamente fácil entender as intenções e emoções do lactente. Um pré-requisito para a seleção adaptativa é que o repertório consista em mais de uma expressão.

77. Salivação (V)

A salivação é o derramamento visivelmente claro de saliva pela boca (McInerney et al., 2019). Os lactentes com desenvolvimento típico podem mostrar alguma salivação quando exploram um objeto com suas bocas. A salivação está incluída no domínio de variação, uma vez que a salivação notável reflete a presença de movimentos orofaciais estereotipados.

1 = notável salivação

2 = sem ou pouca salivação

Escore 1 O lactente mostra salivação acentuada. Isto é, por exemplo, refletida por grandes manchas úmidas na roupa do lactente (Figura 9.2).

Escore 2 O lactente não saliva ou mostra apenas ocasionalmente salivação durante a avaliação.

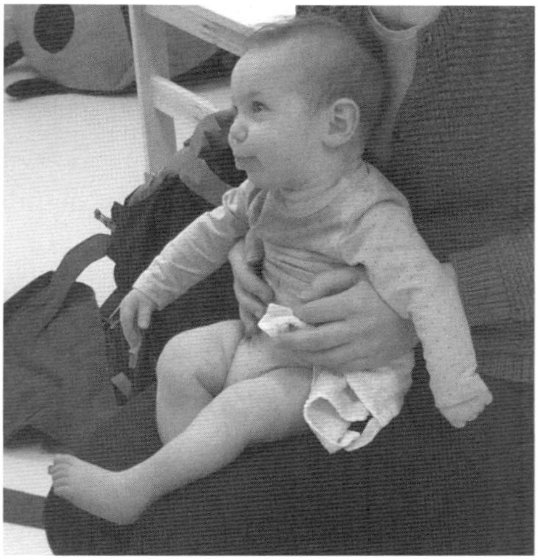

Figura 9.2 Notável salivação acentuada refletida pela grande mancha úmida na roupa do lactente (item 77).

Observação: por vezes é difícil visualizar no vídeo se o lactente mostra notável salivação ou não. Portanto, recomendamos que a avaliadora registre a presença de salivação notável durante a avaliação da 'in loco'. Esta é uma das duas exceções à regra de que a avaliação do IMP é baseada na gravação do vídeo do comportamento do lactente (a outra é a presença de preensão em pinça inferior ou preensão em pinça no item 70).

78. Presença de protrusão estereotipada da língua (V)

A protrusão estereotipada da língua denota a presença de movimentos repetitivos da protrusão da língua com a língua aparecendo entre os lábios a cada dois segundos (Hadders-Algra et al., 1997) ou períodos de ocorrência frequente, durante os quais a língua se projeta entre os lábios (Vídeo 9.1).

1 = sim

2 = não

Escore 1 Sim, o lactente mostra protrusão estereotipada da língua.

Escore 2 Não, o lactente não mostra protrusão estereotipada da língua.

79. Tremor (F)

O tremor é um movimento oscilante involuntário com uma frequência fixa (Piña-Garza e James, 2019). Podem ser distinguidos dois tipos de tremores: o tipo que ocorre mais frequentemente é o tremor de alta frequência (≥ 6/seg) e baixa amplitude (≤ 3 cm). O outro tipo, menos frequentemente observado, é o tremor de baixa frequência (< 6/seg) e alta amplitude (> 3 cm) (Touwen 1976).

Neste item, apenas os tremores observados durante o comportamento motor espontâneo nas posições supina, prona, sentada, em pé e andando são avaliados. A presença de tremores sobrepostos aos movimentos de pré-alcance e alcance são registrados separadamente (itens 20 e 73).

1 = frequentemente presente, descreva o tipo:

2 = sem ou ocasionalmente presente

Escore 1 O lactente mostra frequentemente tremores durante o comportamento motor espontâneo. Descreva o tipo de tremor. Os tremores mais comumente observados são tremores de alta frequência (≥ 6/seg) e baixa amplitude (≤ 3 cm) e aqueles de baixa frequência (< 6/seg) e alta amplitude (> 3 cm).

Escore 2 O lactente não mostra ou mostra apenas ocasionalmente tremores durante o comportamento motor espontâneo.

80. Fluência do comportamento motor (F)

A fluência do comportamento motor denota a presença de movimentos suaves e graciosos sem esforço. A fluência aponta, em particular, para o perfil de velocidade dos movimentos. Movimentos fluentes são caracterizados por acelerações e desacelerações graduais (Hadders-Algra, 2004).

Neste item, é avaliada a impressão geral sobre a fluência do comportamento motor durante a avaliação nas posições supina, prona, sentada, em pé e andando.

A fluência do comportamento de alcance nas posições supina e sentada não são levadas em consideração neste item; isto é registrado separadamente (item 74 e, em parte, item 21)

Maioria dos movimentos:

1 = não fluentes: rígidos, bruscos, *floppy*/letárgicos, outro tipo:

2 = fluentes.

Escore 1 A maioria dos movimentos não são fluentes, indicando que eles não são suaves, flexíveis ou graciosos. Isso significa que os movimentos não são fluentes na maioria das condições avaliadas: por exemplo, quando o lactente é avaliado em três condições, como nas posições supina, prona e sentada, a fluência recebe escore 1 se os movimentos não são fluentes em duas das três condições. Vários tipos de não fluência podem ser distinguidos, e um lactente pode apresentar diferentes tipos de movimentos não fluentes durante uma única avaliação. Exemplos de movimentos não fluentes são movimentos rígidos, bruscos e letárgicos. Movimentos rígidos são aqueles os quais o lactente perde a facilidade de se movimentar e dão a impressão de resistência. Movimentos bruscos denotam a presença de movimentos súbitos e abruptos. Movimentos *floppy* ou letárgicos são frouxos, torpes e lentos. Se as características dos movimentos não fluentes não puderem ser descritas como rígidas, bruscas ou *floppy*/letárgicos, descreva a não fluência com palavras alternativas mais apropriadas.

Escore 2 A maioria dos movimentos tem um caráter fluente, indicando que os movimentos são suaves, flexíveis e graciosos. Isto significa que os movimentos são fluentes na maioria das condições avaliadas: por exemplo, quando um lactente é avaliado em três condições, como enquanto em prono, sentado, em pé e andando, a fluência é referida como escore 2 se os movimentos são fluentes em duas das três condições.

CAPÍTULO 10
APLICAÇÃO CLÍNICA E IMPORTÂNCIA DO IMP

O IMP foi desenvolvido como um instrumento para avaliar o comportamento motor de lactentes e crianças jovens até e incluindo a idade de andar independentemente por alguns meses. É uma medida confiável, com validade adequada. Além disso, tem boa responsividade à mudança relacionada à intervenção precoce (Capítulo 3). O IMP tem dois objetivos: (1) monitorar o desenvolvimento motor infantil ou – mais especificamente –, acompanhar o desenvolvimento infantil nos domínios do IMP de variação, adaptabilidade, simetria, fluência e performance e (2) detectar lactentes de alto risco para desordens do desenvolvimento. O IMP é especialmente útil em grupos de lactentes de risco, como lactentes prematuros ou com cardiopatia congênita complexa, não apenas porque facilita a detecção de lactentes com alto risco para desordens do desenvolvimento, mas também porque fornece direções para a intervenção precoce.

Nas seções a seguir, nós discutiremos a significância de escores baixos nos cinco domínios do IMP. Cada seção começa com a apresentação dos valores do percentil do IMP baseados no grupo de referência normativo holandês de 1.700 lactentes dos 2 aos 18 meses de idade (ver Capítulo 3)[1]. O *background* estatístico do cálculo das curvas de percentil é explicado no Quadro 10.1. Em seguida, a aplicação clínica do IMP é ilustrada por uma discussão adicional de dois exemplos clínicos introduzidos no Capítulo 1 (Quadro 10.2). As observações finais completam o capítulo.

---

1 Observe que a idade de dois meses foi incluída por razões estatísticas. A menor idade para a qual o IMP foi validado é de três meses

Quadro 10.1 Cálculo das curvas de percentil do IMP

Na preparação para a construção dos valores de referência idade-específicos (curvas de percentis) do IMP, nós investigamos o desempenho de vários métodos estatísticos por meio de uma série de estudos de simulação usando este tipo particular de dados, especialmente no que diz respeito a diferentes tamanhos amostrais (por exemplo, os dados da adaptabilidade não estão disponíveis para todos os lactentes).

Para o escore total do IMP e os escores do domínio adaptabilidade, usamos o método LMS, uma abordagem semiparamétrica em que a média, desvio padrão e a assimetria (*skewness*) são modelados em função da idade e ajustados com *splines* cúbicas e em que os dados são transformados em Box-Cox para se assemelhar à distribuição normal, usando o R versão 3.6.1, e o pacote R GAMLSS (Rigby e Stasinopoulos, 2005; R Core Team, 2019).

Para os valores idade-dependente do domínio performance (não paramétrico), modelos baseados em regressão quantílica, com *splines* cúbicas, novamente provou ser a melhor escolha.

Nós criamos valores de referência idade-específicos para o escore total do IMP e para os domínios performance e adaptabilidade, usando os dados transversais que consiste nos escores do IMP dos lactentes do estudo de referência normativo holandês IMP-SINDA. Nós apresentamos curvas para os percentis 15%, 50% e 85% para todos os três escores (escore total do IMP e os escores da performance e adaptabilidade), bem como curvas adicionais de 5% para o escore total do IMP e escores do domínio da performance. O ajuste do modelo foi verificado comparando o esperado com a porcentagem real observada de casos abaixo de cada percentil, bem como examinando os *worm plots* e estatísticas Q para os modelos LMS ajustados.

DOMÍNIO DA VARIAÇÃO

O domínio da variação do IMP é um novo domínio motor fundamentado na TSGN (Capítulo 2). Ele descreve um aspecto fundamental do comportamento motor infantil. O domínio da variação não é idade-dependente (Heineman et al., 2008). Portanto, calculamos os valores percentuais independentes da idade (Tabela 10.1). Os valores indicam que a grande maioria dos lactentes da população em geral tem repertório variado: metade dos lactentes tem escore de variação de 95%. Isso implica esses lactentes mostrarem variação insuficiente apenas nos movimentos descritos por um ou dois dos itens de variação, enquanto os movimentos descritos no restante dos itens de variação manifestarem variação suficiente. Isso corresponde à noção de que apenas uma variação significativamente reduzida é um marcador de disfunção do cérebro, isto é, sinais de conectividade subcortical-cortical prejudicada (uma deficiência no *'hardware'* do cérebro) (Hadders-Algra, 2010, 2018b; Capítulo 2). A presença de um baixo escore de variação indica alto risco de desordens do desenvolvimento, em particular a PC. No entanto, deve-se perceber que o escore de variação em lactentes jovens que estiveram gravemente doentes no período neonatal – por exemplo, lactentes nascidos muito prematuros (antes de 32 semanas de gestação) ou com uma doença cardíaca congênita complexa – também pode ser menor por causa das experiências de movimento limitadas durante a doença neonatal (Hadders-Algra, 2021c). A doença reduz os impulsos *(drive)* para a exploração do movimento e o desuso que a acompanha está associado a uma moderada redução da variação (Bos et al., 1997). Além disso, em lactentes com PC unilateral, o desuso do lado mais afetado pode agravar a redução da variação decorrente da lesão cerebral (Hadders-Algra, 2021c; ver a seguir a seção sobre simetria). Isso implica um baixo escore de variação requerer a necessidade de diagnósticos adicionais, monitoramento longitudinal do desenvolvimento do lactente e a necessidade de intervenção precoce.

Para a intervenção precoce, um baixo escore de variação significa que os cuidadores precisam ser informados de que o lactente pode se beneficiar ao serem expostos às variadas situações durante as atividades de cuidado diário (Dirks et al., 2011; Akhbari Ziegler et al., 2019). Por exemplo, os cuidadores podem carregar o lactente de várias maneiras, eles podem vestir o lactente em várias posições (por exemplo, supina ou sentada), ou com abordagens variadas (por exemplo, lateralmente ou frontalmente), ou eles podem brincar com o lactente com brinquedos variados e em diferentes posições (por exemplo, supina, semirreclinada, sentada em uma cadeira ou no colo, ou em prona).

Tabela 10.1 Valores de percentil para os escores dos domínios variação, simetria e fluência do IMP

Domínio do IMP	P5	P15	P50	P85
Variação	82	88	95	100
Simetria				
Lactente < 6 meses	75	83	95	100
Lactente ≥ 6 meses	95	100	100	100
Fluência	70	75	90	100

P5 = percentil 5, P15 = percentil 15, P50 = percentil 50, P85 = percentil 85

As pesquisas demonstraram que a exposição de lactentes de baixo risco, nascidos muito prematuros, às experiências variadas na vida diária, associam-se com melhores escores da variação, isto é, há um aumento no repertório de movimento do lactente (Sgandurra et al., 2016, 2017; Akhbari Ziegler et al., 2020). Presumivelmente, a redução inicial do repertório de movimento nesses lactentes é baseada na experiência limitada no período neonatal e não na presença de uma lesão cerebral significativa. Estudos com lactentes com risco muito alto para PC (Hielkema et al., 2011, 2020) indicam, entretanto, que a intervenção precoce com ampla variedade de experiências na vida diária não resultou em um aumento do repertório de movimentos nesses lactentes; os escores da variação dos lactentes permaneceram baixos. Muitos dos lactentes estudados tinham lesão cerebral significativa, como leucomalácia periventricular ou infarto cortical. Isso reforça a noção de que graves reduções da variação são marcadores de um comprometimento estrutural do cérebro.

Em lactentes que continuam a ter escores de variação muito baixos, o risco de serem diagnosticados com PC é muito alto. Os lactentes que apresentam um repertório de movimentos muito limitado ao longo da infância correm um alto risco de contraturas e deformidades, devido à presença contínua de movimentos e posturas estereotipadas. Para esses lactentes, o principal objetivo da intervenção precoce é prevenir contraturas e deformidades. Isso é obtido principalmente por meio da introdução, em uma idade precoce, de dispositivos para sentar, ficar deitado e em pé (Thunberg et al., 2021). Adicionalmente, é concebível que, expor esses lactentes a desafios variados que elicitem movimentos autogerados, pode ajudar na prevenção de contraturas e deformidades (Novak et al., 2020).

DOMÍNIO DA ADAPTABILIDADE

O domínio da adaptabilidade do IMP é o outro novo domínio baseado na TSGN. Os escores da adaptabilidade podem ser calculados em lactentes com mais de seis meses. Antes dessa idade, a adaptabilidade está presente apenas de forma limitada; é a partir dos seis meses que a adaptabilidade começa a surgir (Heineman et al., 2010b). Os escores de adaptabilidade são claramente idade-dependentes (Heineman et al., 2008). Isso significa que, com o aumento da idade e da experiência, os lactentes são mais capazes de adaptar seus movimentos eficientemente às especificidades da situação. A Figura 10.1 apresenta as curvas percentis dos escores da adaptabilidade dos lactentes no grupo de referência normativo holandês. A Tabela 10.2 fornece os detalhes numéricos.

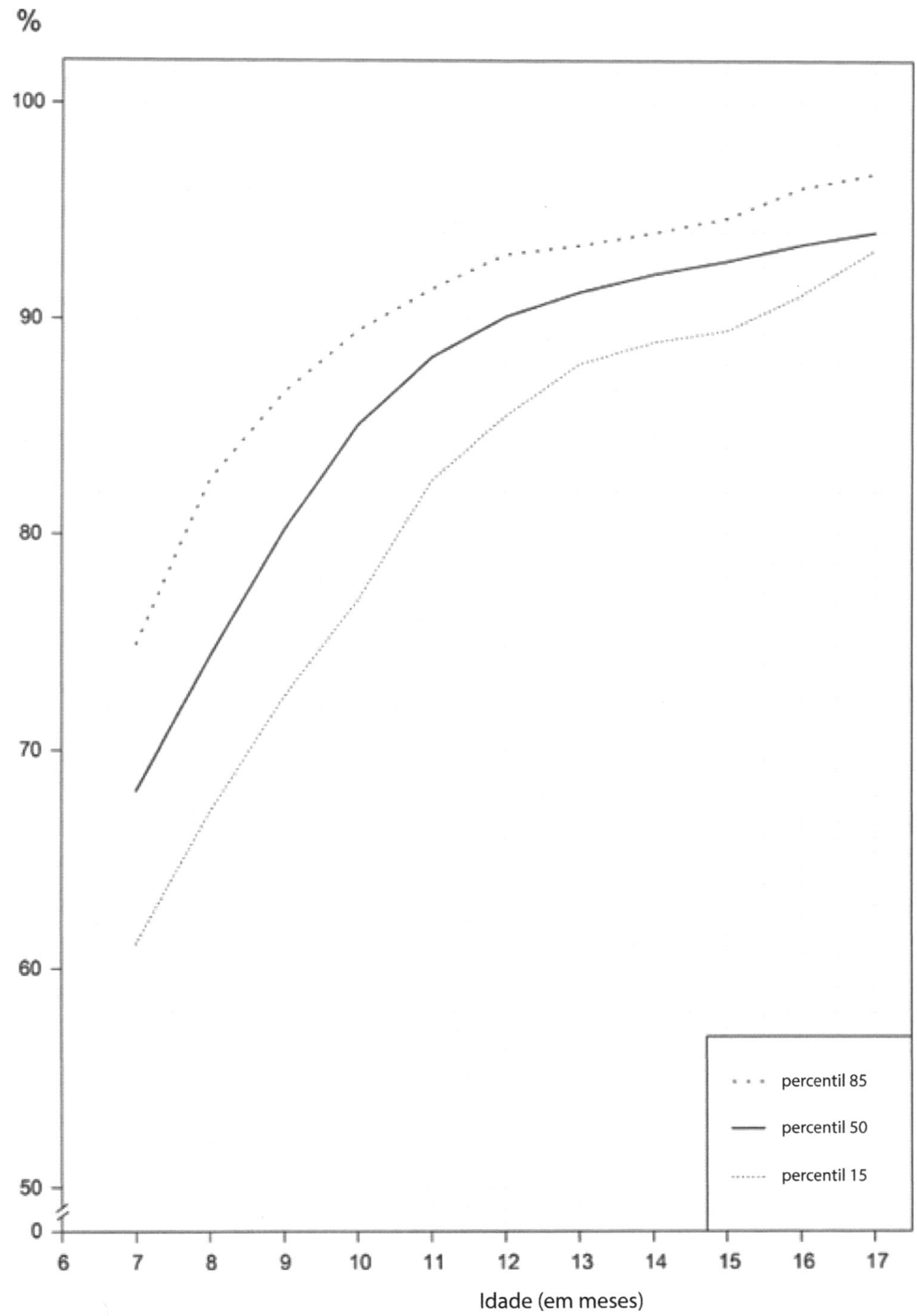

Figura 10.1 Curvas de percentil do domínio adaptabilidade do IMP em 1100 lactentes com idade entre 7-17 meses.

Valores de 18 meses não foram fornecidos, já que o membro superior (categoria de idade mais alta) do domínio da adaptabilidade não pôde ser modelada confiavelmente devido à falta de variação do escore nos dados (ver Figura 10.1)

Tabela 10.2 Valores de percentil dependentes da idade para os escores do domínio da adaptabilidade

Idade em meses	P15	P50	P85
7	61	68	75
8	67	74	82
9	72	80	87
10	77	85	89
11	82	88	91
12	86	90	93
13	88	91	93
14	89	92	94
15	91	93	95
16	93	93	96
17	94	94	97

P15 = percentil 15, P50 = percentil 50, P85 = percentil 85

A adaptabilidade reduzida pode ser o resultado de uma lesão cerebral (uma deficiência no *'hardware'* do cérebro), mas está mais frequentemente associada às configurações alteradas de sistemas neurotransmissores: por exemplo, os sistemas monoaminérgicos (uma deficiência no *'software'* do cérebro; ver o Capítulo 2). As configurações alteradas do neurotransmissor podem ter uma origem genética – por exemplo, em crianças com Transtorno de Déficit de Atenção/Hiperatividade (TDAH) (Bonvicini et al., 2018) – ou pode ser o resultado de estresse no início da vida. Esse estresse pode envolver estresse fisiológico e/ou psicológico. Exemplos de estresse no início da vida são nascimento prematuro – especialmente quando resulta em uma admissão na unidade de terapia intensiva neonatal – retardo de crescimento intrauterino e estresse materno durante a gravidez (Braun et al., 2017; Hadders-Algra 2021d).

Os escores de adaptabilidade mais baixos são associados a escores de quociente de inteligência mais baixos em idade escolar (Wu et al., 2020b). Isso confirma a ideia de que os escores da adaptabilidade refletem a capacidade do lactente em explorar os movimentos, de descobrir o mundo e de aprender com as experiências de tentativa e erro. É bem conhecido que crianças com desordens motoras do desenvolvimento, como PC e TDC, têm aprendizagem motora prejudicada (Prado et al., 2017; Wilson et al., 2017). Eles precisam de mais experiências de tentativa e erro do que crianças com desenvolvimento típico, a fim de construir estruturas de referência motoras que permitam uma seleção imediata e rápida do movimento mais eficiente em cada situação específica. Em outras palavras, eles precisam de mais experiências de movimento do que crianças com desenvolvimento típico antes de atingirem a habilidade do controle do movimento automático, *feedforward* e antecipatórios (Capítulo 2; Hadders-Algra et al., 1999).

Para a intervenção precoce, isso significa que lactentes com adaptabilidade reduzida se beneficiarão de ampla experiência de movimentos autogerados, permitindo ampla tentativa e erro: ou seja, feedback dos movimentos autogerados (Hadders-Algra, 2021c). Isso implica os cuidadores precisarem receber informações sobre quais atividades o lactente está prestes a dominar. Isso permite aos cuidadores entender quais atividades eles podem integrar nas atividades diárias de cuidado.

Os profissionais de saúde devem fornecer aos cuidadores dicas e sugestões sobre como fazer isso e como desafiar o lactente de forma lúdica a realizar novas atividades motoras. Este é um dos elementos do programa de intervenção centrado na família *COPing with and CAring for Infants with Special Needs* (COPCA) (Dirks et al., 2011; Akhbari Ziegler et al., 2019). Um estudo de intervenção precoce sobre o COPCA demonstrou que o treinamento de famílias para implementar essas estratégias foi associado a melhorias significativas nos escores da adaptabilidade (Hielkema et al., 2011).

DOMÍNIO DA SIMETRIA

O domínio da simetria do IMP descreve um aspecto clássico do comportamento motor infantil. Os dados do grupo de referência normativo holandês ilustram que assimetrias leves a moderadas no comportamento motor ocorrem especialmente em lactentes jovens; a partir dos seis meses em diante, a prevalência de assimetrias é muito baixa. Esses achados correspondem à noção de que lactentes jovens frequentemente mostram uma preferência de posicionamento da cabeça para um lado: uma assimetria que costuma ser mostrada em mais de uma posição. Essa preferência de posicionamento praticamente desaparece quando os lactentes alcançam os seis meses de idade (Straathof et al., 2020). Devido à prevalência de diferentes assimetrias em lactentes menores de seis meses e em lactentes de 6 a 18 meses de idade, as duas faixas etárias apresentam valores percentis diferentes (Tabela 10.1).

Em qualquer idade, baixos escores de simetria, refletindo uma assimetria consistente em várias partes do corpo, têm significância clínica. Eles podem ser um marcador de disfunção neurológica, incluindo PC unilateral, especialmente quando as assimetrias surgem na primeira infância e continuam presentes após os cinco meses de idade (Sakzewski et al., 2019; Wu et al., 2020b). As assimetrias consistentes requerem diagnósticos adicionais e intervenção precoce.

A intervenção precoce em lactentes com assimetrias envolve conscientizar os cuidadores de como eles podem desafiar a criança a usar ambos os lados do corpo igualmente com frequência. Em lactentes jovens com uma posição preferida da cabeça, a orientação do cuidador tem enfoque no fornecimento de informações sobre os estímulos ambientais (cuidando para que o ambiente interessante – por exemplo, objetos claros e coloridos, pessoas – fique ao lado não preferido do lactente), posicionando o lactente (criando variação na posição do lactente durante, por exemplo, alimentação e ao ser carregado) e promovendo a brincadeira na posição prona (para obter mais detalhes, ver Hadders-Algra, 2021d). Em lactentes com ou com alto risco para PC unilateral, que manifestam especialmente uma assimetria consistente na função dos membros superiores, a intervenção precoce visa fornecer aos cuidadores informações sobre como eles podem promover atividades simétricas dos membros superiores. Para este fim, uma variante é a terapia de movimento induzido por restrição para bebês (*Baby Constraint-Induced Movement Therapy, baby*-CIMT) pode ser aplicada (Eliasson et al., 2018), mas o treinamento intensivo de movimento bilateral dos braços é igualmente eficaz na promoção da mobilidade de ambos os braços e mãos (Chamudot et al., 2018). Presumivelmente, o efeito positivo dessas abordagens de intervenções pode ser atribuído principalmente, mas não exclusivamente, para a ação contrária do componente de desuso da variação reduzida e assimetria (Sterling et al., 2013; Kwon et al., 2014; Manning et al., 2016).

DOMÍNIO DA FLUÊNCIA

O domínio da fluência do IMP fornece informações sobre um aspecto clássico do comportamento motor infantil: ele fornece informações sobre como o lactente é capaz de modular as acelerações e desacelerações do movimento. A presença de movimentos não fluentes não depende da idade. Portanto, nós calculamos os valores percentis idade-independentes (Tabela 10.1). Os valores indicam que cerca de metade dos lactentes da população em geral manifestam não fluência em parte dos seus movimentos. Em outras palavras, muitos lactentes com desenvolvimento típico têm movimentos que não são perfeitamente fluentes.

A fluência é um aspecto do movimento que é sensível a pequenas alterações na função neural. Os casos em questão são os movimentos não fluentes de lactentes chorosos (Hadders-Algra, 2004) e os movimentos não fluentes de adultos induzidos por nervosismo ou fadiga após exercícios físicos intensos (Growdon et al., 2000). A sensibilidade da fluência do movimento às pequenas alterações nas configurações neurais transformou os escores da fluência em instrumentos sensíveis para avaliar os efeitos sutis das condições ambientais no início da vida. Um exemplo é a associação da amamentação com uma maior prevalência de movimentos fluentes aos 3 e 18 meses (Huisman et al., 1995; Bouwstra et al., 2003).

A maioria dos lactentes com movimentos não fluentes mostra movimentos bruscos ou uma mistura de movimentos bruscos e rígidos (Groen et al., 2005). Movimentos constantemente rígidos são relativamente incomuns. Movimentos constantemente rígidos em combinação com uma redução acentuada da variação têm sido associados a um alto risco de PC (Groen et al., 2005; Hamer et al., 2011).

Movimentos não fluentes chamam facilmente a atenção de cuidadores e profissionais. No entanto, sua significância clínica é muito limitada. Portanto, este aspecto do comportamento motor infantil não requer atenção específica durante a intervenção precoce. O enfoque da intervenção fisioterapêutica precoce é permitir a mobilidade: isto é, promover as habilidades do lactente para manter e mudar a posição corporal; para se mover ao redor; e para transportar, mover e manusear objetos. Isso pode ser alcançado ao fornecer experiências amplas, variadas e desafiadoras de movimentos autogerados (Hadders-Algra, 2021c). Um potencial efeito colateral positivo de ser capaz de atingir certas habilidades motoras com menos esforço pode ser um aumento na fluência do movimento.

DOMÍNIO DA PERFORMANCE

O domínio da performance do IMP é o único domínio do IMP que não avalia um aspecto da qualidade do movimento. O domínio da performance mede o que o lactente é capaz de alcançar em termos de habilidades motoras. As pontuações da performance são fortemente dependentes da idade (Heineman et al., 2008). Com o aumento da idade e da experiência, os lactentes dominam cada vez mais as habilidades motoras. A Figura 10.2 apresenta as curvas de percentis dos escores da performance dos lactentes do grupo de referência normativo holandês. A Tabela 10.3 fornece os detalhes numéricos. Os dados mostram que a maioria dos lactentes de 18 meses de idade não alcançam pontuação máxima de 100%; apenas 15% dos lactentes de 18 meses pontuam 97% ou mais.

Um baixo escore da performance indica que o lactente é relativamente lento na aquisição de vários marcos motores. Um atraso em vários marcos – em contraste com o atraso em um único marco – é um biomarcador bem conhecido de desordens do desenvolvimento (Hadders-Algra, 2021a). Os baixos escores da performance são associados com risco aumentado de PC (Heineman et al., 2011) e quocientes de inteligência mais baixos em idade escolar (Wu et al., 2020b). Um baixo escore da performance indica a necessidade de diagnósticos adicionais, monitoramento longitudinal do desenvolvimento e intervenção precoce.

Na intervenção precoce, o domínio da performance é uma excelente ferramenta para determinar os objetivos de intervenção a curto prazo. Os cuidadores que estão presentes na avaliação do IMP irão notar quais habilidades o lactente alcançou e quais habilidades o lactente provavelmente será capaz de dominar em um futuro próximo. Essa consciência surge principalmente quando os profissionais de saúde explicam aos cuidadores o que o lactente está fazendo durante a avaliação. O conhecimento sobre as habilidades motoras que o lactente está prestes a dominar permite aos cuidadores discutir com os profissionais de saúde como a prática das habilidades emergentes pode ser integrada às atividades de cuidado diário.

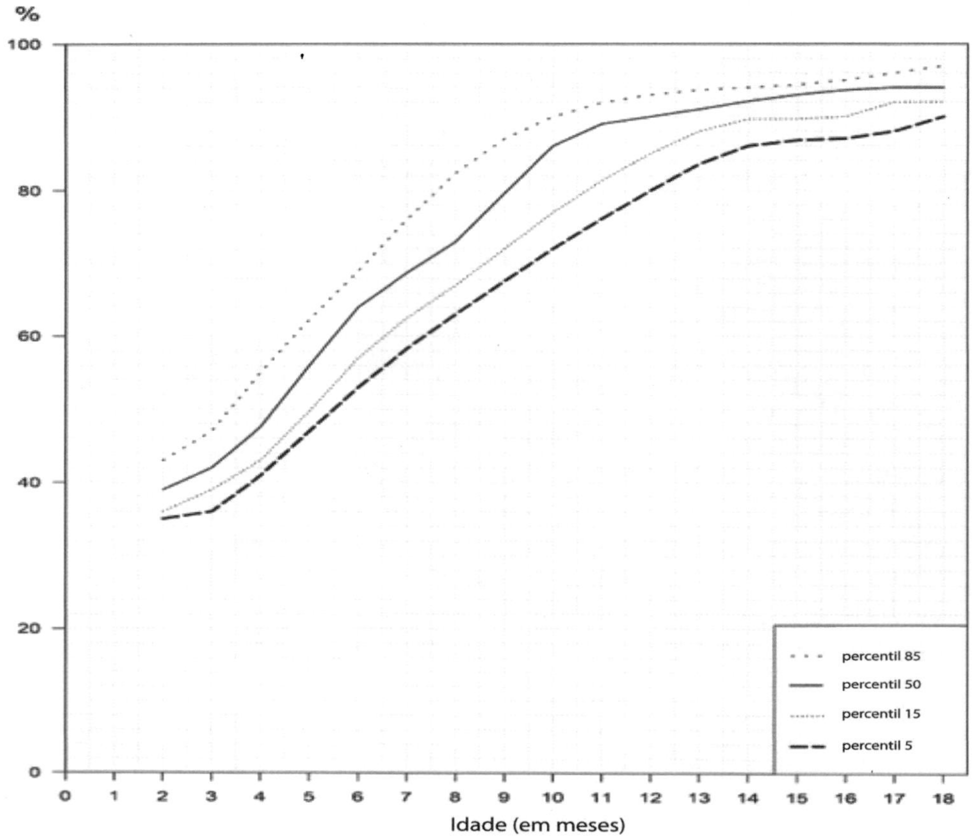

Figura 10.2 Curvas de percentil do domínio performance do IMP em 1700 lactentes com idade de 2-18 meses.

Tabela 10.3 Valores de percentil dependentes da idade para os escores do domínio performance

Idade em meses	P5	P15	P50	P85
3	36	39	42	47
4	41	43	48	55
5	47	50	56	62
6	53	57	64	69
7	58	62	69	76
8	63	67	73	82
9	68	72	80	87
10	72	77	86	90
11	76	81	89	92
12	80	85	90	93
13	84	88	91	94
14	86	90	93	94
15	87	90	94	95
16	87	90	94	95
17	88	92	94	96
18	90	92	94	97

P5 = percentil 5, P15 = percentil 15, P50 = percentil 50, P85 = percentil 85

A integração nas atividades de cuidado diário é um meio prático para alcançar uma alta dosagem de prática (Dirks et al., 2016). A alta dosagem é um elemento crucial para o sucesso da intervenção precoce, mas se for percebida como uma terapia frequente, está associada a uma grande sobrecarga para os cuidadores (Hadders-Algra, 2021c).

ESCORE TOTAL DO IMP

O escore total do IMP resume – ou melhor, apresenta uma média – os escores dos domínios do IMP. Em lactentes aos seis meses e mais jovens, o escore total do IMP é baseado na média de quatro domínios (variação, simetria, fluência e performance); em lactentes com mais de seis meses de idade, é baseado em todos os cinco domínios do IMP. Devido à clara dependência da idade dos domínios adaptabilidade e performance, o escore total do IMP também é fortemente idade-dependente (Heineman et al., 2008, 2010a). A Figura 10.3 apresenta as curvas de percentis dos escores totais do IMP dos lactentes do grupo de referência normativo holandês. As tabelas 10.4 e 10.5 fornecem os detalhes numéricos.

O baixo escore total do IMP sinaliza alto risco de desordem do desenvolvimento, incluindo PC (Heineman et al., 2011). Também está associado a um quociente de inteligência mais baixo na idade pré-escolar e escolar (Heineman et al., 2018; Wu et al.,

2020b). Isso significa que um baixo escore total do IMP justifica diagnósticos adicionais, monitoramento longitudinal do desenvolvimento infantil e intervenção precoce. O escore total do IMP não fornece pistas específicas para intervenção. A quintessência do IMP para a intervenção precoce é baseada no perfil dos escores nos vários domínios. A Tabela 10.6 resume as sugestões para intervenção precoce.

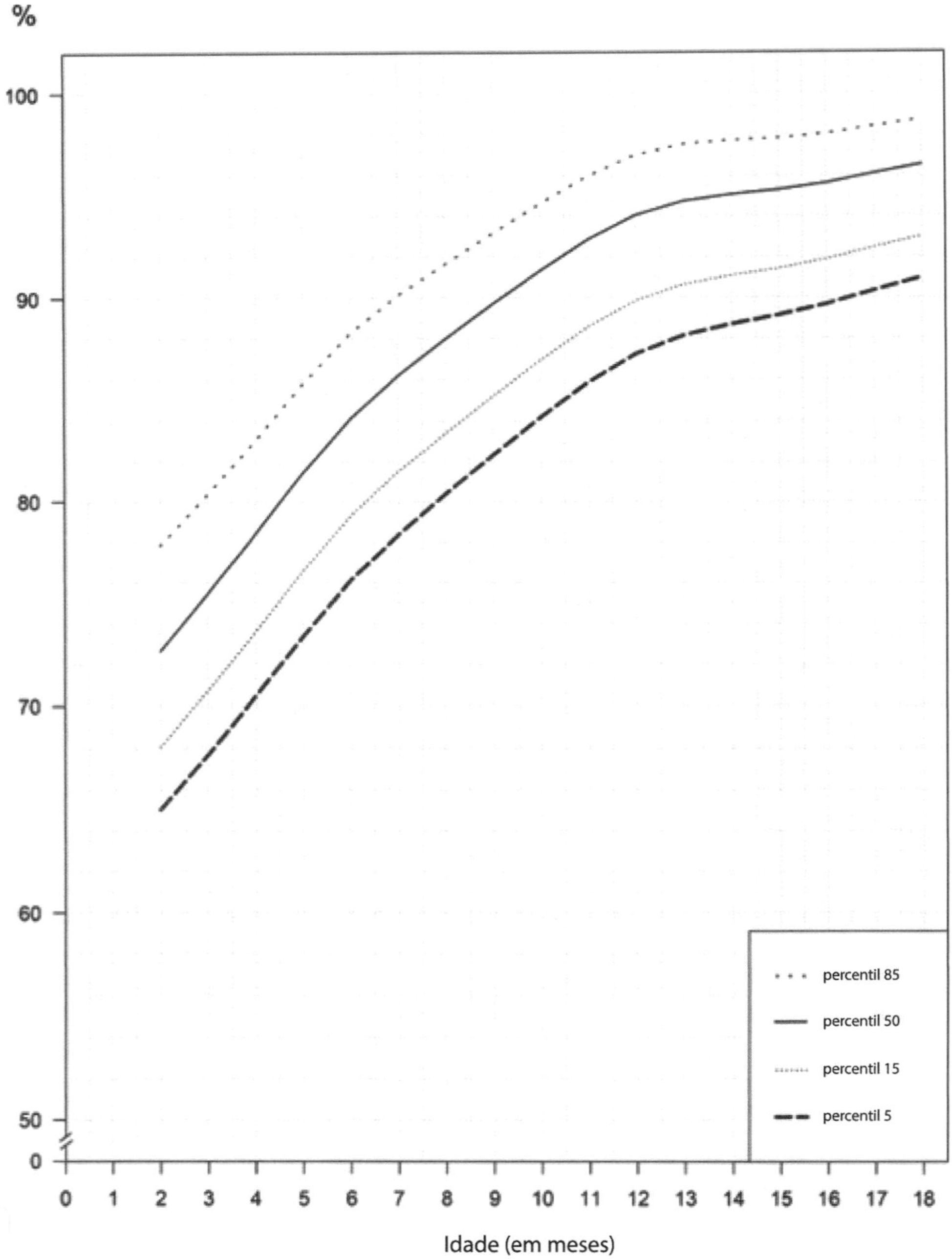

Figura 10.3 Curvas de percentil dos escores totais do IMP em 1700 lactentes com idade de 2-18 meses.

Tabela 10.4 Valores de percentil dependentes da idade para os escores totais do IMP

Idade em meses	P5	P15	P50	P85
3	68	71	75	80
4	70	74	78	83
5	73	77	81	86
6	76	79	84	88
7	78	81	86	90
8	80	83	88	92
9	82	85	90	93
10	84	87	91	95
11	86	89	93	97
12	87	90	94	97
13	88	91	95	98
14	89	91	95	98
15	89	91	95	98
16	90	92	96	98
17	90	92	96	98
18	91	93	96	99

P5 = percentil 5, P15 = percentil 15, P50 = percentil 50, P85 = percentil 85

Tabela 10.5 Classificação dos percentis do escore total do IMP por idade (em meses)

Idade	**3**	**4**	**5**	**6**	**7**	**8**	**9**	**10**	**11**	**12**	**13**	**14**	**15**	**16**	**17**	**18**
Escore																
63	1															
64	1															
65	2															
66	3	1														
67	4	1														
68	6	2	1													
69	8	3	1													
70	12	4	1													
71	16	6	2	1												
72	22	9	3	1												
73	29	12	4	1	1											
74	37	17	6	2	1											
75	46	23	9	3	1	1										
76	55	29	12	5	2	1										
77	64	37	17	7	3	1										
78	71	46	23	10	4	2	1									
79	78	55	30	14	6	3	1									
80	83	64	37	18	9	4	2	1								
81	88	72	46	25	13	6	3	1								

Idade	3	4	5	6	7	8	9	10	11	12	13	14	15	16	17	18
82	91	79	55	32	18	9	4	2	1							
83	94	85	64	40	24	13	7	3	1	1						
84	95	89	73	49	31	18	10	5	2	1	1					
85	97	93	80	58	39	25	14	7	3	2	1	1				
86	98	95	86	67	48	32	19	10	5	3	2	1	1			
87	99	97	91	76	58	41	26	15	8	4	3	2	1	1	1	
88	99	98	94	83	67	50	34	21	12	7	5	3	3	2	1	1
89	99	99	97	89	76	60	43	29	17	11	7	6	5	3	2	1
90		99	98	94	84	70	53	37	24	16	12	9	8	6	4	3
91			99	96	91	79	63	47	32	22	17	14	12	10	7	5
92				98	95	88	74	57	41	30	24	21	19	16	12	9
93				99	98	94	84	68	52	39	33	29	27	23	19	15
94					99	97	92	79	63	50	42	39	36	32	27	23
95						99	97	89	74	61	53	50	47	43	38	32
96							99	96	86	73	66	62	59	55	49	44
97								99	94	85	79	76	73	70	63	57
98									99	95	91	89	88	85	79	73
99										99	98	98	98	97	95	90
100											> 99	> 99	> 99	> 99	> 99	> 99

Tabela 10.6 Perfil do IMP e sugestões para intervenção

Domínio	Sugestão para intervenção
Variação	Escore ≥ P15 (variação típica): alta chance de que orientação terapêutica resulte em efeito benéfico Escore < P15 (variação atípica): informe as famílias sobre a importância da variação: ou seja, de permitir que o lactente experimente atividades motoras em situações variadas Repertório muito limitado: provavelmente chances limitadas de melhorar o repertório. Se o repertório for repetidamente muito limitado, nós sugerimos não hesitar em usar dispositivos auxiliares: por exemplo, sistemas de assento adaptados, mobilidade elétrica
Adaptabilidade	Escore ≥ P15 (adaptabilidade típica): alta chance de que a orientação terapêutica resulte em efeito benéfico Escore < P15 (adaptabilidade atípica): informe às famílias que a condição do lactente exige oportunidades e atividades extras de tentativa e erro; o lactente descobrirá suas melhores estratégias experimentando movimentos autogerados. Os erros refletem uma oportunidade de aprendizado. Observe que as estratégias que o lactente seleciona podem diferir das estratégias que os lactentes com desenvolvimento típico selecionam. Sugerimos aceitar estratégias alternativas, a menos que estejam associadas a um alto risco de contraturas e deformidades.
Simetria	Escore ≥ P15 (simetria típica): sem sugestões específicas para intervenção Escore < P15 (assimetria): informe as famílias sobre a necessidade de prestar atenção extra ao lado mais atípico do lactente. A aplicação de terapia de movimento induzido por restrição (baby-CIMT) e/ou estimulação de atividades bilaterais dos membros superiores pode ser considerada.
Fluência	Para intervenção precoce, este é o domínio menos importante. Movimentos não fluentes não são ideais, mas não merecem atenção específica durante a intervenção.
Performance	O domínio da performance é uma excelente ferramenta para definir metas para o próximo período de intervenção, pois o domínio descreve passo a passo as sequências do desenvolvimento motor infantil.

Quadro 10.2 Os dois exemplos clínicos no Capítulo 1

EXEMPLO 1: JAMES

Resumindo: aos três meses de idade, James foi encaminhado a um fisioterapeuta pediátrico por causa de uma preferência posicional da cabeça para o lado direito. A avaliação do IMP naquela idade revelou que os escores da variação e simetria eram < P5, o escore da performance era < P15 e os escores da fluência estavam na faixa típica. A terapeuta orientou James e sua família durante os meses seguintes. A intervenção teve enfoque na implementação de experiências variadas de movimentos autogerados nas atividades de cuidado diário. Atenção especial foi dada às atividades do brincar que desafiaram James a usar as duas mãos. Após três meses, uma avaliação de acompanhamento do IMP foi realizada. Isso mostrou que James melhorou no domínio da performance (P15-P50), mas seus escores de simetria e variação continuaram baixos (< P5). Por causa dos baixos escores persistentes da variação e simetria, a terapeuta encaminhou o lactente a um neurologista pediátrico.
Continuação: dois meses depois, James foi diagnosticado com uma PC espástica unilateral e encaminhado para um centro de reabilitação pediátrica. A terapeuta continuou a intervenção precoce e orientou a família sobre como continuar com a implementação de atividades de brincar que desafiavam James a usar ambos os braços e as mãos nos cuidados diários. Por exemplo, ela forneceu sugestões sobre brinquedos que elicitavam atividades bimanuais. A avaliação do IMP aos 12 meses mostrou que o escore da performance de James seguiu as curvas do percentil do IMP: seu escore permaneceu estável em P15-P50. Os escores da variação e simetria melhoraram ligeiramente, mas permaneceram baixos (< P5). É importante ressaltar que esses escores não diminuíram, implicando que a deterioração da função por desuso foi prevenida. O escore da adaptabilidade de James estava apenas em P15. Isso correspondeu ao achado de que seus escores da performance seguiram uma trajetória típica: James foi realmente capaz de aprender com as experiências de tentativas e erros.

EXEMPLO 2: JANET

Resumindo: uma pediatra estava encarregada do acompanhamento da Janet, menina nascida muito prematura. Janet teve uma trajetória neonatal complicada e o exame de ressonância magnética do seu cérebro mostrou anormalidades leves. A pediatra realizou a avaliação do IMP quando Janet tinha oito meses de idade corrigida. Ela percebeu o seguinte: (1) Janet tinha um escore da variação satisfatório (P15-P50), (2) os escores da simetria e fluência também estavam dentro da faixa típica, e (3) os escores da adaptabilidade e performance da Janet estavam abaixo do percentil 15 (< P15). O perfil do IMP da Janet sugeriu um risco relativamente baixo de PC, mas os baixos escores no domínio da adaptabilidade e performance indicaram que Janet poderia se beneficiar com a intervenção precoce. Isto foi prescrito.

Continuação: a terapeuta discutiu com os cuidadores os motivos do encaminhamento da Janet. Quando ela mencionou que Janet presumivelmente se beneficiaria de ampla experiência variada de movimentos autogerados e de ser desafiada de maneira lúdica ao experimentar novas habilidades motoras, os cuidadores hesitaram. Eles disseram que Janet esteve tão doente e tão vulnerável na infância que agora desejavam protegê-la de todas as dificuldades futuras. A terapeuta respondeu empaticamente, respeitosamente e com compreensão. Ela não negou as preocupações dos cuidadores, mas forneceu-lhes sugestões sobre como lidar com essas incertezas. Ela também explicou que o desenvolvimento infantil implica em brincar, explorar, se divertir e rir dos 'erros'. Ela mencionou que os adultos realmente podem aprender com o impulso implacável dos lactentes para explorar e experimentar. A terapeuta e os cuidadores discutiram uma meta realista para Janet alcançar na próxima semana. Os cuidadores sugeriram que gostariam que Janet aprendesse a se mover ao redor por conta própria. O IMP indicou que Janet estava prestes a descobrir como pivotear quando colocada na posição prona. A terapeuta e os cuidadores discutiram como eles poderiam integrar as atividades em prono na vida diária, incluindo desafios para pivotear. Por exemplo, eles poderiam fazer isso enquanto a vestiam sobre um colchonete de brincar no chão.

Quando Janet estava com 12 meses de idade, ela voltou ao pediatra. Outra avaliação do IMP foi realizada. Esta revelou que todos os escores do IMP da Janet estavam na faixa típica (P15-P50), incluindo os escores da adaptabilidade e performance. Os cuidadores disseram ao pediatra que não só Janet se beneficiou com a intervenção precoce, mas eles, como cuidadores, também. A intervenção certamente os ajudou a obter confiança nas capacidades e pontos fortes da Janet.

CONSIDERAÇÕES FINAIS

O IMP é um instrumento de avaliação confiável, validado, responsivo e normativo para a avaliação do comportamento motor em lactentes de risco até a idade de serem capazes de andar independentemente por alguns meses. O IMP é uma excelente ferramenta para monitorar o progresso do desenvolvimento motor infantil, e fornece orientações concretas para a intervenção precoce (Tabela 10.6). Adicionalmente, baixos escores auxiliam na detecção de lactentes com alto risco para ou com desordens do desenvolvimento.

REFERÊNCIAS

Adams RJ, Courage ML (2002) Using a single test to measure human contrast sensitivity from early childhood to maturity. *Vision Research* 42: 1205-1210. doi: 10.1016/s0042-6989(02)0038-x.

Adolph KE, Hoch JE (2019) Motor development: embodied, embedded, enculturated and enabling. *Annual Review of Psychology* 70: 141-164. doi: 10.1146/annurev-pstch-01018-102836.

Adolph KE, Vereijken B, Denny MA (1998) Learning to crawl. *Child Development* 69: 1299-1322. doi: 10.1111/j.1467-8624.1998.tb06213.x.

Aiello I, Rosati G, Sau GF, Patraskakis S, Bissakou M, Traccis S (1988) Tonic neck reflexes on upper limb flexor tone in man. *Experimental Neurology* 101: 41-49. doi: 10.1016/0014-4 886(88)90063-5.

Akhbari Ziegler S, Dirks T, Hadders-Algra M (2019) Coaching in early physical therapy intervention: the COPCA program as an example of translation of theory into practice. *Disability and Rehabilitation* 41: 1846-1854. doi: 10.1080/09638288.2018.

Akhbari Ziegler S, von Rhein M, Meichtry A, et al. (2020) The coping with and caring for infants with special needs intervention was associated with improved motor development in preterm infants. *Acta Paediatrica,* epub ahead of print.

Andrews K, Fitzgerald M (1994) The cutaneous withdrawal reflex in human neonates: sensitization, receptive fields, and the effect of contralateral stimulation. *Pain* 56: 95-101. doi: 10.1016/0304-3959(94)90154-6.

Ben-Ari Y, Spitzer NC (2010) Phenotypic checkpoints regulate neuronal development. *Trends in Neurosciences* 33: 485-492. doi: 10.1016/j.tins.2010.08.005.

Bonvicini C, Faraone SV, Scassellati C (2018) Common and specific genes and peripheral biomarkers in children and adults with attention-deficit/hyperactivity disorder. *World Journal of Biological Psychiatry* 19: 80-100. doi: 10.1080/15622975.2017.1282175.

Bornstein MH, Hahn CS, Suwalsky JT (2013) Physically developed and exploratory young infants contribute to their long-term academic achievement. *Psychological Science* 24: 1906-1917. doi: 10. 1177 /0956797613479974.

Bos AF, van Asperen RM, de Leeuw DM, Prechtl HF (1997) The influence of septicemia on spontaneous motility in preterm infants. *Early Human Development* 50: 61-70. doi: 10.1016/s0378-3782(97)00093-5.

Bosanquet M, Copeland L, Ware R, Boyd R (2013) A systematic review of tests to predict cerebral palsy in young children. *Developmental Medicine and Child Neurology* 55: 418-426. doi: 10.1111/dmcn.12140.

Bottos M, Dalla Barba B, Stefani D, Pettenà G Tonin C, D'Este A (1989) Locomotor strategies preceding independent walking: prospective study of neurological and language developmentem in 424 cases. *Developmental Medicine and Child Neurology* 31: 25-34. doi: 10.1111/j.1469-8749.1989.tb08408.x.

Bouwstra H, Boersma ER, Boehm G, Dijck-Brouwer DA Muskiet FA, Hadders-Algra M (2003) Exclusive breastfeeding of healthy term infants for at least 6 weeks improves neurological condition. *Journal of Nutrition* 133: 4243-4245. doi: 10.1093/jn/133.12.4243.

Boxum AG, La Bastide-Van Gemert S, Dijkstra LJ. Furda A, Reinders-Messelink HA, Hadders-Algra M (2019) Postural control during reaching while sitting and general motor behavior when learning to walk. *Developmental Medicine and Child Neurology* 61: 555-562. doi:·10.1111/dmcn.13931.

Braddick O, Atkinson J (2011) Development of human visual function. *Vi ion Research* 51: 1588-1609. doi: 10.1016/j.visres.2011.02.018.

Braun K, Bock J, Wainstock T, et al. (2017) Experience-induced transgenerational (re)programming of neuronal stricture and functions: impact of stress prior and during pregnancy. *Neuroscience and Biobehavioral Reviews* pii: S0149-7634(16)30731-X, epub only. doi: 10 .1016/j.neubiorev.2017.05.021.

Bruijn SM, Massaad F, Maclellan MJ, Van Gestel L, lvanenko YP, Duysens J (2013) Are effects of the symmetric and asymmetric tonic neck reflexes still visible in the healthy adults? *Neuroscience Letters* 556: 89-92. doi: 10.1016/j.neulet.2013.10 .028.

Burnett CN, Johnson EW (1971) Development of gait in childhood. II. *Developmental Medicine and Child Neurology* 13: 207-215. doi: 10.1111/j.1469-8749.1971.tb03246.x.

Burr DC, Morrone MC, Fiorentini A (1996) Spatial and temporal properties of infant color vision. ln: Vital-Durant F, Atkinson J, Braddick O, editors, *Infant Vision.* Oxford: Oxford University Press, pp. 63-78.

Cattaneo L, Pavesi G (2014) The facial motor system. *Neuroscience and Biobehavioral Reviews* 38: 135-159. doi: 10.1016/j.neubiorev.2013.11.002.

Chamudot R, Parush S, Rigbi A, Horovitz R, Gross-Tsur V (2018) Effectiveness of modified constraint-induced movement therapy compared with bimanual therapy home programs for infants with hemiplegia: a randomized controlled trial. *American Journal of Occupational Therapy* 72: 7206205010pl-7206205010p9. doi: 10.5014/ajot.2018.025981.

Changeux J-P (1997) Variation and selection in neural function. *Trends in Neurosciences* 20: 291-293. doi: 10 .1016/s0166-2236(97)88843-1.

Chervyakov AV, Sinitsyn DO, Piradov MA (2016) Variability of neuronal responses: types and functional significance in neuroplasticity and neural Darwinism. *Frontiers in Human Neuroscience* 10: 603. doi: 10.3389/fuhum.2016.00603.

De Graaf-Peters VB, Hadders-Algra M (2006) Ontogeny of the human central nervous system: what is happening when? *Early Human Development* 82: 257-266. doi: 10.1016/j.earlhumdev.2005.10.013.

de Vries AM, de Groot L (2002) Transient dystonias revisited: a comparative study of preterm and term children at 2 1/2 years of age. *Developmental Medicine and Child Neurology* 44: 415-421. doi: 10.1017/s0012162201002298.

de Vries JIP, Fong BF (2006) Normal fetal motility. An overview. *Ultrasound in Obstetrics and Gynecology* 27: 701-711. doi: 10.1002/uog.2740.

De Waal FBM (2003) Darwin's legacy and the study of primate visual communication. *Annals of the New York Academy of Sciences* 1000: 7-31. doi: 10.1196/annals.1280.003.

Dirks T, Blauw-Hospers CH, Hulshof LJ Hadders-Algra M (2011) Difterence between the family centered "COPCA" program and traditional infant physical therapy based on neurodevelopmental treatment principles. *Physical Therapy* 91: 1303-1322. doi: 10.2522/ptj.20100207.

Dirks T, Hielkema T, Hamer EG, Reinders-Messelink HA, Hadders-Algra M (2016) lnfant positioning in daily life may mediate associations between physiotherapy and child development - video-analisis of a early intervention RCT. *Research in Development Disabilities* 53-54: 147-157. doi: 10.1016/j.ridd.216.02.006.

Drillien CM (1972) Abnormal neurologic signs in the first year of life in low-birthweight infants: possible prognostic significance. *Developmental Medicine and Child Neurology* 14: 575-584. doi: 10.1111/j.1469-8749-1972.tb02639.x.

Dubowitz LMS, Dubowitz V, Mercuri E (1999) *The neurological assessment of the preterm and full-term newborn infant*, 2nd edn. London: Mac Keith Press.

Edelman GM (1989) *Neural Darwinism: the theory of neuronal group selection.* Oxford: Oxford University Press.

Edelman GM (1993) Neural Darwinism: selection and reentrant signaling in higher brain function. *Neuron* 10: 115-125. doi: 10.1016/0896-6273(93)90304-a.

Einspieler C, Prechtl HRF, Bos AF, Ferrari F, Cioni G (2005) *Prechtl's method on the qualitative assessment of general movements in preterm, term and young infants.* London: Mac Keith Press.

Eliasson AC, Nordstrand L, Ek L, et al. (2018) The effectiveness of Baby-CIMT in infants younger than 12 months with clinical sigs of unilateral cerebral palsy; an explorative study with randomized design. *Research in Development Disabilities* 70: 191-201. doi: 10.1016/j.ridd.2017.11.006.

Evans Al, Harrison LM, Stephens JA (1990) Maturation of the cutaneomuscular reflex recorded from the first dorsal interosseous muscle in man. *Journal of Physiology* 428: 425-440. doi: 10.1113/jphysiol.1990.sp018220.

Eyre JA (2007) Corticospinal tract development and its plasticity after perinatal injury. *Neuroscience and Biobehavioral Reviews* 31: 1136-1149. doi: 10.1016/j.neubiorev.2007.05.011.

Fabrizi L, Slater R, Worley A, et al. (2011) A shift in sensory processing that enables the developing human brains to discriminate touch from pain. Current Biology 21: 1552-1558. doi: 10.1016/j.cub.2011.08.010.

Festante F, Antonelli C, Chorna O, Corsi G, Guzzetta A (2019) Parent-infant interaction during the first year of ife in infants at high risc for cerebral palsy: a systematic review of the literature. *Neural Plasticity* 2019: 5759694. doi: 10.1155/2019/5759694.

Forssberg H (1985) Ontogeny of human locomotor control. Infant stepping, supported locomotion and transition to independent locomotion. *Experimental Brain Research* 57: 480-493. doi: 10.1007/BF00237835.

Gesell A, Amatruda CS (1947) *Developmental diagnosis: normal and abnormal child development*, 2nd edn. New York: Haper & Row.

Greenough WT, Black JE, Wallace CS (1987) Experience and brain development. *Child Development* 58: 539-559. doi: 10.2307/1130197.

Groen SE, de Blécourt AC, Postema K, Hadders-Algra M (2005) General movements in early infancy predict neuromotor development at 9 to 12 years of age. *Developmental Medicine and Child Neurology* 47: 731-738. doi: 10.1017/S0012162205001544.

Growdon W, Ghika J, Henderson J, et al. (2000) Effects of proximal and distal muscles' groups contraccion and mental stress on the amplitude and frequency of physiological finger tremor. An accelerometric study. *Electromyography and Clinical Neurophysiology* 40: 295-303.

Hadders-Algra M (2004) General movements: a window for early identification of children at high risk of developmental disorders. *Journal of Pediatrics* 145: S12-S18. doi: 10.1016/j.jpeds.2004.05.017.

Hadders-Algra M (2005) The neuromotor examination of the preschool child and its prognostic significance. *Mental Retardation and Developmental Disabilities Research Reviews* 11: 180-188. doi: 10.1002/mrdd.20069.

Hadders-Algra M (2008) Development of postural control. ln: Hadders-Algra M, Brogren Carlberg E, editors, *Postural control: A key issue in developmental disorders*. London: Mac Keith Press, pp. 22-73.

Hadders- Algra M (2010) Variation and variability: key words in human motor development. *Physical Therapy* 90: 1823-1837. doi: 10.2522/prj.20100006.

Hadders-Algra M (2018a) Early human brain development: starring the subplate. *Neuroscience and Biobehavioral Reviews* 92: 276-290. doi: 10.1016/j.neubiorev.2018.06.017.

Hadders-Algra M (2018b) Neural substrate and clinical significance of general movements: an update. *Developmental Medicine and Child Neurology* 60: 39-46. doi: 10.1111/dmcn.13540.

Hadders-Algra M (2018c) Early human motor development: from variation to the ability to vary and adapt. *Neuroscience and Biobehavioral Reviews* 90: 411-427. doi: 10.1016/j.neubiorev.2018.05.009.

Hadders-Algra M, editor (2021a) *Early detection and early intervention in developmental motor disorders – From neuroscience participation in daily life*. London: Mac Keeith Press, in press.

Hadders-Algra M (2021b) Atypical motor development of the foetus and young infant. In: Hadders-Algra M, editor, *Early detection and early intervention in developmental motor disorders – From neuroscience participation in daily life*. London: Mac Keeith Press, in press.

Hadders-Algra M (2021c) Early intervention in the first two years post-term. In: Hadders-Algra M, editor, *Early detection and early intervention in developmental motor disorders – From neuroscience participation in daily life.* London: Mac Keeith Press, in press.

Hadders-Algra M (2021d) Early intervention in the neonatal period. In: Hadders-Algra M, editor, *Early detection and early intervention in developmental motor disorders – From neuroscience participation in daily life.* London: Mac Keeith Press, in press.

Hadders-Algra M, Boxum AG, Hielkema T, Hamer EC (2017) Effect of early intervention in infants at very high risk of cerebral palsy – a systematic review. *Developmental Medicine and Child Neurology* 59: 246-258. doi: 10.1111/dmcn.13331.

Hadders-Algra M, Brogren E, Forssberg H (1998) Postural adjustment during sitting at presechool age: presence of a transient toddling phase. *Developmental Medicine and Child Neurology* 40: 436-447 doi: 10.1111/j.1469-8749.1998.tbl5393.x.

Hadders-Algra M, Brogren E, Katz-Salamon M, Forssberg H (1999) Periventricular leucomalacia and preterm birth have different detrimental effects on postural adjustments. *Brain* 122: 727-740. doi: 10.1093/brain/122.4.727.

Hadders-Algra M, Klip-Van den Nieuwendijk AWJ, Martijn A, Van Eykern LA (1997) Assessment of general movements: towards a better understanding of a sensitive method to evaluate brain function in young infants. *Developmental Medicine and Child Neurology* 39: 89-99. doi: 10.1111/j.1469-8749.1997.tb07390.x.

Hadders-Algra M, Tacke U, Pietz J, Rupp A, Philippi H (2019) Reliability and validity of the Standardized Infant NeuroDevelopmental Assessment Neurological Scale. *Developmental Medicine and Child Neurology* 61: 654-660. doi: 10.1111/dmcn.14045.

Hadders-Algra M, Tacke U, Pietz J, Rupp A, Philippi H (2020) Standardized Infant NeuroDevelopmental Assessment developmental and socio-emotional scales: reliability and predictive value in an at risk population. *Developmental Medicine and Child Neurology* 62: 845-853. doi: 10.1111/dmcn.14423.

Hakamada S, Hayakawa F, Kuno K, Tanaka R (1988) Development of the monosynaptic reflex pathway in the human spinal cord. *Brain Research* 470: 239-246. doi: 10.1016/0165-3806(88)90242-8.

Hamer EG, Bos AF, Hadders-Algra M (2011) Assessment of specific characteristics of abnormal general movements: does it enhance the prediction of cerebral palsy? *Developmental Medicine and Child Neurology* 53: 751-756. doi: 10.1111/j.1469-8749.2011.04007.x.

Hamer EG, Dijkstra LJ, Hooijsma SJ, Zijdewind I, Hadders-Algra M (2016) Knee jerk responses in infants at high risk for cerebral palsy: an observational EMG study. *Pediatric Research* 80: 363-370. doi: 10.1038/pr.2016.99.

Hartley C, Moultrie F, Gursul D, et al. (2016) Changing balance of spinal cord excitability and nociceptive brain activity in early human development. *Current Biology* 26: 1998-2002. doi: 10.1016/j.cub.2016.05.054.

Haynes RL, Borenstein NS, DesilvaTM, et al. (2005) Axonal development in the cerebral white matter of the human fetus and infant. *Journal of Comparative Neurology* 484: 156-167. doi: 10.1002/cne.20453.

Hecker E, Baer GD, Stark C, Herkenrath P, Hadders-Algra M (2016) Inter-and intra-rater reliability of the Infant Motor Profile in 3-18-month-old infants. *Pediatric Physical Therapy* 28: 217- 222. doi: 10.1097/PEP.0000000000000244.

Heineman KR, Hadders-Algra M (2008) Evaluation of neuromotor function in infancy - a systematic review of available methods. *Journal of Developmental and Behavioral Pediatrics* 29: 315- 323. doi: 10.1097/DBP.Ob013e318182a4ea.

Heineman KR, Bos AF, Hadders-Algra M (2008) The Infant Motor Pro file - a standardized and qualitative method to assess motor behaviour in infancy. *Developmental Medicine and Child Neurology* 50: 275-282. doi: 10.1111/j.1469-8749.2008.02035.x.

Heineman KR, Bos AF, Hadders-Algra M (2011) Infant Motor Profile and cerebral palsy - promising associations. *Developmental Medicine and Child Neurology* 53 (suppl 4): 40-45. doi: 10. 1111/j.1469-8749.2011 .04063.x.

Heineman KR La Bastide-van Gemert S, Fidler V, Middelburg KJ, Bos AF; Hadders-Algra M (2010a) Construct validity of the Infant Motor Profile: relation with prenatal, perinatal and neonatal risk factors. *Developmental Medicine and Child Neurology* 52: e209-215. doi: 10.1111/j.1469-8749.2010.03667.x.

Heineman KR, Middelburg KJ, Bos AF, et al. (2013) Reliability and concurrent of the infant motor profile. *Developmental Medicine and Child Neurology* 55: 539-545. Doi: 10.1111/dmcn.12100.

Heineman KR, Middelburg KJ, Hadders-Algra M (2010b) Development of adaptive motor behaviour in typically developing infants. *Acta Paediatrica* 99: 618-624. doi: 10.1111/j.1651-2227-2009. 0165-x.

Heineman KR, Schendelaar. P, Van den Heuvel ER, Hadders-Algra M (2018) Motor development in infancy is related to cognitive function at 4 years og age. *Developmental Medicine and Child Neurology* 60: 1149-1155, doi: 10.1111/dmcn. 13761.

Hempel MS (1993) Neurological development during todding age in normal children and children at ridk of development disorders. *Early Human Developmental* 34: 47-57. Doi: 10.1016/0378-3782(93)90040-2.

Hepper PG, Shahidullah BS (1994) Development of fetal hearing. Archives of Disease in Childhood 71: F81-87.

Herlemius E, Lagercrantz H (2010) Neurotransmitters and neuromododulators. In: Lagercrants H, Hanson MA, Ment LR, Peebles DM, editors, *The newborn brain: Neuroscience and clinical applications*, 2nd edn. Cambridge: Cambridge University Press, pp.99-117.

Hernandez-Reif M, Field T, Diego M, Largie S (2001) Weight perception by newborns of depressed versus non-depressed mothers. *Infant Behavior and Development* 24: 305-316.

Hielkema T, Blauw-Hospers CH, Dirks T, Drijiver-Messelink M, Bos AF, Hadders-Algra M (2011) Does Psysiotherapeutic intervention affect motor outcome in high-risk infants? An approach combining a randomized controlled trial and process evaluation. *Developmental Medicine and Child Neurology* 53: e8-15. Doi: 10.1111/j. 1469-8749. 2010. 0387.x.

Hielkema T, Hamer EG, Boxum AG, et al (2020) LEARN2MOVE 0-2 years, a randomized early intervention trial for infants at very high risk of cerebral palsy: neuromotor, cognitive, and behavioural outcome. *Disability and Rehabilitation*, 42:3752-3761. doi: 10.1080/09638288.2019.1610508.

Hoerder-Suabedissen A, Molnár Z (2015) Development, evolution and pathology of neocortical sub-plate neurons. *Nature Reviews Neuroscience* 16: 133-146, doi: 10.1038/nrn3915.

Hopkins B, Prechtl HFR (1984) A qualitative approach to the developments of movements during early infancy. In: Prechtl HFR, editor, *Continuity of neural functions form prenatal to postnatal life*. Oxford: Blackwell Scientific Publication, pp 179-197.

Huisman M, Koopman-Esseboom C, Lating CI (1995) Neurological condition in 18-month-old children perinatal exposed to polychlorinated biphenyls and dioxins. *Early Human Development* 43: 165-176. Doi: 10.1016/0378-3782(95)01674-0.

Issler H, Stephens JÁ. (1983) The Maturation of cutaneous reflexes studied in the upper limb in man. *Journal of Physiology* 335: 643-654, doi: 10.1113/jphysiol.1983.sp014556.

Jeffery N, Spoor F (2004) Prenatal growth and development of the modern human labyrinth. *Journal of Anatomy* 204: 71-92. doi: 10.1111/j.1469-7580.2004.00250.x.

Johnson MH, Senju A, Tomalski P (2015) The two-process theory of face processing: modifications based on two decades of data from infants and adults. *Neuroscience and Biobehavioral Reviews* 50: 169-179. doi: 10.1016/j.neubiorev.2014.

Kang HJ, Kawasawa YI, Cheng F, et al. (2011) Spatio-temporal transcriptome of the human brain. *Nature* 478: 483-189. doi: 10.1038/nature10523.

Kikkert HK, Middelburg KJ, Hadders-Algra M (2010) Maternal anxiety is related to infant neurological condition, paternal anxiety is not. *Early Human Development* 86: 171-177. doi: 10.1016/j earlhumdev.2010.02004.

Kisilevsky BS, Hains SM, Lee K, et al. (2003) Effects of experience on fetal voice recognition. *Psychological Science* 14: 220-224. doi: 10.1111/1467-9280.0235.

Kolb B, Gibb R (2007) Brain plasticity and recovery from early cortical injury. Developmental Psychobiology 49: 107-118. doi: 10.1002/dev.20199.

Kostović I, Judas M (2010) The development of the subplate and thalamocortical connections in the human foetal brain. *Acta Paediatrica* 99: 1119-1127. doi: 10.1111/j.1651-2227.2010.01811.x.

Kostović I, Jovanov-Milošević N, Radoš N, et al. (2014a) Perinatal and early postnatal reorganization of the subplate and related cellular compartments in the human cerebral wall as revealed by histological and MRI approaches. *Brain Structure and Function* 219: 231-253. doi: 10.1007/s00429-012-0496-0.

Kostović I, Kostović-Srzentić M, Benjak V, Jovanov-Milošević N, Radoš M (2014b) Develoipmental dynamics of radial vulnerability in the cerebral compartments in preterm infants and neonates. *Frontiers in Neurology* 5: 139. doi: 10.3389/fneur.2014.00139.

Kostović I, Sedmak G, Vukšić M, Judaš M (2015) The relevance of human fetal subplate zone for developmental neuropathology of neuronal migration disorders and cortical dysplasia CNS; *CNS Neuroscience and Therapeutics* 21: 74-82. doi: 10.1111/cns.12333.

Krubitzer L, Kaas J (2005) The evolution of the neocortex in mammals: how is phenotypic diversity generated? *Current Opinion in Neurobiology* 15: 444-453. doi: 10.1016/j.conb.2005.07.00 3.

Kwon JY, Chang WH, Chang HJ , et al. (2014) Changes in diffusion tensor tractography fidings associated with constrained-induced movement therapy in young children with cerebral palsy. *Clinical Neurophysiology* 125: 2397-2403. doi: 10.1016/j.clinph.2014.02.025.

Lacquaniti F, lvanenko YP, Zago M (2012) Development of human locomotion. *Current Opinion in Neurobiology* 22: 822-828. doi: 10.1016/j.conb.2012.03.0 12.

Landry SH, Garner PW, Denson S, Swank PR, Baldwin C (1993) Low birth weight (LBW) infants' exploratory behavior at 12 and 24 months: effects of intraventricular hemorrhage and mothers attention directing behaviors. *Research in Developmental Disabilities* 14: 237-249. doi: 10.1016/0891-4222(93)90033-g.

Largo RH, Molinari L, Weber M, Comenale Pinto L, Duc G (1985) Early development of locomotion: significance of prematurity, cerebral palsy and sex. *Developmental Medicine and Child Neurology* 27: 183-191. doi: 10.1111/j.1469-8749.1985.tb03768.x.

Lautfer H, Wenzel D (1986) Maturation of central somatosensory conduction time in infancy and childhood. *Neuropediatrics* 17: 72-74. doi: 10.1055/s-2008-1052504.

Ledebt A, Bril B (2000) Acquisition of upper body scability during walking in toddlers. *Developmental Psychobiology* 36: 311-324. doi: 10.1002/(sici)1098-2302(200005)36:4<311::aid-dev6> 3.0.co:2-v.

Leigbcon AH, Lohmann C (2016) The wiring of developing sensory circuits- from patterned spontaneous activity to synaptic plasticity mechanisms. *Frontiers in Neural Circuits* 10: 71. doi: 10.3389/fncir.20 16.00071.

Leonard CT, Matsumoto T, Diedrich P (1995) Human myotatic reflex development of the lower extremities. *Early Human Development* 43: 75-93. doi: 10.1016/0378-3782(95)01669-t.

Lossi L, Merighi A (2003) ln vivo cellular and molecular mechanisms of neuronal apoptosis in the mammalian CNS. *Progress in Neurobiology* 69: 287-312. doi: 10.1016/s0301-0082 (03)00051-0.

Lüchinger AB, Hadders-Algra M, Van Kan CM, De Vries JIP (2008) Fetal onset of general movements *Pediatric Research* 63: 191-195. doi: 10.1203/PDR.0b013e31815ed03e.

Lv J, Xin Y, Zhou W, Qiu Z (2013) The epigenetic switches for neural development and psychiatric disorders. *Journal of Genetics and Genomics* 40: 339-346. doi: 10.1016/j.jgg.2013.04.007.

Magnus R, de Kleijn A (1912) Die Abhängigkeit des Tonus der Extremitätenmusklen von der Kopfstellung. *Pflüger's Archiv, European Journal of Physiology* 145: 455-548.

Manning KY, Menon RS, Gorter JW, et al. (20 16) Neuroplastic sensorimotor resting state network reorganization in children with hemiplegic cerebral palsy treated with constraint-induced therapy. *Journal of Child Neurology* 31: 220-226. doi: 10.1177/0883073815588995.

Martakis K, Hünseler C, Herkenrath P, Thangavelu K, Kribs A, Roth B (2017) The flexion withdrawal reflex increases in premature infants at 22-26 weeks of gestation due to changes in spinal cord excitability. *Acta Paediatrica* 106: 1079-1084. doi: 10.1111/apa.13854.

Mattock K, Amitay S, Moore DR (2012) Auditory development and learning. In: Plack CJ, editor, Oxford Handbook of Auditory *Science*: Hearing. Oxford: Oxford On-line Handbooks. doi: 10.1093/oxfordhb/9780199233557.013.0013.

McDonough SM, Clowry GJ, Miller S, Eyre JA (2001) Reciprocal and Renshaw (recurrent) inhibition are functional in man at birth. *Brain Research*. 899: 66-81. doi:10.1016/s0006-8993(01)02151-5.

McGraw MB (1943) *The neuromuscular maturation of the human infant*. Reprinted in 1989: Classics in Developmental Medicine, no. 4. London: Mac Keith Press.

McInerney MS, Reddihough DS, Carding PN, Swanton R, Walon CM, Imms C (2019) Behavioral intervention to treat drooling in children with neurodisability: a systematic review. *Developmental Medicine and Child Neurology* 61: 39-48. doi: 10.1111/dmcn.14048.

Melzoff AN, Kuhl PK, Movellan J, Sejnowski TJ (2009) Foundations for a new science of learning. *Science* 325: 284-288. doi: 10.1126/science.1175626.

Mercer ME, Drodge SC, Courage ML, Adams RJ. (2014) A pseudoisochromatic test of color vision for human infants. *Vision Research* 100: 72-77. doi: 10.1016/j.visres.2014.04.006.

Miranda SB (1970) Visual abilities and pattern preferences of premature infants and full-term neonates. *Journal of Experimental Child Psychology* 10: 189-205. doi: 10.1016/0022-0965(70)90071-8.

Molina M, Jouen F (2003) Haptic intramodal comparison of texture in human neonates. *Developmental Psychobiology* 42: 378-385. doi: 10.1002/dev.10111.

Moon C, Lagercrantz H, Kuhl PK (2013) Language experienced in utero affects vowel perception after birth: a two-country study. *Acta Paediatrica* 102: 156-160. doi: 10.1111/apa.12098.

Morgan C, Darrah J, Gordon AM, et al. (2016) Effectiveness of motor interventions in infants with cerebral palsy: a systematic review. *Developmental Medicine and Child Neurology* 58: 900-909. doi: 10.1111/dmcn.13105.

Norcia AM, Gerhard HE (2015) Development of three-dimensional perception in human infants. *Annual Review of Vision Science* 1: 569-594. doi: 10.1146/annurev-vision-082114-065835.

Novak I, Morgan C. Adde L, et al. (2017) Cerebral Palsy: advances in early diagnosis. *Journal of the American Review Association Pediatrics* 171: 897-907. doi: 10.1001/jamapediatrics.2017.1689.

Novak I, Morgan C, Fahey M, et al. (2020) State of the evidence traffic lights 2019: systematic review of interventions for preventing and treating children with cerebral palsy. *Current Neurology and Neuroscience Reports* 20: 3. doi: 10.1007/s11910-020-1022-z.

Ortega JA, Memi F, Radonjic N, et al. (2018) The subventricular zone: a key player in human neocortical development. *Neuroscientist* 24: 156-170. doi: 10.1177/1073858417691009.

O'Sullivan MC, Eyre JA, Miller S (1991) Radiation of phasic stretch reflex in biceps brachii to muscles of the arm in human and its restriction during development. *Journal of Physiology* 439: 529-543.

Peiper A (1963) *Cerebral function in infancy and childhood*, 3rd edn. New York: Consultants Bureau.

Petanjek Z, Judas M, Simic G, et al. (2011) Extraordinary neoteny of synaptic spines in the human prefrontal cortex. *Proceedings of the National Academy of Sciences of the United States of America* 108: 13281-13286. doi: 10.1073/pnas.1105108108.

Pina-Garza EJ, James KC (2019) *Fenichel's clinical pediatric neurology: A signs and symptoms approach*, 8th edn. Amsterdam: Elsevier.

Pipper MC, Darrah J (1994) *Motor assessment of the developing infant*. Philadelphia, PA: W.B. Saunders Company.

Prado MTA, Fernani DCGL, Silva TDD, SMorenburg ARP, Abreu LC, Monteiro CBM (2017) Motor learning paradigm and contextual interference in manual computer tasks in individuals with cerebral learning palsy. *Research in Developmental Disabilities* 64: 56-63. doi: 10.1016/j.ridd.2017.03.006.

Prechtl HFR (1977) *The neurological examination of the full term newborn*, 2nd edn. London: Heinemann Medical Books.

R Core Team (2019) *R*: A language and environment for statistical computing. R Foundation for Statistical Computing, Veinna, Austria. https://www.R-project.org/

Raichle ME (2015) The restless brain: how intrinsic activity organizes brain function. *Philosophical Transactions of the Royal Society of London. Series B, Biological Sciences* 370: 2014172. doi: 10.1098/rstb.2014.0172.

Ricci D, Romeo DM, Serrao F, et al. (2010) Early assessment of visual function in preterm infants: how early is early? *Early Human Development* 86: 29-33. doi: 10.1016/j.earlhumdev.2009.11.004.

Rigby RA, Stasinopoulos DM (2005) Generalized addictive models for location, scale and shape, (with discussion). *Journal of the Royal Statistical Society*, Series C (Applied Statistics) 54: 507-554. doi: 10.1111/j.1467-9876.2005.00510.x.

Robson P (1970) Shuffling, hitching, scooting or sliding: some observations in 40 otherwise normal children. *Developmental Medicine and Child Neurology* 2: 608-617. doi: 10.1111/j.1469-8749.1970.

Rochat P (1987) Mouthing and grasping in neonates: evidence for the early detection of what hard or soft substances afford for action. *Infant Behavior and Development* 10: 435-449.

Ruff HF (1984) Infants' manipulative exploration of objects: effects of age and object characteristics. *Developmental Psychology* 20: 9-20.

Sakzewski L, Sicola E, Verhage CH, Sgandurra G, Eliasson AC (2019) Development of hand function during the first year of life in children with unilateral cerebral palsy. *Developmental Medicine and Child Neurology* 61: 563-569. doi: 10.1111/dmcn.14091.

Sargent B (2021) Osychometric properties of standardized tests. In: Hadders-Algra M, editor, *Early detection and early intervention in development motor disorders – From neuroscience to participation in daily life*. London: Mac Keith Press, in press.

Sarnat HB (2004) Ontogenesis of striate muscle. In: RA Polin, WW Fox anda SH Abman, editors, *Fetal and neonatal physiology*, Vol. 2, 3rd edn. Philadelphia: Sauders, pp 1849-1870.

Sgandurra G, Lorentzen J, Inguaggiato E, et al. (2017) A randomized clinical trial in preterm infants on the effects of a home-based early intervention with the CareToy System. *PLoS One* 12: e0173521. doi: 10.1371/journal.pone.0173521.

Sherrinton CS (1906) The integrative action of the nervous system. London: Constable.

Smith LB, Thelen E (2003) Development as a dynamic system. *Trends in Cognitive Sciences* 7: 343-348. doi: 10.1016/s1364-6613(03)00111156-6.

Spencer JP, Perone S, Buss AT (2011) Twenty years and going strong: a dynamic systems revolution in motor and cognitive development. *Child Development Perspectives* 5: 260-266. doi: 10.1111/j.1750-8606.2011.00194.x.

Spittle A, Orton J, Anderson PJ Boyd R, Doyle LW (2015) Early developmental intervention programmes provided post hospital discharge to prevent motor and cognitive impairment in preterm infants. *Cochrane Database of Systematic Reviews* 11: CD005495. doi: 10.1002/14651858.DC005496.pub4.

Straathof EJM, Heineman KR, Hamer EG, Hadders-Algra M (2020) Prevailing head position to one side in early infancy – a population-based study. *Acta Paedriatica* 109: 1423-1429. doi: 10.1111/apa.15112.

Sterling C, Taub E, Davis D, et al. (2013) Structural neuroplastic change after constraint-induced movement therapy in children with cerebral palsy. *Pediatrics* 131: e1664-1669. doi: 10.1542/peds.2012-2051.

Streri A, Gentaz E (2003) Cross-modal recognition of shape from hand to eyes in human newborns. *Somatosensory and Motor Research* 20: 13-18.

Takahashi H, Yokota R, Kanzaki R (2013) Response variant in functional maps: neuronal Darwinism revisited. *PLoS One* 8: e68705. doi: 10.1371/journal.pone.0068705

Teulier C, Ulrich BD, Martin B (2011) Functioning of peripheral Ia pathways in infants with typical development: responses in antagonistic muscle pairs. *Experimental Brain Research* 208: 581-593. doi: 10.1007/s00221-010-2506-x.

THelen E (1995) Motor development. A new synthesis. *America Psychologist* 50: 79-95. doi: 10.1037/0003-066x.50.2.79.

Thunberg G, Livingstone R, Buchholz M, Field D (2021) Environmental adaptations. In: Hadders-Algra M, editor, *Early detection and early intervention in developmental motor disorders – From neuroscience to participation n daily life*. London: Mac Keith Press, in press.

Touwen BCL (1976) *Neurological development in infancy*. London: Heinemann Medical Books.

Touwen BC, Hadders-Algra M (1983) Hyperextension of neck and trunk and shoulder retraction in infancy – a prognostic study. *Neuropediatrics* 14: 202-205. doi: 10.1055/s-2008-1059579.

Trevarthen C (1984) How control of movements develops In: Whiting HTA, editor, *Human motor actions: Bernstein reassessed*. Amsterdam: Elsevier, pp 223-261.

Tveten KM, Hadders-Algra M, Strand LI, Van Iersel PAM, Rieber J, Dragesund T (2020) Intra- and Inter-Rater Reliability of the Infant Motor Profile in Infants in Orimary Health Care. *Physical and Occupational Therapy in Pediatrics* 31: 1-11. doi: 10.1080/01942638.2020.1720331.

van der Heide JC, Fock JM, Otten B, Stremmelaar E, Hadders-Algra M (2005) Kinematic characteristics of postural control during reaching in preterm children with cerebral palsy. *Pediatric Research* 58: 586-593. doi: 10.1203/01.pdr.0000176834.47305.26.

Vitrac C, Bonit-Marand M (2017) Monoaminergic modulation of motor cortex function. *Frontiers in Neural Circuits* 11: 72. doi: 10.3389/fncir.2017.00072

Volpe JJ (2009a) Brain injury in premature infants: a complex amalgam of destructive and developmental disturbances. *Lancet Neurology* 8: 110-124. doi: 10.1016/S1474-4422(08)70294-1.

Volpe JJ (2009b) Cerebellum of the premature infant: rapidly developing, vulnerable, clinically important. *Journal of Child Neurology* 24: 1085-1104. doi: 10.1177/0883073809338067.

Weissman BM, DiScenna AO, Leigh RJ (1989) Maturation of the vestibulo-ocular reflex in normal infants during the first 2 months of life. *Neurology* 39: 534-538. doi: 10.1212/wnl.39.4.534.

Weiner-Vaher SR, Wiener SI (2017) Video head impulse test with a remote camera system: normative values of semicircular coordination disorder: new insights from a systematic review of recent research. *Developmental Medicine and Child Neurology*. 59: 1117-1129. doi: 10.111/dmcn.13530.

Wu Y-C, Bouwstra H, Heineman KR, Hadders-Algra M, (2020a) Atypical general movements in the general population: prevalence over last 15 years and associated factors. *Acta Paediatrica* 109: 2762-2769. doi: 10.1111/apa.15329.

Wu Y-C, Heineman KR, la Bastide-van Gemert S, Kuiper D, Drenth Olivares M, Hadders-Algra M, (2020b) Motor behaviour in infancy is associated with reduce fertility. *Developmental Medicine and Child Neurology* 62: 1089-1095. doi: 10.111/dmcn.14520.

Yakovlev PL, Lecours AR (1967) The myelogenetic cycles of regional maturation of the nrain. In: Minkowski A, editor, *Regional development of the brain in early life*. Oxford: Blackwell, pp 3-70.

Young YH (2015) Assessment of functional development of the otolithic system in growing children: a review. *International Journal of Pediatric Otohinolaryngology* 79: 465-442. doi: 10.1016/j.ijporl.2015.01.015.

ÍNDICE

Observação: Números das páginas em *itálico* indicam a figura e números das páginas em **negrito** indicam a página correspondente da tabela.

GRÁFICA PAYM
Tel. [11] 4392-3344
paym@graficapaym.com.br